骨科疾病诊疗实践

葛风晓　等◎主编

世界图书出版公司

图书在版编目（CIP）数据

骨科疾病诊疗实践 / 葛风晓等主编. -- 北京 : 世
界图书出版公司, 2022.12
ISBN 978-7-5232-0011-7

Ⅰ.①骨… Ⅱ.①葛… Ⅲ.①骨疾病—诊疗 Ⅳ.
①R68

中国国家版本馆CIP数据核字（2023）第000354号

书　　　名	骨科疾病诊疗实践
（汉语拼音）	GUKE JIBING ZHENLIAO SHIJIAN
主　　　编	葛风晓　等
总　策　划	吴　迪
责　任　编　辑	韩　捷
装　帧　设　计	张萍萍
出　版　发　行	世界图书出版公司长春有限公司
地　　　址	吉林省长春市春城大街 789 号
邮　　　编	130062
电　　　话	0431-86805559（发行）　0431-86805562（编辑）
网　　　址	http: //www.wpcdb.com.cn
邮　　　箱	DBSJ@163.com
经　　　销	各地新华书店
印　　　刷	吉林省科普印刷有限公司
开　　　本	787 mm×1092 mm　1/16
印　　　张	14.75
字　　　数	289千字
印　　　数	1—1 000
版　　　次	2022 年 12 月第 1 版　2022 年 12 月第 1 次印刷
国　际　书　号	ISBN 978-7-5232-0011-7
定　　　价	78.00 元

编 委 会

主 编

　　葛风晓　临沂市人民医院

　　张志勇　江门市五邑中医院

　　董建华　日照市莒县人民医院

　　刘　俊　四川天府新区人民医院

副主编

　　谢嘉伦　成都第一骨科医院

　　赵艳萍　青岛市黄岛区区立医院

　　韩国章　青岛市黄岛区区立医院

　　潘高峰　国药同煤总医院

　　应雾翀　宁波市第六医院

　　徐庆全　聊城市茌平区中医医院

　　刘家华　青岛市黄岛区区立医院

　　肖晋波　晋城市泽州县人民医院

　　靳玉琳　临汾市中心医院

　　王　进　山东省妇幼保健院

　　徐彤彤　中国人民解放军陆军第八十集团军医院

　　高　峰　菏泽市第三人民医院

　　姜义波　莱西市市立医院

　　董奎志　莱西市市立医院

编 委

　　晏　葵　成都市第五人民医院

　　王　涛　中国人民解放军联勤保障部队第九六〇医院

前　言

　　随着科学技术的发展和进步,以及人口老龄化的不断增加,老年骨折发生率呈逐年上升的趋势,骨科疾病已成为影响人们生命和健康的重要疾病。近年来,骨科新理论、新技术不断涌现,骨科领域的诊断与治疗水平也发生了巨大的变化。为了适应这种发展,让初入骨科领域的同道对目前的学科发展有一个较全面的认识和学习,特编写了此书,希望本书能够起到一个抛砖引玉的作用,使各位读者能够从中受益。

　　本书从临床实用的角度出发,系统地介绍了骨科创伤性疾病、脊柱外科常见疾病以及骨与关节常见疾病的理论基础及临床诊治,并根据临床的发展动态,相应增加了骨科治疗技术领域的新进展,包括新技术、新理念、新模式等。本书内容全面新颖、简洁明了、深入浅出,兼顾知识的系统性及完整性,是一部实用性很强的骨科疾病诊疗专著,可供各级医师参考阅读。

　　由于编写时间有限,书中不足之处在所难免,敬请各位读者提出宝贵意见,以期再版时予以改进、提高,使之逐步完善。

目　录

第一章

上肢损伤

第一节　肩胛骨骨折

肩胛骨为一扁宽形不规则骨,位于胸廓上方两侧偏后。肩胛骨平面与胸廓冠状面呈 30°～40°角。肩胛骨对稳定上肢以及发挥上肢的功能起着重要的作用。肩胛骨骨折较为少见,多发于肩胛骨体部和颈部,常见于多发伤。

一、解剖与功能

肩胛骨包括体部、肩胛冈、肩峰、喙突、肩胛颈以及肩盂。

初生时,肩胛骨体部及肩胛冈形成一骨化中心,而其他部位仍是软骨。生后 3 个月至 1 岁半时,在喙突中部开始出现一骨化中心。在 7～10 岁时,喙突的基底连同盂上 1/3 部位出现另一骨化中心。有时称之为喙突下骨。14～16 岁时喙突骨骺与基底部融为一体。同时在喙突的内侧顶端出现一包壳状的骨化中心。18～25 岁时与喙突体融合。不同时期骨化中心的出现,不要误认为是骨折。

喙突是喙肱肌、肱二头肌短头及胸小肌的起点。腋动脉及臂丛神经位于胸小肌腱深层,经喙突的内下方通过。喙突基底的内侧、肩胛骨的上缘部分是肩胛切迹。切迹上有肩胛横韧带桥架相连。肩胛上神经在肩胛横韧带下通过肩胛切迹走向背侧。肩胛上动脉在该韧带上方通过。

肩胛冈的外端为肩峰,在肩峰部位,14～16 岁时可出现 2～3 个,甚或 4 个骨化中心。19 岁时彼此相互融为一体。至 20～25 岁时才与肩胛冈融合。有时在 25 岁以后,在肩峰端仍有一骨化中心未与肩胛冈相融合,X 线片显示为一单独的骨块,称之为肩峰骨,双侧同时发生率为 60%。应与肩峰骨折相鉴别。

肩胛骨下角骨化中心 15 岁时出现,约 25 岁时与体融合。肩胛骨脊柱缘骨化中心 16～18 岁时出现,25 岁时融合。肩胛体和颈发育障碍可形成肩胛骨骨孔,较为常见,无临床意义。

盂窝有 4 个骨化中心相继出现。肩盂下极骨骺在 20~25 岁时最后与体部相连,盂窝发育变深。肩胛颈、肩盂发育异常可使肩胛颈变短,合并肩峰、肱骨头发育不正常。

肩峰与锁骨形成肩锁关节,从而使肩胛骨通过肩锁关节、锁骨、胸锁关节连接。此外,肩胛骨通过肌肉与躯干形成软组织连接。肩胛骨的稳定主要由肌肉连接来完成。上臂上举过程中,1/3 的活动发生于肩胛胸壁间。肩胛胸壁之间虽不具备典型的关节结构,但却提供相当于关节功能的活动。肩关节的活动是盂肱关节和肩胛胸壁之间协调一致的活动,肩胛骨旋转到外展位,以便于上臂前屈、内收、上举、外展活动。肩胛骨的活动限定于胸壁的床内。肩胛骨骨折后,肌肉、软组织瘢痕粘连、骨折畸形愈合,可影响肩胛骨的协调运动,从而可使肩关节的活动范围受限。

肩胛骨虽然扁薄,但是周缘部位骨质明显增厚,因此加强了肩胛骨的强度。而且肩胛骨被丰厚的肌肉包绕,形成完整的肌肉保护垫。外力首先作用于软组织,不易造成骨折。此外,肩胛骨在胸壁上有一定的活动度,作用于肩胛骨的外力可以得到一定的缓冲。因此,肩胛骨骨折发生率较低。

肩胛骨骨折多为严重暴力引起。高能量、直接外力是造成肩胛骨骨折的主要原因。汽车事故占 50%,摩托车事故占 11%~25%。因此,常合并有多发损伤。

肩盂骨折多因外力直接作用于肱骨近端外侧,因肱骨头撞击盂窝所致。直接外力撞击也可造成肩胛骨骨突部位的骨折,如肩胛冈、肩峰或喙突骨折。

部分肩胛骨骨折可由间接外力引起,当上肢伸展位摔倒时,外力通过上肢的轴向传导可造成肩盂或肩胛颈骨折。

此外,当肩关节脱位时,可造成盂缘的撕脱骨折。拮抗肌不协调的肌肉收缩,如电休克时也可造成骨突部位的撕脱骨折。

二、骨折分类

根据肩胛骨的解剖进行分类:①肩胛颈骨折(此骨折常波及肩胛体)。②肩峰骨折。③喙突骨折(有时伴有肩胛上神经损伤,造成冈上肌和冈下肌瘫痪)。④肩胛骨体骨折。⑤肩胛盂骨折。⑥肩峰基底部骨折。

我们可以分稳定和不稳定的关节外与关节内的骨折类型。稳定的关节外的骨折由肩胛体和喙突损伤组成,又分为简单骨折和粉碎骨折。尽管肩胛颈骨折有很大移位,但它也是属于稳定性骨折之一。不稳定骨折:关节外的肩胛颈骨折一般都合并有移位的锁骨骨折(此种损伤会造成肩胛带的不稳定性)。由于上臂的重力作用,会出现向尾侧旋转的现象,在严重暴力下引起的这种复杂损伤常合并同侧 3~4 肋骨骨折,还可以损伤神经、血管束,包括臂丛神经。这种骨折称为"漂浮肩"。

关节内骨折很少见。大部分横行骨折线通过肩胛盂;肩胛盂骨折通常合并肩关节脱位,必须与创伤后肩关节不稳定一起考虑。

(一)体部骨折

体部骨折占肩胛骨骨折的 35%～50%,多由直接暴力造成,骨折多位于肩胛下方的薄弱区。由于体部周围有丰厚的肌群覆盖,大部分体部骨折移位很少,很少发生骨折分离或骨折重叠。肩关节主动外展受限,可出现假性肩袖损伤。据研究证实,78%的体部经保守治疗预后满意。极少出现骨折畸形愈合。

(二)解剖颈骨折

解剖颈骨折位于冈盂切迹及喙突的外侧,由于伤后受到肱三头肌长头的持续牵拉,其远端骨折通常向外、下方移位,单纯依靠手法很难纠正骨折移位。临床上,肩胛颈骨折合并锁骨骨折或肩锁关节脱位通常称为"浮肩损伤",当维持肩关节稳定的支持结构和悬吊装置受到严重破坏时,可导致"垂落肩"畸形。

有研究者曾用肩关节上部悬吊复合体(是由肩盂上半、喙突、喙锁韧带、锁骨远端、肩锁关节及肩峰所组成的环状结构)双重损伤对此进行了补充描述。"浮肩损伤"可使肩胛盂的倾斜角改变,这是导致肩关节前脱位的解剖学基础。有学者认为,肩胛颈骨折的畸形愈合是造成肩关节外展无力、活动受限及肩峰下间隙疼痛的重要原因。此外,肩胛盂的倾斜角度及后张角度的改变,是造成肩关节不稳定并继发创伤性关节炎的病理学基础。

肩胛颈骨折约占肩胛骨骨折的 25%,其骨折线通常起于喙突内侧的肩胛切迹,向下、外延伸经至肩胛盂下。骨折线起于喙突的外侧,骨折远端连同上肢失去在锁骨上的悬吊作用。临床上,多数肩胛颈骨折的远端向后外侧移位,有些断端粉碎严重的骨折,可能出现肩盂内陷、嵌插畸形(类似髋关节中心性脱位),有学者认为,此类损伤相对稳定,保守治疗预后满意。

根据骨折线的走行方向,将肩胛骨颈骨折又分为三种类型:Ⅰ型,骨折线位于肩峰-肩胛冈基底部和喙突的外侧;Ⅱ型,骨折线累及肩峰或肩胛冈,位于喙突的内侧;Ⅲ型,骨折线沿肩胛骨冈下方向肩胛骨内侧缘延伸,使肩胛颈发生横形断裂。

(三)肩峰骨折

肩峰骨折约占 9%,骨折远端由于受到患肢重量及三角肌的持续牵拉,可向下倾斜移位损害肩袖功能,使臂上举时肱骨头受到撞击,从而影响关节活动。

肩峰骨折多位于肩锁关节的内侧,有时也可发生在肩峰基底处。当骨折断端有软组织嵌入时,可能发生骨折不愈合或纤维愈合。肩锁关节外侧肩峰骨折时,由于移位不大,体征多不明显。局部可有肿胀和局限性压痛,有时可触及游离骨片。在诊断肩峰骨折的同时,应注意肢体的神经功能检查。

肩峰骨折有时可能与尚未融合的肩峰骨骺或发育异常繁荣肩峰骨相混淆。肩峰骨折常合并肋骨骨折、脊柱骨折或臂丛神经损伤,因此,有的学者认为,肩峰骨折是预示损伤严重度(ISS)的重要标志。

(四)肩胛冈骨折

肩胛冈骨折占肩胛骨骨折的 6%～11%,常伴有体部骨折,严重者导致肩袖损伤或影响肩袖功能。移位明显的肩胛冈基底部骨折往往难以达到坚强愈合。

(五)喙突骨折

喙突骨折占肩胛骨骨折的 5%～9%,其损伤机制主要包括:当肩关节前、上方脱位时,喙突受到肱骨头的直接撞击;当肩锁关节脱位时,由于受到喙锁韧带牵拉及喙肱肌及肱二头肌短头即联合肌腱的强烈收缩。其中合并喙肩韧带及喙锁韧带损伤的基底部骨折常明显移位,移位严重的基底部骨折有时可能压迫神经血管束。喙突顶点骨折是由于肱二头肌短头和喙肱肌在其附着点的撕脱损伤,常无须特别处理。喙突骨折可单独发生,也可与肩锁关节脱位、肩盂骨折或盂肱关节脱位等联合损伤。

根据骨折线方向,喙突骨折分位 5 型,1～3 型骨折是由撕脱暴力所致,4～5 型骨折是由剪切应力所致。

将喙突骨折简化为 2 型:1 型为喙突基底部骨折;2 型为喙突顶点骨折。

(六)盂缘骨折

盂缘骨折约占肩胛骨骨折的 25%,多由肱骨头脱位引起,统计结果,肩关节脱位合并盂缘骨折的发生率为 5%～11%;手法整复不能完全解剖对位,当盂肱关节前脱位时,肱骨头后外侧关节面可能伴有压陷骨折,这是损伤过程中肱骨头撞击肩盂前缘的结果。盂缘骨折与盂唇撕脱骨折在损伤机制上区别是:前者为直接暴力所致,后者由旋转暴力引起。在诊断盂唇骨折的同时,应进一步检查并排除环节囊和盂唇损伤。

(七)盂窝骨折

盂窝骨折占肩胛骨骨折的 6%～10%,多由侧方暴力通过肱骨头直接撞击所致。其中损伤严重的约占 10%。对于此类少见骨折,早期应恢复盂肱关节的对应关系及其稳定机制,以减少创伤性关节炎的发生。

根据盂缘骨折部位结合损伤机制,又进一步将盂窝骨折分为 6 型:

Ⅰ型:盂缘骨折,比较常见,又分为 2 种亚型,其中 1-a 型系盂唇前部骨折,1-b 型系盂唇后部骨折。

Ⅱ型:为盂窝下部骨折,暴力由上而下经肱骨头作用于肩盂,主要包括 2 种亚型,2-a 系盂窝下部斜形骨折,2-b 型系盂窝下部横形骨折。

Ⅲ型:为盂窝上半部横行骨折,骨折线经过肩胛颈向内、上方延伸常合并肩关节上部悬吊复合体损伤或累及肩胛上神经。

Ⅳ型:为盂窝中央横行骨折,骨折线经肩胛颈至肩胛骨内缘,常合并局部损伤及关节对应关系改变。

Ⅴ型:是在4型的基础上,前述骨折形式的不同组合,常有不同程度的关节面分离及肱骨头脱位,可能合并神经、血管损伤。

Ⅵ型:为严重盂窝粉碎性骨折。

我们在临床上将 Ldeberg 的分型方法强调骨折线的走行方向,有助于了解损伤病理及指导临床治疗。

有学者根据肩胛骨的解剖形态将其分型为突起部、颈部、肩盂关节部及体部,并根据肩胛骨骨折概括为4种类型:Ⅰ-a,肩峰骨折;Ⅰ-b,肩峰基底或肩胛冈骨折;Ⅰ-c,喙突骨折。Ⅱ-a,肩胛颈骨折,骨折线位于肩峰、肩胛冈基底外缘;Ⅱ-b,肩胛颈骨折、骨折线延伸至肩峰基底部或肩胛冈;Ⅱ-c,肩胛颈横端骨折;Ⅲ,关节盂内骨折;Ⅳ,体部骨折。

骨折分类的目的在于指导临床治疗,评价伤情特征,了解损伤机制,判断病程转归及推测后结局等。目前各种分类方法都难以同时满足上述要求,临床上,就描述伤情而言,Hardegger、Miller、Ldeberg 的分类方法基本上可以概括骨折全貌,其优点是能够减少临床漏诊率,便于早期诊断及确定治疗方法。

(八)肩胛骨体和肩胛冈骨折

肩胛骨体和肩胛冈骨折多为直接暴力和挤压损伤引起,此外,还有可能是高速能创伤或高速能撞击引起肩胛骨滑移,而肩胛冈附着的肌肉强力收缩,导致肩胛冈撕脱骨折。

患者以青壮年为多,有明确外伤史,伤后肩背部疼痛,不能主动或被动运动肩关节,做外展或上举上肢时疼痛加剧。健侧手托扶患侧前臂,而上臂往往易离开躯干而轻度外展位。局部剧烈压痛。严重骨折,深呼吸亦会引起疼痛。因血肿的血液渗入肩袖旋转肌群的肌腹,可引起肌肉痉挛和疼痛。待出血吸收后疼痛才减轻,肩部运动逐渐恢复。但老年人常并发肩部粘连而有程度不等的功能障碍。

肩胛骨体与肩胛冈部周围有丰富的肌肉,骨折愈合较快,一般不留后遗症。所以,一旦发生肩胛骨骨折,往往是较大的直接暴力,可能合并有其他的骨折或损伤,如多发的肋骨骨折、气胸、皮下气肿、脊柱压缩骨折等。由于对其他损伤的注意,肩胛骨骨折往往在首诊时漏诊。肩胛骨骨折多是间接损伤。

三、临床表现

患者常置患肢于内收位,以防止运动时疼痛,特别是不能外展患肢。局部有明显的压痛、淤血和血肿,可有所谓的"假性肩袖损伤"征。此症状是由于位于冈上窝和冈下窝或肩胛下窝的肌肉内出血,造成的肌肉痉挛而引起的,使肩外展障碍,出现了肩袖损伤的假象,当血肿和肌肉痉挛解除后,肩外展功能可以恢复。一般说来这种假性体征要比单纯的肩袖损伤表现更为严重。X线检查要拍前后位片和斜位轴位肩片(或腋位X线片)。

患者有胸部和肩部疼痛,可以在外形上见到向上向下移位,但很有可能因其他伴发损伤而被忽视,如同侧的胸锁关节损伤和肋骨骨折,所以还需要拍前斜位片才能诊断。

四、诊断

患肢常被置于外展位,肩部任何角度的运动都能引起疼痛,肱骨头有压痛,前后斜位X线片可见到喙突和肩盂多在远端骨块上,有时远端骨块为粉碎性的,关节盂和关节囊往往保持完整。肩胛颈的非解剖复位不会影响肩关节功能,但有明显成角畸形会造成肩关节半脱位和完全脱位。

肩峰骨折,骨折线多在外侧,也可以位于肩峰根部,临近肩胛冈局部的症状很明显。喙突的损伤在主动内收肩和屈肘运动时症状为疼痛。深呼吸时加重,这是由于胸小肌的作用,如果骨折移位明显,腋窝可触及骨折端,喙突骨折移位时还可造成其下方的臂丛神经的损伤,当肩胛上神经嵌压时常被误诊为肩胛上神经撕裂伤,需行肌电图检查,对神经损伤进行诊断。一旦有神经损伤出现,必须行神经探查术。

肩胛骨骨折的影像学诊断:肩胛骨骨折常被明显的合并损伤所掩盖,据文献报道,单纯依靠首诊胸片检查对确定肩胛骨骨折的漏诊率为43%。目前常用的检查方法主要包括:

(一)X线检查

有专家提出肩部创伤系列X线检查方法(前后位、侧位及腋窝位)有助于确诊肩胛骨骨折:

1.前后位像

X线投照中心垂直于肩胛骨与矢状面呈向外30°的前后位像,可用于观察肩胛骨全貌、关节间隙及对应关系。

2.侧位像

X线投照中心垂直于肩胛骨与矢状面呈向后30°的侧位像,肩胛骨影像呈Y

形,其中体部为垂直支,2个上支分别为喙突的前部和肩峰的后部,3个支交界处的致密环是盂窝,正常情况下,肱骨头位于盂窝中央。

3.腋窝位像

X线投照中心指向腋窝顶部,能够明确肱骨头与盂窝的相对位置,可用于判断盂窝前、后缘、肩峰、喙突基底、锁骨远端及肱骨头的骨折、脱位等。

(二)CT检查

临床上,多数肩胛骨骨折可通过X线检查确诊,但对于累及肩盂的关节内骨折,常需辅以CT检查,这样才能更准确地显示骨折特征。CT扫描用于观察骨折全貌不及X线片,但对观察骨折局部的细微改变有着独到之处,可使诊断率提高,其优点包括:

(1)能显示一些无移位骨折、线性骨折、盂缘骨折撕脱、肩盂成角畸形、关节内游离骨折片等。

(2)能在一定程度上提示骨折周围软组织损伤情况及出血范围。

(3)能够反映关节内骨折的受累部位并测量移位程度。

(4)在诊断复杂骨折和畸形愈合方面,CT扫描明显优于磁共振成像(MRI)。

其不足之处在于,二维CT影像无法立体展示骨折的表面轮廓及内部结构,临床上必须根据断层扫描结果以三维空间构想。

螺旋CT及其三维重建对诊断关节内骨折的优越性已得到普遍证实。三维重建的广泛应用,为肩部骨折的诊治提供了可靠依据。螺旋CT及其三维重建技术,在充分显示损伤细节的基础上能够立体展示骨折形态,肱骨头影像经解体处理后,可直接观察肩盂骨折的移位方向、几何形态及稳定程度,对于指导术中整复及合理固定等提供了可靠依据。研究结果表明,螺旋CT扫描的表面遮盖显示和多平面重建技术,对肩部复杂骨折分型的诊断正确率为93.3%,对三、四部分肱骨上端骨折的诊断正确率为88.9%,对移位肩盂骨折的正确率为100%。有专家认为,通过使用CT扫描重建,有20%～30%的患者需要改变处理方法。

影像检查各有所长,临床上,可本着适应性互补的原则加以综合评估,其中常规X线检查、CT扫描和三维重建的联合应用是明确肩胛骨骨折的有效方法。此外,为进一步明确诊断尤其是软组织损伤,有时还需要补充关节镜、B超或MRI检查。

(三)MRI检查

MRI检查是一种安全有效、无射线损害的成像技术,它改变了传统影像以解剖学为基础的局限性,对评价肩周围软组织损伤具有重要的诊断价值和临床意义。早期对疑有肩周围软组织损伤者都可采用MRI检查,对诊断肩袖、关节软骨、肩周围韧带、关节囊盂唇复合体损伤等具有重要价值。

五、合并伤

肩胛骨骨折常常合并多发伤：

(1)多发肋骨骨折。

(2)气胸。

(3)血胸(肺挫伤)。

(4)颅脑损伤。

(5)血管损伤。

(6)肩关节不稳定。

(7)肩袖损伤。

(8)肩胛上神经损伤和卡压。

(9)创伤性肩峰撞击征。

(10)肩关节外展受限、肌力减弱。

(11)臂丛神经损伤。

(12)脊柱损伤(颈椎损伤)。

六、治疗

对于肩胛骨创伤的完整处理过程可分为 2 个阶段：

(一)急救期

此间主要是对危及生命的合并损伤进行救治。

(二)治疗期

主要对骨折和软组织损伤进行处理治疗,包括保守治疗和手术治疗。

1.保守治疗

一般主张伤后 24～48 h 局部冷敷,早期充分止血,并用肩胛部弹力绷带包扎固定,前臂悬腕带悬吊。早期可以进行患肢活动。

2.手术治疗

包括手术重建对于移位严重的骨折,切开复位内固定能最大限度地获得骨折断面的接触;保障骨折愈合的顺利进行,维持骨折部位的稳定;防止因骨折造成的继发性损伤。重建局部肌肉的结构长度及动力平衡,为早期关节活动提供条件。

(1)手术指征:目前多数学者认为,对于移位严重的骨折,当全身情况稳定后,宜限期手术治疗。早期手术固定和系统的康复训练是改善肩关节功能很重要的方法。对于合并肩袖、韧带、关节囊、盂唇等软组织或肩胛上神经损伤应限期手术探查。在伤后的 3 周内应力争完成手术,将有利于手术中整复及提高远期疗效。

(2)手术入路

前方入路:用于处理盂缘前、下部骨折或喙突骨折等。手术切口起于喙突,沿三角肌前缘向下至肱二头肌沟外侧,游离头静脉,分离三角肌和胸大肌之间的间隙,显露肱骨上端。必要时,可切断肩胛下肌。切开关节囊,显露关节面。在盂缘骨折的早期,因关节囊撕裂,常易于显露关节面。当盂缘下部骨折整复困难时,可沿喙突顶点截骨,以改善手术显露。分离三角肌在肩峰及锁骨的附着,可明显扩大显露范围。

后方入路朱德(Judet)入路:可用于处理肩胛冈、体部、盂窝及肩胛颈骨折,能同时显露肩盂后部及肩胛骨外缘。患者侧俯卧位,术中上肢保持自由状态,切口起于肩峰内侧,沿肩胛冈走向至肩胛骨内缘,转向肩胛下角,切断并翻转三角肌后部纤维,沿肩胛下肌与小圆肌间隙进入(此间隙因小圆肌变异而难以分离,可分开肩胛下肌下缘),充分显露体部外缘、肩胛颈及盂缘后方骨折。当体部或肩胛颈骨折难以显露时,可沿肩胛骨体部内缘切断并向体部钝性剥离冈下肌和小圆肌和大圆肌。术中应注意保护肩胛上神经(由肩胛切迹向后延伸,支配冈上肌和冈下肌)、血管及三边孔、四边孔内容物(腋神经和旋肱后动脉在肩盂下方经四边间隙)。术后常规留置引流管于肩胛下处。

后上入路:用于固定Ⅲ型(盂窝上半横行骨折)、Ⅳ型(盂窝中央横行骨折)、Ⅴ型(包括Ⅳ型和Ⅲ型骨折)及Ⅴ型(包括Ⅳ型兼Ⅱ型和Ⅲ型骨折)等。按后方入路显露肩盂,然后分离锁骨和肩胛冈之间的间隙,并沿斜方肌及其下方冈上肌的纤维方向钝性分离,显露肩盂上部和喙突基底。此时牵开或切除锁骨外侧部,能增加显露范围。

前后联合入路:用于治疗肩峰、肩锁关节、锁骨及肩胛颈骨折等联合损伤。

(3)内固定的选择:一般选择内固定的方法是:①重建钢板。②拉力螺钉。③2块重建钢板进行双向固定。

(4)微创手术:可选择关节镜下进行修复;经皮撬拨复位;还可选择用可吸收线缝合。

综上所述,我们对肩胛骨骨折的分析认识的基础:①对肩胛骨损伤的分类的认识。②对加强对肩胛骨骨折临床表现的认识,提高对骨折的并发症的早期诊断,首先抢救生命,稳定后再进行肩胛骨的综合治疗。③提高对肩胛骨骨折 X 线片、CT(螺旋 CT 三维重建)MR 的认识。提高对骨折治疗的判断。④早期确定保守治疗(肩胛冈,喙突一般无须手术)功能锻炼可获得满意效果。⑤早期确定手术方案(严重损伤的盂窝、体部、肩峰、肩胛冈、盂缘骨折合并肱骨头半脱位、肩胛颈骨折及浮肩损伤)应早期手术牢固固定。⑥肩胛骨骨折的治疗,应该放在以后的功能上,而不是骨折后的位置上。⑦骨折后的康复。

第二节　锁骨骨折

锁骨为长管状骨，呈"S"形，架于胸骨柄与肩胛骨之间，成为连接上肢与躯干之间唯一的骨性支架。因其较细及其所处解剖地位特殊，易受外力作用而引起骨折，属于门急诊常见的损伤之一，约占全身骨折的5％；幼儿更为多见。通常将锁骨骨折分为远端（外侧端）、中端及内侧端骨折。因锁骨远端和内侧端骨折的治疗有其特殊性，以下将进行分述。

一、致伤机制

多见于平地跌倒手掌或肩肘部着地的间接传导暴力所致，直接撞击等暴力则较少见。骨折部位好发于锁骨的中外1/3处，斜形多见。直接暴力所致者，多属粉碎性骨折，其部位偏中段。幼儿骨折时，因暴力多较轻、小儿骨膜较厚，常以无移位或轻度成角畸形多见。产伤所致锁骨骨折也可遇到，多无明显移位。成人锁骨骨折的典型移位所示：内侧断端因受胸锁乳突肌作用向上后方移位，外侧端则因骨折断端本身的重力影响而向下移位。由于胸大肌的收缩，断端同时出现短缩重叠移位。个别病例骨折端可刺破皮肤形成开放性骨折，并有可能伴有血管神经损伤，主要是下方的臂丛神经及锁骨下动、静脉，应注意检查，以防引起严重后果。直接暴力所致者还应注意有无肋骨骨折及其他胸部损伤。

二、临床表现

（一）疼痛

多较明显，幼儿跌倒后啼哭不止，患肢拒动。切勿忘记脱衣检查肩部，否则易漏诊，年轻医师在冬夜值班时尤应注意。

（二）肿胀与畸形

除不完全骨折外，畸形及肿胀多较明显。因其浅在，易于检查发现及判断。

（三）压痛及传导叩痛

对小儿青枝骨折，可以通过对锁骨触诊压痛的部位来判断，并结合传导叩痛的部位加以对照。

（四）功能受限

骨折后患侧上肢运动明显受限，特别是上举及外展时因骨折端的疼痛而中止。

（五）其他

注意上肢神经功能及桡动脉搏动，异常者应与健侧对比观察，以判定有无神经血管损伤;对直接暴力所致者,应对胸部认真检查,以排除肋骨骨折及胸腔损伤。

三、骨折分类

锁骨骨折一般按骨折部位分为外 1/3 锁骨骨折、中 1/3 锁骨骨折和内 1/3 锁骨骨折。

(一)外 1/3 锁骨骨折

较为少见,占锁骨骨折总数的 12%～15%。根据喙锁韧带与骨折部位相对关系,可再分为几种类型:

Ⅰ型:骨折位于喙锁韧带与肩锁韧带之间或位于锥形韧带与斜方韧带之间。韧带未受损伤,因此骨折断端相对稳定,骨折无明显的移位。是外 1/3 骨折中最为常见的类型。

Ⅱ型:锁骨外 1/3 骨折,喙锁韧带与内侧骨端分离。可再分为 A、B 两型。

ⅡA 型:锥形韧带和斜方韧带与远骨折段保持连接,近骨折块不与喙锁韧带相连,并向上移位。

ⅡB 型:骨折线位于锥形韧带与斜方韧带之间,锥形韧带断裂,斜方韧带与骨折远段仍保持联系。

锁骨外 1/3Ⅱ型骨折,由于近骨折段失去喙锁韧带的稳定作用,又因受胸锁乳突肌和斜方肌的牵拉,发生向上向后方的移位。而远骨折段由于受肢体的重力作用以及胸大肌、胸小肌、背阔肌的牵拉,向下向内移位。肩关节活动时可带动骨折远端一起活动。因此,这种类型的骨折难以复位和维持复位,易发生骨折不愈合。

Ⅲ型:为锁骨外端关节面的骨折,喙锁韧带保持完整。如骨折没有移位,早期诊断有一定困难。有时易与Ⅰ度肩锁关节脱位相混淆。必要时需行 CT 检查才能诊断。

Ⅳ型:主要发生于 16 岁以下的儿童。由于青少年骨与骨膜连接较松,因此锁骨外端骨折后,骨与骨膜易发生分离,骨折近端可穿破骨膜袖,受肌肉的牵拉向上移位。而喙锁韧带仍与骨膜袖或部分骨块相连。易与Ⅲ度肩锁关节脱位、远端Ⅱ型锁骨骨折相混淆。因此有时称为假性肩锁脱位。

Ⅴ型:见于老年人,为楔形骨折或粉碎性骨折。喙锁韧带与远、近两主骨折块失去连接,但保持与主骨块之间的小骨块的连接。

(二)中 1/3 锁骨骨折

最为多见,占锁骨骨折总数的 75%～80%。中 1/3 移位骨折发生典型的移位,骨折可为横行、斜行或粉碎性。

（三）内 1/3 锁骨骨折

最为少见，占锁骨骨折总数的 5%～6%，可进一步分为 3 种类型。

Ⅰ型：骨折线位于肋锁韧带附着点的内侧，韧带保持完整，骨折无明显移位。

Ⅱ型：肋锁韧带损伤，骨折有明显移位。

Ⅲ型：锁骨内端关节面骨折。易形成晚期胸锁关节退行性变。

由于骨骺板强度较骨与韧带结构弱，因此同样的外力作用，在青少年时期，锁骨内端更易发生骨骺分离。当锁骨内端骨骺尚未骨化时，X 线片诊断易误诊为胸锁关节脱位。

四、临床表现及诊断

成人及较大年龄的儿童能主诉病史及症状，因此一般诊断困难不大。临床表现为锁骨骨折处局部肿胀、畸形。骨折近段上翘，上臂连同肩下坠。儿童常因肩部疼痛将患侧上臂靠在胸壁上或以健手托住患侧肘部。患儿头常倾斜向患侧，以缓解因胸锁乳突肌牵拉引起的疼痛。触诊时骨折部位压痛，可触及骨擦音及锁骨的异常活动。

诊断锁骨骨折的同时，应排除其他的合并损伤，如气胸、胸部、肩部的骨折以及神经、血管损伤。邻近肩锁关节及胸锁关节部位的骨折，应注意与关节脱位、骨骺分离相鉴别。

疑有锁骨骨折时需拍 X 线片确定诊断。一般中 1/3 锁骨骨折拍摄前后位及向头倾斜 45°斜位片。拍摄范围应包括锁骨全长，肱骨上 1/3、肩胛带及上肺野，必要时需另拍 X 线胸片。前后位片可显示锁骨骨折的上下移位。45°斜位片可观察骨折的前后移位。

婴幼儿的锁骨无移位骨折或青枝骨折，有时原始 X 线片难以明确诊断，可于伤后 5～10 d 再复查 X 线片，常可表现有骨痂形成。

外 1/3 锁骨骨折中Ⅰ型及Ⅱ型损伤一般可由前后位及向头倾斜 40°位 X 线片做出诊断。有时需拍摄双肩应力 X 线片，以帮助诊断喙锁韧带是否损伤。拍摄应力 X 线片时，患者直立位，双腕各悬 4.5 kg 重物，放松上肢肌肉，拍摄双肩正位片。喙突与锁骨近骨折段距离明显增宽时，说明喙锁韧带损伤。锁骨外端关节面骨折，常规 X 线片有时难以做出诊断，常需行断层 X 线片或 CT 检查。

锁骨内 1/3 前后位 X 线片与纵隔及椎体片重叠，不易显示出骨折。拍摄向头倾斜 40°～45° X 线片，有助于发现骨折线。有时需行 CT 检查。

五、合并损伤

邻近的骨与关节损伤可合并肩锁、胸锁关节分离、肩胛骨骨折。当锁骨骨折合并肩胛颈移位骨折时,由于上肢带失去骨性的支撑连接作用,骨折端明显不稳。

第一肋骨可发生骨折。高能量损伤时可发生多发肋骨骨折。

机器绞伤可造成锁骨骨折合并肩胛胸壁间分离,造成广泛的软组织损伤,肩胛骨向外移位,可造成臂丛神经及腋动脉损伤。

胸膜及肺损伤:由于锁骨邻近胸膜的顶部和上肺叶,移位的锁骨骨折可造成气胸及血胸。合并气胸的发生率可高达 30%。

臂丛神经损伤:锁骨骨折移位时可造成臂丛神经根的牵拉损伤。损伤部位常在锁骨上,颈椎横突水平或神经根自脊髓分支处。

骨折块的移位也可在局部造成臂丛神经的直接损伤,构成尺神经的分支常易受累及。

血管损伤:锁骨骨折合并大血管损伤者较为少见。可见于较大暴力、骨折明显移位时。偶也见于锁骨成角畸形或青枝骨折时。常易受累的血管有锁骨下动脉、锁骨下静脉和颈内静脉。腋动脉及肩胛上动脉损伤也有时发生。血管损伤的病理改变可为撕裂伤、血管栓塞、血管外压迫或血管痉挛等。

血管造影对诊断损伤的部位和损伤的性质都有很大的帮助。确定诊断后应及时手术治疗,修复损伤的血管。采用血管结扎术是不可取的,由于肢体侧支循环不足,对老年患者尤有较大的危险。

六、鉴别诊断

成人锁骨骨折 X 线片诊断较为明确,但有时需注意病理骨折的诊断。在不同年龄的儿童中,锁骨骨折有时需与一些其他病损相鉴别。

(一)先天性锁骨假关节

为胚胎发育中锁骨内、外两个骨化中心未能正常融为一体所致,新生儿表现为锁骨中外交界处有假关节活动和包块,多发生在右侧锁骨,随年龄增长,局部畸形加重。应与产伤所致锁骨骨折相鉴别。X 线片表现为锁骨中外 1/3 处假关节形成,两骨折端接近并表现为鳞茎状的团块。不产生临床症状和功能障碍。长期随访,对锁骨长度的发育、肩锁、胸锁关节均无影响。一般无须特殊治疗。

(二)锁颅发育不全

为家族遗传性膜内成骨发育异常的疾患。可累及锁骨、颅面骨以及骨盆、脊柱、手、脚骨的发育,造成相应的畸形。临床表现为锁骨全部或部分缺如。X 线片与先天性锁骨假关节不同,骨两端有较大的间隙,骨端逐渐变细。同时伴有颅骨、骨盆环缺失,面骨发育小等畸形。

（三）锁骨内端骨骺分离

锁骨内端骨骺骨化较晚，闭合最迟。因此幼儿及青少年锁骨内端外伤时，较少发生胸锁关节脱位或骨折，而更易发生骨骺分离。骨骺分离在 X 线片上表现为胸锁关节脱位的征象。

（四）肩锁关节脱位

儿童的锁骨外端骨折在临床上及 X 线片上有时也难与肩锁关节分离相鉴别。必要时需用断层 X 线片或 CT 检查。

七、治疗

锁骨骨折的治疗方法很多，主要应以非手术治疗为主。非手术治疗虽然难以达到解剖复位，但骨折均可达到愈合。非手术治疗骨折不愈合率仅为 $0.1\%\sim0.8\%$。而手术治疗骨折不愈合率可高达 3.7%。

（一）婴幼儿及儿童锁骨骨折

新生儿及婴儿锁骨骨折，由于骨折愈合很快，皮肤细嫩，不需特殊固定，以免损伤皮肤。只需注意避免压迫，活动锁骨即可。

对于因疼痛不敢活动患肢的假性麻痹患儿，用软棉垫将腋窝及上臂保护好，患肢屈肘 $90°$，将上臂固定于胸侧。2 周后去除固定。由于疼痛症状消失，患儿即恢复使用上臂，如患儿仍不能使用上臂，则可能合并有臂丛神经损伤所致。

幼儿的锁骨骨折后，由于骨塑形能力很强，因此一定的畸形在生长发育过程中可自行矫正。没必要为取得较好的复位而反复整复。更不宜随意采用手术治疗。

对青枝骨折和无移位的骨折，只需用颈腕吊带保护，限制患肢活动即可。6 岁以下儿童移位的锁骨骨折，一般不需特别复位，可用 8 字绷带固定 3 周即可。注意固定不要过紧，以免压迫皮肤导致坏死或造成肢体循环障碍。

年龄较大的儿童或 10 余岁的少年锁骨骨折时，由于患儿活动量较大，因此需严格制动。一般骨折复位后用 8 字绷带固定，必要时需用石膏加固。一般制动 $4\sim6$ 周。伤后 $3\sim4$ 个月内避免剧烈运动。

对于儿童的锁骨内端或外端骨折，可用吊带保护。外端骨折即使有较大的移位，一般骨膜仍保持联系，因此骨折易于愈合。

（二）成人锁骨骨折

成人的锁骨骨折常由较大的外力引起，因此骨与软组织损伤较重。而且骨愈合能力及塑形能力减弱，因此需重视骨折的复位与固定。

1.锁骨远端 1/3 骨折

切开复位内固定的手术指征是近端骨折块因喙锁韧带撕裂或关节内移位而出

现上翘。Ⅰ型及Ⅲ型无移位的锁骨远端骨折主要使用吊带及对症治疗。传统的"8"字绷带不适用于远端 1/3 骨折。对Ⅱ型骨折及很少移位的Ⅲ型骨折,采用切开复位内固定。远端骨折的手术切口位于锁骨远端前缘。骨折可用 T 形板或钩形接骨板固定。Ⅱ型骨折采用非手术治疗时,有症状的骨不愈合发生率较高。

2.锁骨中段及近端 1/3 骨折

可采用手法复位及"8"字绷带制动(固定肩部远端)。双侧回缩后,"8"字绷带会因牵拉而松弛,因此最初数日内每天早晨均应收紧绷带。第 1 周内,用吊带悬吊前臂。4～5 周后,骨折开始愈合,此时无须继续制动。

锁骨中段及近端 1/3 骨折行一期切开复位内固定的指征包括:骨折块存在穿透皮肤的风险、骨折的初始短缩超过 2 cm、骨折移位难以复位(如锁骨近端骨折块)、神经血管损伤、开放骨折、合并肩带其他部位损伤(如关节盂颈部有移位的关节外骨折及肩胛胸分离)。锁骨的显露切开位于锁骨表面。采用最少 6 孔的 3.5 cm LC-DCP 板或重建钢板塑形后置于锁骨的扁平面。解剖型锁定钢板可省去手术中塑形的步骤。对于粉碎骨折、存在失活骨块或丧失连续性的骨折,建议行自体松质骨植骨。术后用吊带悬吊前臂 4 周直至出现骨痂形成迹象。

(三)手术治疗的参考指征

绝大多数锁骨骨折采用非手术治疗可望得到满意的治疗结果。但在某些情况下,一些类型的骨折需采用手术治疗。以下为手术治疗的参考指征。

(1)合并神经、血管损伤。

(2)开放锁骨骨折。

(3)锁骨外 1/3 Ⅱ型损伤以及部分Ⅴ型损伤。

(4)锁骨骨折合并同侧肩胛颈骨折,形成浮动肩。需手术固定锁骨以稳定肩胛颈骨折。

(5)锁骨粉碎骨折,骨块间夹有软组织影响骨愈合或有潜在顶破皮肤的危险不能闭合复位时。

(6)多发损伤,肢体需早期开始功能锻炼时。

(7)少数患者不愿接受畸形愈合的外形,而要求手术治疗,愿意承受骨折不愈合的风险。

(8)患者并发有神经系统或神经血管病变,如帕金森病等,不能长期忍受非手术制动时。

(四)手术治疗的注意事项

锁骨骨折采用手术治疗时,应注意减少创伤和骨膜的剥离。新鲜骨折应首选髓内针固定。可采用劳氏针(Knowles 针)或粗克氏针固定。采用克氏针固定时针尾必须折弯,以免克氏针移位。为减少不愈合的发生,最好同时行自体松质骨植骨。术后用三角巾或吊带保护 6 周。8～10 周骨折初步愈合后,可拔除内固定。

对于粉碎的锁骨中段骨折,也可采用钢板螺钉固定,可用小型动力加压钢板、小型重建钢板或解剖型锁定钢板。钢板至少应有 6～7 孔,以保证固定效果,钢板最好置于锁骨上方。

钢板固定虽能获得满意的解剖学复位,但由于骨膜剥离和应力遮挡,拆除钢板后 1～2 月内应做一定的防护,剧烈用力有发生再骨折的风险,必须引起足够的重视。

第三节 肩锁关节与胸锁关节损伤

一、肩锁关节脱位

(一)应用解剖学及功能

肩锁关节为滑膜关节,由锁骨的肩峰端与肩峰的关节面构成。锁骨的肩峰端扁平,指向外下。肩峰关节面位于肩峰内缘,指向内上。

肩锁关节的稳定由 3 分部装置维持:①关节囊及其加厚部分形成的肩锁韧带,控制肩锁关节水平方向上的稳定性。②前方三角肌及斜方肌的腱性附着部分。③由喙突至锁骨的喙锁韧带,控制肩锁关节垂直方向上的稳定性。喙锁韧带分为斜方韧带和锥状韧带 2 部分。斜方韧带呈四边形,起于喙突上面的后部,附着于锁骨肩峰端前外侧的粗糙骨嵴即斜方线,其上内面为锁骨下肌,下外面为冈上肌,前方游离。锥状韧带呈三角形,在斜方韧带之后,起自喙突出缘的后部,附着于锁骨外侧端的下后面。锥状韧带与斜方韧带之间有滑囊或脂肪相隔。如单纯切断肩锁韧带仅出现半脱位;如同时切断肩锁及喙锁韧带则可引起全脱位;切断关节囊,同时切断斜方韧带或锥状韧带,亦可引起全脱位,故喙锁韧带对维持肩锁关节的完整性极为重要。

肩锁关节内有一棱柱状纤维软骨盘,软骨盘的大小和形状变异很大。仅 1% 的人有完整的软骨盘。发育正常时可以将关节腔完全分开成 2 个部分。

有学者认为锁骨与喙突之间的间隙不超过 1.3 cm,据报道,喙锁间隙为 1.1～1.3 cm。

肩锁关节的运动:对肩锁关节活动范围的研究是一个循序渐进的过程,目前普遍认为,无论肩关节做任何动作,肩锁关节仅有 5°～8°的活动范围。这样解释肩锁关节融合以及喙锁间拉力螺钉的使用,对肩关节没有明显的限制。在上肢完全上举过程中,锁骨旋转40°～50°,这样的旋转范围与肩胛骨的同步旋转关系密切,与肩锁关节没有明显的关系。

(二)损伤机制

1.直接暴力

最常见的损伤动作是摔倒时,上肢保持内收位,肩部的前上或后上撞地,外力将肩峰推向下、内方导致肩锁关节囊、肩锁韧带不全或完全断裂、三角肌和斜方肌附着点撕裂、喙锁韧带不全或完全断裂。

2.间接暴力

(1)作用于上肢向上的间接暴力:摔倒时,外力经手掌向上传导,通过肱骨头作用于肩峰。造成肩锁韧带损伤,而喙锁韧带完整,喙锁间隙减小。如果暴力非常大,则会出现肩峰骨折、肩锁韧带断裂和盂肱关节向上脱位。这是一种非常少见的损伤机制。

(2)作用于上肢向下的间接暴力:外力通过向下牵拉上肢,间接作用于肩锁关节。这也是一种少见的损伤机制。

(三)分型

基于肩锁关节解剖学的特殊性,与其他的关节不同,肩锁关节损伤的不同诊断取决于关节囊韧带(肩锁韧带),关节外韧带(喙锁韧带)和周围肌肉结构(三角肌和斜方肌)损伤的程度。

损伤轻重程度(Rockwood)分型:肩锁关节损伤共分为6型。

Ⅰ型:轻度损伤,肩锁关节部分韧带损伤,肩锁关节完整,喙锁韧带完整,三角肌和斜方肌完整。

Ⅱ型:中度损伤,有肩锁关节囊破裂,肩锁关节间隙增宽,与健侧对比,有轻度的垂直方向上的分离,喙锁韧带部分损伤,喙锁间隙轻度增宽,三角肌和斜方肌完整。

Ⅲ型:重度损伤,肩锁韧带完全断裂,肩锁关节脱位,肩部复合体向下移位,喙锁韧带完全断裂,与健侧对比,喙锁间隙增加25%～100%。三角肌和斜方肌在锁骨远端附着处剥离。Ⅲ型的另一种表现:肩锁关节脱位合并喙突骨折,软组织严重损伤或锁骨外端顶破关节囊呈纽扣式损伤。

Ⅳ型:肩锁韧带完全断裂,肩锁关节脱位,锁骨向后脱位,位于肩峰的后面,刺入或穿透三角肌。喙锁韧带完全断裂,与健侧对比,喙锁间隙可以正常或改变(增宽或减小),三角肌和斜方肌在锁骨远端附着处剥离。

Ⅴ型:肩锁韧带完全断裂,喙锁韧带完全断裂,肩锁关节脱位,锁骨与肩峰距离明显增宽(与健侧对比增加100%～300%),三角肌和斜方肌在锁骨远端附着处剥离。

Ⅵ型:肩锁韧完全断裂,喙突下型喙锁韧带完全断裂,肩峰下型喙锁韧带保持完整,肩锁关节脱位,锁骨移位至肩峰或喙突下方。喙突下型喙锁关系颠倒(锁骨位于肩峰下方),肩峰下型喙锁间隙减少(锁骨在肩峰下方)。三角肌和斜方肌在锁骨远端附着处剥离。

(四)临床症状和诊断

1.损伤表现

(1)Ⅰ型损伤:肩锁关节有轻到中度压痛和肿胀,不能触及关节脱位,喙锁间隙无压痛。

(2)Ⅱ型损伤:肩锁关节半脱位,关节处有中到重度疼痛。如果在伤后较短的时间内对患者进行查体,可触及锁骨远端稍高于肩峰。活动肩关节时,肩锁关节疼痛。锁骨远端不稳定和呈现漂浮感。在喙锁间隙内可有压痛。

(3)Ⅲ型损伤:肩锁关节完全脱位,患者典型的体征是患肢内收贴近躯干,并稍上提以缓解肩锁关节的疼痛。肩部复合体向下移位,锁骨将皮肤挑起而显得更加明显。患肢的活动特别是外展活动受限。

肩锁关节、喙锁间隙和锁骨外侧 1/4 上方压痛。锁骨远端在水平及垂直方向上均不稳定。

(4)Ⅳ型损伤:Ⅳ型肩锁关节损伤的患者除了具有Ⅲ型损伤的临床表现外,还有在患者坐位时,从上方检查患肩,与健侧相比,锁骨远端向后移位。有时甚至向后明显移位,穿透三角肌,将后侧的皮肤挑起。肩关节的活动更加受限,常常伴有胸锁关节脱位。

(5)Ⅴ型损伤:Ⅴ型肩锁关节损伤较Ⅲ型损伤更为严重,锁骨远端向上明显脱位至颈部基底,这是上肢向下移位的结果。因附着在锁骨上的肌肉组织和软组织撕裂范围更加广泛,患者肩部疼痛的症状较Ⅲ型损伤更为严重。如果肢体向下移位严重,则可发生臂丛神经牵拉损伤的症状。

(6)Ⅵ型损伤:从上面看,与健侧肩关节的圆形轮廓相比,患肩变得较为平坦,肩峰明显突起。造成锁骨喙突下脱位的暴力非常大,有时锁骨骨折、上位肋骨骨折或臂丛上根神经损伤。合并这些损伤时,肩部肿胀明显,肩锁关节损伤易被忽略。据报道的病例中,没有并发血管损伤的。但在复位之前有短暂的感觉异常,复位后,神经病状消失。

2.放射学诊断

应用常规的肩关节技术对肩锁关节进行放射学检查,会发生 X 线曝光过度,使一些细小的骨折被漏诊。

(1)前后位:常规的前后位 X 线片应在站立或坐位时拍摄。有专家认为肩锁关节真正的前后位 X 线片上,锁骨远端与肩胛骨的肩胛冈相重叠,故推荐行头倾10°～15°进行投射,这样可以显示细小的骨折和脱位。

(2)侧位:当怀疑肩锁关节脱位时,应行患侧及健侧的肩部轴侧位,这样可以显示锁骨的前后移位以及在前后位 X 线片上不能见到细小骨折。

(3)应力位 X 线片:临床上有明显肩锁关节损伤病史,并有完全脱位的典型畸形的病例,在常规的 X 线片上表现为喙锁间隙增宽。但有些病例因健侧上肢的保持性上托作用,使脱位的肩锁关节复位,其在常规 X 线片上不能发现。另外,在常规 X 线片上,很难区别肩锁关节Ⅱ型损伤和肩锁关节Ⅲ型损伤。因此,怀疑肩锁关节脱位时,应常规行肩锁关节的应力位 X 线片,来检查喙锁韧带的完整程度。

3.放射学评估

(1)正常关节:肩锁关节的宽度和形状在冠状位个体之间差异很大。研究 100例正常肩锁关节的 X 线片后发现:49％的肩锁关节由外上斜向内下,锁骨远端关节面在肩峰关节面之上;27％的肩锁关节垂直;3％的肩锁关节由内上斜向外下,锁骨远端关节面在肩峰关节面之下。另外,21％的肩锁关节不一致,锁骨位于肩峰关节面的上方或下方。研究了 300 例正常的肩锁关节,发现 51％的锁骨远端关节面在肩峰关节面之上;18％的垂直;2％的锁骨远端关节面在肩峰关节面之下,29％的肩锁关节不一致。

有专家认为肩锁关节间隙随着年龄的增加而减少,肩锁关节的正常宽度为0.5～7 mm。60 岁以上的老年患者肩锁关节间隙为 0.5 mm,可以视为正常。男性肩锁关节间隙大于 7 mm,女性的肩锁关节间隙大于 6 mm,则为异常。

喙锁间隙在个体之间也存在明显差异。有专家认为喙锁间隙正常为 1.1～1.3 mm,患侧间隙较健侧增宽 50％,提示肩锁关节完全脱位。

(2)损伤的肩锁关节

①Ⅰ型损伤:Ⅰ型损伤在 X 线片上肩锁关节正常,仅软组织有轻微肿胀。

②Ⅱ型损伤:Ⅱ型损伤锁骨外侧端稍高于肩峰。肩胛骨轻微的内旋和因斜方肌的牵拉,锁骨向后轻度脱位,与健侧相比,患肩稍增宽。应力 X 线片上双肩的喙锁间隙相同。

③Ⅲ型损伤:肩锁关节完全脱位,锁骨外侧端高于肩峰上缘,喙锁间隙明显增大。有时可有锁骨远端或肩峰的骨折。肩锁关节完全脱位伴喙突骨折非常少见,且在常规 X 经片上很难发现。所以在肩锁关节完全脱位而喙锁间隙正常时,应高度怀疑喙突骨折。

④Ⅳ型损伤:Ⅳ型肩锁关节损伤在 X 线片上表现除了锁骨远端向上移位、喙锁间隙增加之外,最显著的特征是在轴侧位 X 线片上锁骨远端向后移位。必要时行

CT 检查,判断锁骨向后移位的情况。

⑤Ⅴ型损伤:Ⅴ型肩锁关节损伤在 X 线片上的表现是喙锁间隙明显增加(是健侧的 2~3 倍)。

⑥Ⅵ型损伤:肩锁关节向下脱位有两种类型,即肩峰下型和喙突下型。肩峰下型喙锁间隙减小,锁骨远端在肩峰下方。喙突下型的特点是喙锁关系颠倒,锁骨在喙突下方。因为这种损伤通常是严重创伤所致,经常伴有锁骨和肋骨的骨折。

(五)治疗

1.Ⅰ型损伤

Ⅰ型肩锁关节损伤的特点是肩锁关节部分韧带损伤,肩锁关节完整,喙锁韧带完整。通常休息 7~10 d 后症状消失。冰袋冷敷有助于减轻不适。但应防止肩关节进一步损伤,直到损伤处无疼痛,关节活动正常。

2.Ⅱ型损伤

Ⅱ型肩锁关节损伤,肩锁韧带撕裂,喙锁韧带紧张、完整。

(1)非手术治疗:大多数学者认为Ⅱ型肩锁关节损伤可应用非手术方法治疗,但研究认为:Ⅰ型、Ⅱ型肩锁关节损伤保守治疗后会发生严重的肩锁关节不稳定,这与以前的认识不同。

Ⅱ型肩锁关节损伤保守治疗的方法很多,一些学者试图应用加压绷带和三角巾、黏着性胶带、挽具、支具、牵引技术和许多的石膏管型将半脱位的肩锁关节复位。推荐使用肯尼·霍华德(Kenny-Howard)挽具固定 3 周,他认为需要 3~6 周持续的压力作用于锁骨上面,才能使韧带愈合。

(2)手术治疗:Ⅱ型肩锁关节损伤后常出现持续的疼痛,可能是锁骨创伤后骨溶解,撕裂的关节囊韧带进入关节,关节软骨或关节盘脱落进入关节等因素引起,将其描述为关节内紊乱,有时需要肩锁关节成形术来缓解疼痛,如果锁骨远端关节面退变,应将锁骨远端 2 cm 切除,同时行关节清理和关节盘切除术。

3.Ⅲ型损伤

(1)非手术治疗:在早期,有的学者主张采用闭合复位,用加压绷带保持锁骨复位后的位置即在下压锁骨远端的同时,用三角巾或绷带将上臂上提,并认为除了存在不可避免的肩锁关节畸形外,疗效较好。目前最为常用的两种方法为:①闭合复位,用悬带或支具维持锁骨复位后的位置。②短期悬吊后,早期活动,即所谓的技巧性忽略,伤后行 1~2 周的三角巾悬吊,然后行康复锻炼。临床上对Ⅲ型肩锁关节损伤的患者采用技巧性忽略的方法治疗,90%~100%的患者疗效满意。

(2)手术治疗:由于肩锁关节及周围解剖的特殊性和创伤解剖变化的复杂性,有关Ⅲ型肩锁关节损伤的治疗方法虽有百余种,但效果都不十分理想。Ⅲ型肩锁关节损伤的修复主要有 4 种手术方法:①肩锁关节复位内固定、韧带修复与重建。②喙锁间内固定、韧带修复与重建。③锁骨外端切除。④肌肉动力性转移。目前的治疗方法多在这 4 种方法的基础上进行改进或将其中的几种方法结合应用。

肩锁关节损伤的不同手术方法:①克氏针内固定。②钢丝或丝线重建喙锁韧带。③松质骨螺钉重建喙锁韧带。④喙锁韧带完整,行锁骨远端切除。⑤喙锁韧带断裂缺失,行锁骨远端切除,喙锁间行韧带、筋膜或丝线重建。

肩锁关节脱位手术治疗应符合以下原则:①使肩锁关节恢复正常的解剖位置。②修整清除破裂或退变的关节面和关节间软骨盘。③修复重建稳定关节的韧带、关节囊以维持正常的肌力平衡。④可靠的固定至修复重建的韧带牢固愈合。⑤防止肩周围组织并发症。

喙锁韧带重建的方法有:①喙肩韧带转移。②喙突转移。③钢丝或丝线替代。④阔筋膜条或掌长肌腱重建。⑤生物聚酯人工韧带、碳纤维人工韧带、涤纶毡片人工韧带。喙肩韧带转移喙突上移术后再脱位发生少,但手术损伤大,会产生新的畸形,故对陈旧性脱位较适用。早期手术常取大腿的阔筋膜制成筋膜条或用掌长肌腱重建喙锁韧带,创伤大,患者较难接受,术后效果也不稳定。人工韧带具有良好的生物相容性、柔韧性和强度,损伤小,且能避免 2 次手术,对青年及运动员尤为适用。

对于急性损伤,我们推荐使用肩锁关节张力带钢丝技术,同时尽量一期修复喙锁韧带。采用肩锁关节前上方弧形入路(Robers 切口),沿肩峰前上缘和锁骨外侧1/4 处做一弧形切口,保护头静脉,分离肩峰和锁骨外侧缘的三角肌起点,显露肩锁关节囊及肩峰,向外侧剥离或牵开三角肌可以暴露喙突。检查脱位的肩锁关节,将损伤的关节软骨切除,清除关节内嵌入的软组织,使其脱位的锁骨下端复位,在保持良好的复位情况下,从肩峰外侧缘,向锁骨远端钻入 2 枚克氏针,2 枚克氏针间距为 1.5 cm,穿入锁骨约 3 cm。在锁骨上钻孔,穿过钢丝,8 字绕过克氏针尾端并拧紧固定。将针尾折弯90°,留于肩峰外侧皮下,最后用羊肠线或粗丝缝合断裂的喙锁韧带。

(3)术后处理:术后均用三角巾悬吊患侧上肢,并屈肘、内收、内旋 2 周。嘱患者早期锻炼手腕及肘关节活动,3 周后逐渐练习肩关节前屈、后伸。禁止外展。8~10 周去除内固定。

但有学者认为直接用克氏针或斯氏针穿越肩锁关节,会引起关节的创伤性退变。故推荐应用松质骨螺钉直接固定锁骨与喙突。对于陈旧脱位,我们推荐使用喙突转移来重建喙锁韧带,如果锁骨远端病变严重,可行锁骨远端切除。

4.Ⅳ型、Ⅴ型和Ⅵ型损伤

目前普遍认为,Ⅳ型、Ⅴ型和Ⅵ型损伤因锁骨远端移位较大,并向后穿入斜方肌或移位至喙突下,需行手术治疗。治疗方法同Ⅲ型损伤。

近 10 年来有两种专用钢板治疗肩锁关节脱位:

(1)Wolter 钢板:由德国 LINK 公司制造。此钢板分左右侧,由与锁骨贴合的窄钢板及其延长部分的坚强、钝性的钩组成,并有三孔及五孔之分。

使用时,Wolter 钢板的钢板部分放到锁骨上,Wolter 钢板的钩放到在肩峰上钻好的孔中,钩应在关节囊外,并位于肩锁关节的后方。

手术适应证:

①肩锁关节脱位Ⅱ度和Ⅲ度。

②肩锁关节脱位 Rockwood 分型Ⅳ、Ⅴ、Ⅵ型。

③合并锁骨远端骨折。

手术操作步骤:

①患者取仰卧位,抬高患侧肩背约 30°,头部转向对侧。沿锁骨至肩峰弧形切开皮肤,暴露锁骨远端,肩锁关节和肩峰(如果未显露出肩峰,可以弧形延长切口或将抬高的锁骨向下压低即可显露)。

②复位肩锁关节使其恢复解剖位置,可用复位钳或克氏针临时固定。将模板置于锁骨上方,确认板上螺钉定位孔都在锁骨上,在肩锁关节囊的外侧依据模板选取 Wolter 钢板的肩峰位点,用 4.5 mm 的钻头向肩峰上钻孔。肩峰孔点大约距肩峰内侧缘 1.5 cm。

③在关节囊外、位于肩锁关节后方置入 Wolter 钢板钩。将钩贴着肩峰后内侧边缘的肩峰下骨面向钻孔处滑行,感到钩进入骨孔时下压钢板,使钩从孔内穿出。下压钢板,使钢板与锁骨相贴,如钢板近端有一定的弹力而肩锁关节仍位于解剖位置则刚合适;如钢板近端上翘不能压在锁骨上时,则要取出钢板,以钩板连接处为弯点向下折弯;如钢板近端无弹力即能压贴在锁骨上时,则要取出钢板,以钩板连接处为弯点向上折弯,否则会造成肩锁关节未完全复位的情况。如钩的末端过长时可剪除。

④将 Wolter 钢板向近侧拉紧,避免肩锁关节间隙增宽,用螺钉固定 Wolter 钢板的钢板部分。修补肩锁韧带,喙锁韧带可不行修补。

(2)内固定(AO)肩锁钢板:此钢板亦分左右侧,由与锁骨帖服的钢板及其呈枪刺状的延长端构成。

手术适应证与 Wolter 钢板相同。

手术方法与 Wolter 钢板相似,但不用在肩峰处钻孔,将呈枪刺状的延长端插入肩锁关节后方的肩峰下即可,其枪刺状的延长端常需向上折弯。

AO 肩锁钢板无法拉紧肩锁关节间隙,术后 X 线片常可发现肩锁关节间隙增宽。AO 肩锁钢板更适用于锁骨远端骨折。

（六）合并症

喙锁韧带骨化,据报道喙锁韧带骨化的发生率为 57%～69%。一些学者认为,喙锁韧带骨化的发生与手术有关。但研究发现,喙锁韧带骨化也发生在Ⅰ型和Ⅱ型损伤中。多数学者认为喙锁韧带骨化的发生与最终疗效无关,无须进一步处理。

喙突骨折不愈合,非常罕见,常表现为上举时不适,肩关节无力,需植骨固定。

手术并发症包括:伤口感染、骨髓炎、关节炎、软组织骨化、骨吸收、克氏针或斯氏针的移位、内固定物折断和再次脱位。

非手术治疗的并发症:软组织嵌入关节,关节僵硬,需及时观察和调整,固定器械引起的皮肤刺激甚至出现皮肤溃疡、日常活动受限、畸形、软组织骨化、关节炎。

二、胸锁关节脱位

（一）发生率

胸锁关节脱位的发生率占肩带损伤的 3%。由于胸锁韧带后部较强大,胸锁关节多发生前脱位。胸锁关节脱位多发生于机动车事故和对抗性运动中。

（二）解剖

胸锁关节是一个可动关节,它是人体所有大关节中最不稳定的关节。锁骨内侧骨骺是最后闭合的骨骺,在 23～25 岁时闭合。强大的韧带牵扯导致骨骺分离,常被误诊为胸锁关节脱位。

1.关节软骨盘韧带

密集的纤维结构,类似于对抗关节向内移位的缰绳。

2.肋锁韧带

在锁骨旋转和上抬过程中提供关节稳定性。

3.锁骨间韧带

帮助支撑起肩关节。

4.关节囊韧带

覆盖胸锁关节的前上部和后部。

（三）生物力学

胸锁关节能够在所有平面移动。它在上方、前方和后方各有约 35°的活动度,并且能够绕锁骨的长轴旋转 45°～50°。

（四）损伤机制

胸锁关节脱位多发生于高能量损伤。直接或间接暴力都可能导致脱位。前脱位较常见,因为胸锁关节囊后韧带更强大。

(五)诊断

1.临床检查

胸锁关节疼痛和软组织肿胀,患者用对侧的上肢扶着患侧的上臂,并伴有呼吸困难、窒息感和吞咽困难。

2.影像学检查

正侧位 X 线片很难发现问题。因此,其他体位的 X 线片常用来诊断胸锁关节脱位。

(1)霍布斯(Hobbs)位:90°俯身位,是指患者俯身贴于放射板上,前部和下部的肋骨就会投影于放射板上。

(2)CT:CT 是评估胸锁关节最好的手段。CT 可以区分骨折和脱位,并且双侧的胸锁关节可以在同一时间进行比较。

(六)治疗

1.轻度扭伤(Ⅰ型损伤)

韧带完好,关节稳定。治疗方法是进行冰敷、上肢悬吊和舒适位的早期活动。

2.中度扭伤(Ⅱ型损伤)

关节囊,关节软骨盘和肋锁韧带部分破坏,胸锁关节半脱位——减少向后拉伸肩部,悬吊制动,防止手臂活动。保护 4~6 周,逐步恢复运动。

3.严重的错位(Ⅲ型损伤)

(1)胸锁关节前脱位:如果患者脱位 7~10 d,可以尝试进行复位。这些都是典型的不稳定脱位,将会再次发生脱位。如果复位后能维持到位,固定应至少保持 6 周。如果是不可复位的前脱位,不建议进行手术治疗。

(2)急性后脱位:如果患者脱位 7~10 d,建议进行闭合复位。首先,应进行彻底检查以排除肺或血管损伤,如有必要,在复位时胸外科医师应在场以预防并发症的发生。如果复位成功,胸锁关节通常是稳定的。

(3)慢性胸锁关节后脱位:如果闭合复位失败或出现慢性后脱位,应进行手术治疗。因为大多数的成年患者不能耐受纵隔压缩。由于发生致命并发症的风险较高,胸外科医师应参与到手术团队中。该操作的目的在于稳定胸锁关节或切除锁骨内侧端并固定到第一肋。切勿用金属针、斯氏针、克氏针、螺纹针或海吉针(Hagie针)固定胸锁关节,因为上述固定物都需要拆除,并且会并发很严重的并发症。

第四节　肱骨近端骨折

一、概述

肱骨近端骨折是指包括肱骨外科颈在内及其以上部位的骨折,临床上较为多见。据国内资料统计,约占全身骨折的 2.15%;国外资料统计,占全身骨折的 4%～5%。肱骨近端骨折的发生率与骨质疏松有明显关系。因此,随着人类平均寿命的延长,流行病学调查显示该部位骨折的发生率有进一步增高的趋势。肱骨近端骨折中,年龄在 40 岁以上的患者占76%。女性患者发病率为男性的2倍。统计资料表明,与髋部骨折相似,老年患者、骨质疏松是肱骨近端骨折发生率较高的主要原因。

肱骨近端骨折大多数病例可采用非手术方法治疗,并可望得到较为理想的结果。但少数损伤严重、移位较大的骨折,治疗上仍有很大困难。

(一)解剖

1.骨关节结构

肱骨近端由肱骨头、大结节、小结节及肱骨干骺端组成。大、小结节之间形成结节间沟。肱二头肌腱长头在沟内通过,因此也称为肱二头肌腱沟。在发育过程中,肱骨上端有三个骨化中心。肱骨头骨化中心于出生后 4～6 个月开始骨化。大结节骨骺于 3 岁时开始骨化。小结节骨骺于 5 岁时开始骨化。6～7 岁时三个骨化中心融为一体。20～22 岁时肱骨上端骨骺与肱骨干融合。

在肱骨头与大、小结节之间有一很短的相对稍狭窄的部分称为肱骨解剖颈。在大、小结节之下的部分称为肱骨外科颈。肱骨外科颈是临床上常发生骨折的部位,由于骨折两端均有血液供应,因此骨折易于愈合。肱骨解剖颈骨折较为少见,近骨折块多因损伤失去血循环供应,因此预后较差,易发生肱骨头缺血坏死。

在冠状面上,肱骨头与肱骨干有 130°～135°角。有的报道颈干角为 143°。在横断面上肱骨头向后倾斜,与肘关节横轴相交 20°～30°。肱骨头与肩胛骨的肩盂成关节,是盂肱关节骨性组成部分。

肩峰是肩胛冈向外延续的终端,位于肩部的外侧,对盂肱关节上方有保护作用。三角肌部分纤维起于肩峰。而且肩峰为三角肌的功能提供有效的机械杠杆作用。

肩峰与喙肩韧带及喙突共同形成喙肩弓。喙肩弓为一坚强的骨韧带结构。肱骨上端、肩袖和肩峰下滑囊皆位于其下方。肩峰下滑囊在三角肌下面的部分又称为三角肌下滑囊,是由滑膜组织包绕的囊性结构。其顶部紧贴附于喙肩韧带、肩峰及三角肌深层。其底部与肩袖及大结节相连。滑囊也向肱骨上端前、后伸延,形成一有利于肱骨近端在喙突肩峰弓下滑动的装置。

肱骨近端或肩峰骨折时,可损伤此滑囊结构,造成滑囊壁纤维增厚和粘连,从而影响盂肱关节的活动。

此外,肱骨近端移位骨折,有可能损伤喙肩弓底面的光滑,产生骨性阻挡撞击症状,也可影响盂肱关节的功能。

盂肱关节的活动主要与肩袖、三角肌和胸大肌三组肌肉有关。

肩袖结构由肩胛下肌、冈上肌、冈下肌及小圆肌组成。二头肌长头也是协同肩袖功能的一个重要组成部分。肩胛下肌的作用是使肱骨头下降,在一定的位置时也可使肱骨头内旋。冈上肌可使肱骨头外展,冈下肌和小圆肌是外旋肌。

肩袖肌肉止于肱骨大、小结节。了解肩袖肌肉的起止点及其功能,对于了解肩部骨折后的创伤解剖以及骨折移位的规律都有指导作用。例如大结节骨折时,受冈上肌及小圆肌的牵拉,骨折块皆向后上方移位。而小结节骨折时,由于受肩胛下肌的牵拉,骨块向前、内移位。肱二头肌腱长头止于盂上粗隆。对肱骨头起下压稳定的作用。肱二头肌腱可作为手术时解剖入路的标志,以便区分大、小结节以及肩袖结构。

三角肌是盂肱关节活动的主要肌肉,起于锁骨的外1/3、肩峰和肩胛冈,止于肱骨的三角肌粗隆。主要功能是外展上臂。前部纤维帮助屈曲和内收上臂,后部纤维帮助后伸和外旋上臂。

胸大肌是肩关节内收活动的主要肌肉,起于胸骨和锁骨、上方的肋骨和胸肋区域,止于肱二头肌腱沟外唇的下部分。肱骨外科颈骨折时,由于胸大肌的牵拉,远骨折端常发生向内移位。除内收功能外,当肩关节外展90°以上时,胸大肌的锁骨部分位于肱骨头中心的上方,此时该部分肌肉纤维收缩则可产生外展肩的活动。

大圆肌及背阔肌也有辅助肩内收的功能。而且当肩关节处于外展、外旋位时,其内收作用表现更为明显。正常肩关节活动时,肩部肌肉的活动是相互协调、相互作用的。随肩关节的不同位置,肩部肌肉的活动可有相应的改变。肩关节的活动不是以某一肌肉为单位单独活动,而是整体协调发挥作用。三角肌外展肩关节的活动必须是在肩袖肌肉协调收缩作用下,也即通过肩袖肌肉的收缩,将肱骨头稳定在肩盂内,形成一个活动的支点时,三角肌才能更有效地发挥其外展肩的功能。因此临床上当冈上肌腱或肩袖损伤时,肩关节的外展功能有明显的受限。

2.肩关节的血液供应

了解肱骨头的血循环供应对分析决定肱骨近端骨折的治疗和判断预后是很重要的。

肱骨头的供血动脉主要来自旋肱前动脉的分支。旋肱前动脉来自腋动脉。旋肱前动脉沿肩胛下肌下缘水平方向走行向外,于喙肱肌深层通过,到达二头肌腱沟处,并发出一分支,在大结节水平进入到骨内,在骨内弯曲走行通向后内,供应头部的大部血运。在头内弯曲走行的血管称为弓形动脉。

此外,通过大、小结节肌腱的附着,干骺端的血管以及旋肱后动脉的分支——后内侧血管,肱骨头也能由此得到部分血液供应。

在肱骨近端四部分骨折后,旋肱前动脉的分支、大结节、小结节以及干骺端动脉的血管吻合都被损伤。此时如果肱骨头连同内侧颈部为一完整骨块时,则经由后内侧动脉的供血以及在头内与弓形动脉的吻合支,使肱骨头有免于坏死的可能。

肩袖血循环一般来自六个主要动脉的分支,分别为旋肱前、旋肱后、肩胛上、胸肩峰、肩胛下和肱骨上动脉,分别对肩袖的不同部位及肱二头肌腱长头提供血液供应。

3.肩关节的神经支配

与近端肱骨有密切关系的神经有腋神经、肩胛上神经、桡神经和肌皮神经。

腋神经由第5、6颈神经根组成,由后束发出,沿肩胛下肌前面下缘走行,经内侧盂肱关节囊下缘绕向肱骨上端后方通过四边孔。在四边孔露出后发出一分支到小圆肌。然后又通过外侧绕向肱骨前方,并发出前、后两支。后支支配三角肌后半部肌肉,而且发出外上皮神经支,支配肩外侧皮肤的感觉。前支支配三角肌的中部及前部纤维。由于腋神经在后束分出和进入三角肌处活动范围较小,位置较为固定,因此肩脱位或肱骨上端明显移位的骨折可造成对腋神经的牵拉损伤。腋神经在走行过程中与盂肱关节前下关节囊关系紧密,因此在前脱位或在骨折脱位切开复位时,也易遭受损伤。

肩胛上神经由第5、6神经根组成,起自臂丛上干,向外走行在肩胛舌骨肌深层和菱形肌前缘,在肩胛上切迹与肩胛横韧带之间通过进入冈上窝。在此发出运动分支至冈上肌和至肩关节的关节支。主支延续绕过肩胛冈外缘到冈下窝,并发出分支至冈下肌,同时发出分支至肩关节和肩胛骨。肩胛上神经在走行过程中有两处固定点:一处是在其上干的起点处。另一处是在肩胛横韧带下方与肩胛上切迹间通过处。在上述两部位易遭受牵拉损伤。

肌皮神经是臂丛外侧束的唯一分支,由第5、6颈神经根组成,有时也包括第7颈神经根的纤维。在胸小肌水平斜向走行向远侧通过喙肱肌,在二头肌与喙肱肌之间下行,并发出分支支配这些肌肉。肌皮神经进入到喙肱肌的部位高低有一定变异。自喙突下距离为3.1～8.2 cm,平均为5.6 cm。因此一般认为喙突下5～8 cm的距离为安全区是不可靠的。在肩关节前方手术入路需游离切断喙肱肌时应注意到此处的解剖变异特点,以免误伤肌皮神经。该神经的终支为前臂外侧皮神经。肌皮神经常因穿刺伤、肩脱位和肱骨颈骨折移位所损伤。

桡神经为臂丛神经后束的延续,由第 6、7、8 颈神经根和第一胸神经根组成。主要为运动神经,支配三头肌、前臂旋后肌、伸腕、伸指、伸蹋肌。肱骨干骨折时易受累及。但肩关节脱位及肱骨颈骨折时也偶可损伤。

(二)骨折分类

理想的骨折分类系统应当是在解剖及创伤解剖基础上,借助于 X 线片将骨折进行分类,并能指导治疗和判断预后。

肱骨近端骨折中,轻度移位骨折占 80%～85%,绝大多数均可采用非手术方法治疗。而其余的 15%～20% 移位骨折,根据骨折的部位不同,有的需行手术治疗。因此,好的分类方法应能充分区别和体现出肱骨近端骨折的这些特点。

1.历史上的分类

肱骨近端骨折提出的分类方法很多。有按骨折的解剖部位、损伤的机制、骨折块的数目以及接触面的大小,骨折块的血循环情况等进行分类。

有学者首先提出按解剖部位分为解剖颈、结节部位、外科颈骨折等。但没考虑骨折移位程度的大小以及骨折数目的因素。因此,造成诊断上的混乱和治疗上的困难。

有学者根据外伤机制分为内收型及外展型骨折。因为肱骨近端骨折均向前成角畸形,当肩内旋时表现为外展型损伤,而肩外旋时又表现为内收型损伤。因此分类标准不够严格准确,容易对治疗形成错误引导。Codman 提出将肱骨上端分为四部分骨折块的概念。大致按骨骺的闭合线将肱骨上端分为解剖颈、大结节、小结节和肱骨干骺端四部分。所有不同类型的骨折是上述四部分骨块不同的组合结果。Codman 分为四部分骨折块的概念,这为目前国际通用的肱骨近端骨折(Neer)分类系统奠定了基础。

当今国际上广泛采用的分类方法有肱骨近端分类(Neer 分类)和骨折的分类系统(AO 分类)。

2.Neer 分类

Neer 在 Codman 的四部分骨折块分类基础上提出新的分类方法。此种分类方法包含骨折的解剖部位、骨块移位的程度和不同组合等因素在内。可概括肱骨上端不同种类的骨折,并可提供肌肉附着对骨折移位的影响和对肱骨头血循环状况的估计,从而可更加准确地判断和评价肱骨近端骨折的预后,以便指导选择更合理的治疗方法。

Neer 分类方法考虑到骨折的部位和骨折的数目,但分类的主要依据是骨折移位的程度,即以移位>1 cm 或成角畸形>45°为标准进行分类。

肱骨上端骨折,只要未超过上述明显移位的标准,说明骨折部位尚有一定的软组织附着连接,尚保持一定的稳定性。这种骨折为轻度移位骨折,属一部分骨折;二部分骨折是指某一主骨折块与其他三个部分有明显的移位;三部分骨折是指有两个主要骨折块彼此之间以及与另两部分之间均有明显的移位。四部分骨折是肱骨上端四个主要骨折块之间均有明显移位,形成四个分离的骨块。此时肱骨头成游离状态并失去血液供应。

Neer对肱骨近端骨折脱位的诊断有明确、严格的定义。真正的骨折脱位是骨折伴有肱骨头脱出盂肱关节,而不能将肱骨近端骨折时伴有的肱骨头向下半脱位(关节内)或肱骨头的旋转移位混为一谈。

根据脱位的方向可分为前脱位、后脱位。根据骨折移位的数目又可分为一部分骨折脱位、二部分骨折脱位、三部分骨折脱位和四部分骨折脱位。肱骨头的劈裂骨折和关节面嵌压骨折是特殊类型的肱骨近端骨折。根据肱骨头关节面嵌压的范围大小可分为<20%、20%~45%和>45%三种。肱骨头劈裂骨折可参照上述标准分类。

3.AO分类

在Neer分类的基础上,AO分类是对Neer分类进行改良,分类时更加重视肱骨头的血循环供应状况,因为肱骨头的血循环状况与缺血坏死的发生和骨折治疗的预后有密切关系。根据损伤的程度,AO分类系统将肱骨近端骨折分为A、B、C 3种类型。

(1)A型骨折:是关节外的一处骨折。肱骨头血循环正常,因此不会发生肱骨头缺血坏死。

①A1型骨折:是肱骨结节骨折。再根据结节移位情况分为3个类型。

A1-1:结节骨折,无移位。

A1-2:结节骨折,伴有移位。

A1-3:结节骨折,伴有盂肱关节脱位。

②A2型骨折:是干骺端的嵌插骨折(外科颈骨折)。根据有无成角及成角方向也分为三个类型。

A2-1:冠状面没有成角畸形。侧位前方或后方有嵌插。

A2-2:冠状面有内翻成角畸形。

A2-3:冠状面有外翻成角畸形。

③A3型:是干骺端移位骨折,骨端间无嵌插。分为三个类型。

A3-1:简单骨折,伴有骨折块间的成角畸形。

A3-2:简单骨折,伴有远骨折块向内或向外侧的移位或伴有盂肱关节脱位。

A3-3:多块骨折,可有楔形骨折块或伴有盂肱关节脱位。

(2)B 型骨折:是更为严重的关节外骨折。骨折发生在两处,波及肱骨上端的三个部分。一部分骨折线可延长到关节内。肱骨头的血循环部分受到影响,有一定的肱骨头缺血坏死发生率。

①B1 型骨折:是干骺端有嵌插的关节外两处骨折。根据嵌插的方式和结节移位的程度可分为 3 个类型。

B1-1 型:干骺端骨折有嵌插,伴有大结节骨折。

B1-2 型:干骺端骨折嵌插,伴有轻度的内翻畸形和肱骨头向下移位,合并有小结节骨折。

B1-3:干骺端骨折有嵌插,侧位有向前成角畸形,同时伴有大结节骨折。

②B2 型骨折:是干骺端骨折无嵌插。骨折不稳定,难以复位。常需手术复位内固定。

B2-1:干骺端斜行骨折伴有移位及结节骨折移位。

B2-2:干骺端横断移位骨折,肱骨头有旋转移位,伴有结节移位骨折。

B2-3:干骺端粉碎移位骨折,伴结节移位骨折。

③B3 型骨折是关节外两处骨折伴有盂肱关节脱位。

B3-1:干骺端斜行骨折,伴盂肱关节脱位。虽然只有一骨折线,但通过结节及干骺端。

B3-2:与 B3-1 型相似,伴有结节骨折及盂肱关节脱位。

B3-3:干骺端骨折伴盂肱关节后脱位及小结节骨折。

(3)C 型骨折:是关节内骨折,波及肱骨解剖颈。肱骨头的血循环常受损伤,易造成头缺血坏死。

①C1 型骨折:为轻度移位的骨折,骨端间有嵌插。

C1-1:肱骨头、结节骨折。颈部骨折处有嵌插,成外翻畸形。

C1-2:肱骨头、结节骨折,颈部骨折处有嵌插,成内翻畸形。

C1-3:肱骨解剖颈骨折,无移位或轻度移位。

②C2 型骨折:肱骨头骨折块有明显移位,伴有头与干骺端嵌插。

C2-1:肱骨头、结节骨折,肱骨头与干骺端在外翻位嵌插,骨折移位较明显。

C2-2:肱骨头、结节骨折,肱骨头与干骺端在内翻位嵌插。

C2-3:通过肱骨头及结节的骨折,伴有内翻畸形。

③C3 型骨折:关节内骨折伴有盂肱关节脱位。

C3-1:解剖颈骨折伴有肱骨头脱位。

C3-2:解剖颈骨折伴有肱骨头脱位及结节骨折。

C3-3:肱骨头和结节粉碎骨折,伴有肱骨头脱位或肱骨头的部分骨折块脱位。

尽管 Neer 分类和 AO 分类系统是目前国际上广为应用的分类方法,但是由于肱骨近端骨折复杂、组合多变,X 线片上骨折块的影像重叠以及在 X 线片上准确测出 1 cm 的移位或 45°成角畸形有一定困难,因此不同医师对同一 X 线片可能做出不同的分类结果。

(三)综述

肱骨近端骨折主要依据 4 个主要解剖部位的移位情况来分类。这 4 个主要解剖部位包括肱骨头、大结节、小结节及肱骨干。当骨折块移位>1 cm 或成角>45°即可被定义为肱骨近端骨折移位。按照 Neer 所述,上述分类系统是基于肱骨的正侧位 X 线片。近年来,3 个角度的创伤系列 X 线片提高了显示骨折移位的精确性。CT 有助于评估术前骨折块移位和旋转的角度,特别是当骨折累及大结节、小结节和肱骨干时。

肱骨近端骨折占所有骨折的 4%~5%。在年轻患者中,这类骨折通常伴有高能量损伤,而在老年患者中,大多数肱骨近端骨折是由于低能量损伤和骨质疏松引起的。

因为肱骨近端骨折往往累及肩关节及其邻近的神经血管束,因此,详细的神经血管检查则十分必要。由于肱骨近端周围丰富的血液循环,即使末梢循环血供良好,也不能排除血管损伤的可能性。

大部分移位程度较小的肱骨近端骨折可以通过固定及控制早期活动范围治疗。移位大的骨折优先考虑闭合或切开复位术以恢复解剖轴线。对于破坏了肱骨头血供的肱骨近端粉碎性骨折,治疗上可选择假体置换。

二、肱骨大结节骨折

根据骨折的移位情况,肱骨大结节骨折可分 3 种类型,少数为单独发生,大多系肩关节前脱位时并发,因此,对其诊断应从关节脱位角度加以注意。

(一)致伤机制

1.直接暴力

指平地跌倒肩部着地、重物直接撞击或肩关节前脱位时大结节碰击肩峰等。骨折以粉碎型居多,但少有移位者。

2.间接暴力

跌倒时由于上肢处于外展外旋位,致使冈上肌和冈下肌突然收缩,以致大结节被撕脱形成伴有移位和暴力较小相比,骨折可无明显移位。

(二)临床表现

如伴有肩关节脱位、还未复位的,则主要表现为肩关节脱位的症状与体征。已复位或未发生肩关节脱位的,则主要有以下几种表现。

1.疼痛

于肩峰下方有痛感及压痛,但无明显传导叩痛。

2.肿胀

由于骨折局部出血及创伤性反应,显示肩峰下方肿胀。

3.活动受限

肩关节活动受限,尤以外展外旋时最为明显。

(三)诊断

主要依据:外伤史、临床表现和 X 线片检查(可显示骨折线及移位情况)。

(四)治疗

根据损伤机制及骨折移位情况不同,其治疗方法可酌情掌握。

1.无移位

上肢悬吊制动 3～4 周,而后逐渐功能锻炼。

2.有移位

先施以手法复位,在局麻下将患肢外展,压迫骨折片还纳至原位,之后在外展位上用外展架固定。固定 4 周后,患肢在外展架上功能活动 7～10 d,再拆除外展架,让肩关节充分活动。手法复位失败的年轻患者大结节移位大于 5 mm,老年患者大于 10 mm,可在臂丛麻醉下行开放复位及内固定术。

(五)预后

肱骨近端骨折患者预后一般良好。

三、肱骨小结节撕脱骨折

除与肩关节脱位及肱骨近端粉碎性骨折伴发外,单独发生肱骨小结节骨折者罕见。

(一)发生机制

由肩胛下肌突然猛烈收缩牵拉所致,并向喙突下方移位。

(二)临床表现

主要表现为局部疼痛、压痛、肿胀及上肢外旋活动受限等,移位明显的可于喙突下方触及骨折片。

(三)诊断

除外伤史及临床症状外,主要依据 X 线片进行诊断。

（四）治疗

1.无移位

上肢悬吊固定 3～4 周后即开始功能锻炼。

2.有移位

将上肢内收、内旋位制动多可自行复位，然后用三角巾及绷带固定 4 周左右，复位失败且移位严重者，可行开放复位及内固定术。

3.合并其他骨折及脱位

将原骨折或脱位复位后，多可随之自行复位。

四、肱骨头骨折

临床上肱骨头骨折较为少见，但其治疗甚为复杂。

（一）致伤机制

与直接暴力所致的肱骨大结节骨折发生机制相似，即来自侧方的暴力太猛，可同时引起大结节及肱骨头骨折或是此暴力未造成大结节骨折，而是继续向内传导以致引起肱骨头骨折。前者骨折多属粉碎状，而后者则以嵌压型多见。

（二）临床表现

因属于关节内骨折，临床症状与前两者略有不同。

1.肿胀

肩关节弥散性肿胀，范围较大，主要由于局部创伤反应及骨折端出血积于肩关节腔内所致，嵌入型则出血少，因而局部肿胀也轻。

2.疼痛及传导叩痛

除局部疼痛及压痛外，叩击肘部可出现肩部的传导痛。

3.活动受限

活动范围明显受限，粉碎性骨折患者受限更严重，骨折嵌入较多、骨折端相对较为稳定的，受限则较轻。

（三）诊断

依据外伤史、临床症状及 X 线片诊断多无困难，X 线片应包括正侧位，用来判定骨折端的移位情况。

（四）治疗

根据骨折类型及年龄等因素不同，对其治疗要求也有所差异。

1.嵌入型

无移位的仅用三角巾悬吊固定 4 周左右。有成角移位的应先行复位，青壮年患者以固定于外展架上为宜。

2.粉碎型

手法复位后外展架固定4～5周。手法复位失败时可将患肢置于外展位牵引3～4周，并及早开始功能活动。也可行开放复位及内固定术，内固定物切勿突出到关节腔内，以防继发创伤性关节炎。开放复位后仍无法维持对位或关节面严重缺损（缺损面积超过50%）的，可采取人工肱骨头置换术，更加适用于60岁以上的老年患者。

3.游离骨片者

手法复位一般难以还纳，可行开放复位；对难以还纳者，可将其摘除。

4.晚期病例

对于晚期病例，应以补救性手术为主，包括关节面修整术、肱二头肌腱的腱沟修整术、关节内游离体摘除术、肩关节成形术及人工肩关节置换术等。

五、肱骨近端骨骺分离

肱骨近端骨骺分离在骨骺闭合前均可发生，但以10～14岁学龄儿童多见，易影响到肱骨的发育，应引起重视。

（一）致伤机制

肱骨近端骨骺一般于18岁前后闭合，在闭合前该处解剖学结构较为薄弱，可因作用于肩部的直接暴力或通过肘、手部向上传导的间接暴力而使骨骺分离。外力作用较小时，仅使骨骺线损伤，断端并无移位；作用力大时，则骨骺呈分离状，且常有1个三角形骨片撕下。根据骨骺端的错位情况可分为稳定型与不稳定型，前者则指骨骺端无移位或移位程度较轻者；后者指向前成角大于30°，且前后移位超过横断面1/4者，此多见于年龄较大的青少年。

（二）临床表现

肱骨近端骨骺分离与一般肱骨外科颈骨折相似，患者年龄多在18岁以下，为骨骺发育期，个别病例可达20岁。

（三）诊断

主要根据外伤史、患者年龄、临床症状及X线片所见等进行诊断。无移位的则依据于骨骺线处的环状压痛、传导叩痛及软组织肿胀阴影等。

（四）治疗

根据骨骺移位及复位情况而酌情灵活掌握。

1.无移位

一般悬吊固定3～4周即可。

2.有移位

先行手法复位。多需在外展、外旋及前屈位状态下将骨骺远折端还纳原位,之后以外展架固定 4～6 周。手法复位失败而骨骺端移位明显(横向移位超过该处直径 1/4 时),且不稳定型者则需开放复位,之后用损伤较小的克氏针2～3 根交叉固定,并辅助上肢外展架固定,术后 3 周拔除。

(五)预后

肱骨近端骨骺分离患者一般预后良好。错位明显或外伤时骨骺损伤严重的,则有可能出现骨骺发育性畸形,主要表现为上臂缩短(多在 3 cm 以内)及肱骨内翻畸形,但在发育成人后大多被塑形改造而消失。

六、肱骨外科颈骨折

肱骨外科颈骨折较为多见,占全身骨折的 1% 左右,多发于中老年患者。中老年患者此处骨质大多较为疏松、脆弱,易因轻微外力而引起骨折。

(一)致伤机制及分型

因肱骨骨质较薄,较易发生骨折。根据外伤时机制不同,所造成的骨折类型各异。临床上多将其分为外展型及内收型两类。实际上,还有其他类型,如粉碎型等。

1.外展型

跌倒时患肢呈外展状着地,由于应力作用于骨质较疏松的外科颈部而引起骨折。骨折远侧端全部、大部或部分骨质嵌插于骨折的近侧端内。多伴有骨折端向内成角畸形,临床上最为多见。

2.内收型

指跌倒时上肢在内收位着地时所发生的骨折,在日常生活中此种现象较少遇到。在发生机制上,患者多处于前进状态下跌倒,以致手掌或肘部由开始的外展变成内收状着地,且身体多向患侧倾斜,患侧肩部随之着地。因此,其在手掌及肘部着地或肩部着地的任何一种外伤机制中发生骨折。此时骨折远端呈内收状,而肱骨近端则呈外展外旋状,以致形成向前、向外的成角畸形。了解这一特点,将有助于骨折的复位。

3.粉碎型

更为少见,由外来暴力直接打击所致,移位方向主要取决于暴力方向及肌肉的牵拉力。此型在治疗上多较复杂,且预后不如前两者为佳。

(二)临床表现

肱骨外科颈骨折与其他肩部骨折的临床表现大致相似,但其症状多较严重。

1.肿胀

因骨折位于关节外,局部肿胀较为明显,内收型及粉碎性骨折患者更为严重。可有皮下淤血等。

2.疼痛

外展型者较轻,其余二型多较明显,活动上肢时更为严重,同时伴有环状压痛及传导叩痛。

3.活动受限

内收型和粉碎型患者最为严重。

4.其他

应注意有无神经血管受压或受刺激症状。错位明显者,患肢可出现短缩及成角畸形。

(三)诊断

1.外伤史

多较明确,且好发于老年患者。

2.X 线片检查

需拍摄正位及侧位片,并以此决定分型及治疗方法的选择。

(四)治疗

1.外展型

多属稳定型,成角畸形可在固定的同时予以矫正,一般多不用另行复位。

(1)中老年患者:指 60～65 岁以上的年迈者,可用三角巾悬吊固定 4 周左右,等到骨折端临床愈合后,再进行早期功能活动。

(2)青壮年:指全身情况较好的青壮年患者,应予以外展架固定,并在石膏塑形时注意纠正其成角畸形。

2.内收型

在治疗上多较困难,移位明显的高龄者更为明显,常成为临床治疗中的难题。

(1)年迈、体弱及全身情况欠佳者:局麻下手法复位,之后用三角巾制动或对肩部宽胶布及绷带固定。这类病例以预防肺部并发症及早期功能活动为主。

(2)骨折端轻度移位者:局麻后将患肢外展、外旋位于外展架上(外展 60°～90°,前屈 45°),在给上肢石膏塑形时或塑形前施以手法复位,主要纠正向外及向前的成角畸形。操作时可让助手稍许牵引患肢,术者一手在骨折端的前上方向后下方加压,另一手掌置于肘后部向前加压,这样多可获得较理想的复位。X 线片或透视证实对位满意后,将患肢再固定于外展架上。

(3)骨折端明显移位者:需将患肢置于上肢螺旋牵引架上,一般多采取尺骨鹰嘴骨牵引或牵引带牵引,在臂丛麻醉或全麻下先行手法复位,即将上肢外展、外旋。并用上肢过肩石膏固定,方法与前述相似。X线片证明对位满意后再用外展架固定,并注意石膏塑形。

(4)手法复位失败者

①牵引疗法:即尺骨鹰嘴克氏针牵引,患肢置于外展 60°~90°,前屈 30°~45°位持续牵引 3~5 d。拍片显示已复位者,按 2 法处理。复位欠佳者,应按 3 法再次手法复位及外展架固定。此时因局部肿胀已消退,复位一般较为容易。对位仍不佳者,则行开放复位和内固定术。

②开放复位和内固定术:用于复位不佳的青壮年及对上肢功能要求较高者,可行切开复位及内固定术,目前多选用肱骨近端锁定钢板或支撑钢板内固定,以往多选用多根克氏针交叉内固定、骑缝钉及螺纹钉内固定术等。操作时不能让内固定物进入关节,内固定不确实者应加用外展架外固定。

③肱骨颈粉碎性骨折:由于复位及内固定均较困难,非手术治疗时宜行牵引疗法。在尺骨鹰嘴克氏针牵引下,肩外展及上臂中立位持续牵引 3~4 周,而后更换三角巾或外展架固定,并逐渐开始功能活动。牵引重量以 2~3 kg 为宜,切勿过重。在牵引过程中可拍片观察。对于老年患者,若能耐受手术,首选切开复位肱骨近端锁定钢板内固定术,也可一期行人工肩关节置换术。

④合并大结节撕脱者:在按前述诸法治疗过程中多可自行复位,一般无须特殊处理。不能复位者可行钢丝及螺丝钉内固定术。采用肱骨近端锁定钢板内固定时,复位后用钢板的近端压住大结节维持复位,并用螺钉固定。

(五)预后

肱骨外科颈骨折一般预后良好,肩关节大部功能可获恢复。老年粉碎型、有肱骨头缺血坏死及严重移位而又复位不佳的骨折,预后欠佳。

七、肱骨近端骨折的手术治疗

(一)开放复位内固定术

1.手术适应证

适用于手法复位失败及移位严重以及对上肢要求较高者。实际上,近几年由于内固定设计及手术技术的进步,加上内固定后肩关节可以早期功能锻炼,开放复位内固定术的手术适应证已大为拓宽,这是目前骨折治疗的趋势。对于具体病例,可参照 AO 手术指征,即切开复位内固定患者主要包括年轻患者和活动量较大的老年患者,合并下列至少一种骨折情况:结节移位超过 5 mm;骨干骨折块移位超过 20 mm;肱骨头骨折成角大于 45°。

决定是否手术时,患者的功能期望是非常重要的考虑因素。年轻患者希望重新达到受伤前的水平,活动量较大的老年患者希望能继续进行伤前的体育活动,其他患者则希望能恢复正常的日常生活。

2.手术方法

(1)胸大肌三角肌入路:切口起自喙突,向肱骨的三角肌方向延伸,在三角肌和胸大肌间隙进入,保护头静脉。将三角肌拉向外侧,切开喙肱筋膜,即可显露骨折端,手术中需注意结节间沟和肱二头肌长头腱的位置,它们是辨认各骨折块和复位情况的参考标志。

(2)经三角肌外侧入路:用于单独的大、小结节骨折及肩袖损伤。切口起自肩峰前外侧角的远端,向下不超过 5 cm(为防止腋神经损伤),沿三角肌前束和中间束分离达到三角肌下滑囊。

3.内固定方法及种类

(1)肱骨近端锁定钢板内固定:是目前最新的内固定器材,锁定钢板为解剖型设计,有独特的成角稳定性,并有缝合肩袖的小孔设计,尤其适用于骨骼粉碎严重及肱骨近端骨质疏松患者。

(2)MIPO 技术:即经皮微创接骨术(MIPO)。通过肩外侧横形小切口经三角肌插入锁定钢板,通过间接复位方法完成骨折内固定。可降低出血量,减少软组织剥离,保护肱骨头血运,有利于肩关节功能恢复,降低骨不连及肱骨头坏死等并发症。

(3)髓内钉:主要用于外科颈及干骺端多段骨折,而大小结节完整者,也可用于病理性骨折固定。

(4)其他:常用的还有支撑钢板及螺钉,以三叶草钢板首选。较陈旧的内固定,如多根克氏针交叉内固定、骑缝钉现已基本不用。

(二)肱骨近端粉碎性骨折的手术治疗

主要指 Neer 分类中的三部分和四部分骨折或 AO 分型中 $C_1 \sim C_3$ 骨折,应首选切开复位内固定术进行肱骨近端重建。考虑到术中肱骨头不能重建、术后有复位丢失及肱骨头缺血坏死等因素,老年患者也可一期行半肩关节置换术。

第五节　肱骨干骨折

肱骨干骨折约占所有骨折的 3%,治疗方法包括手术治疗和非手术治疗。由于肱骨有其内在的软组织夹板效应及生物学的潜在优势,大多数的肱骨干骨折非手术治疗可以取得很好的疗效,尤其是低能量损伤的肱骨骨折;但高能量损伤的肱骨骨折多为粉碎性,常合并软组织损伤,常需手术治疗。

一、解剖

(一)骨学

肱骨干上段呈圆柱形,下段呈三棱柱形。中部外侧有粗糙的三角肌粗隆。后部中间,有一自内上斜向外下的浅沟,称桡神经沟,桡神经和肱深动脉沿此沟经过并向远端延伸。

(二)肌学

臂肌覆盖肱骨,以内侧和外侧两个肌间隔分隔。前群为屈肌,包括肱二头肌、肱肌和喙肱肌;后群为伸肌,主要为肱三头肌。肌肉的牵拉常可导致骨折断端的移位,根据肱骨干骨折的外观畸形表现可以大概预测骨折的位置。在三角肌止点以上的骨折,近折端受胸大肌、背阔肌、大圆肌的牵拉向内、向前移位,远折端因三角肌、喙肱肌、肱二头肌及肱三头肌的牵拉而向外、向近端移位。当骨折线位于三角肌止点以下时,远折端因肱二头肌和肱三头肌的牵拉向近端移位;近折端由于三角肌的牵拉而向前、外移位。

(三)神经

1.肌皮神经

肌皮神经在喙突以下 5～8 cm 穿过喙肱肌,并沿途发出分支支配喙肱肌、肱肌和肱二头肌,在肘关节的外上方穿深筋膜沿前臂外侧下行,称为前臂外侧皮神经。

2.正中神经

在臂部,正中神经沿肱二头肌内侧沟下行,并由外侧向内侧跨过肱动脉的浅面,与血管一起下降至肘窝。

3.桡神经

桡神经是发自臂丛神经后束的一条粗大神经,在肱骨近端向外下与肱深动脉伴行,然后沿桡神经沟绕肱骨中段背侧旋向下外,在肱骨外上髁上方穿经外侧肌间隔,至肱肌与肱桡肌之间,继而向下行于肱肌和桡侧腕长伸肌腱之间。

4.尺神经

尺神经的肱骨段在肱动脉内侧下行,而后下行至内上髁后方的尺神经沟。此处,其位置比较表浅又贴近骨面,隔皮肤可触摸到,易受损伤。

(四)脉管系统

肱骨的血供主要来自肱深动脉的分支及滋养动脉。

二、临床表现

同其他骨折类型一样,大部分肱骨干骨折患者的症状和体征表现为肿胀、疼痛、畸形及骨擦音。车祸、直接暴力打击以及由于手部着地或肘部着地所产生的间接暴力是肱骨干骨折的常见受伤机制。有时因为投掷运动或"掰手腕"也可导致肱骨干骨折,此骨折多为中下 1/3 的斜形骨折或螺旋形骨折。在关注肱骨情况时,全身系统的体格检查也是必需的,以防止遗漏其他部位的损伤。

完整的神经血管系统检查也是不可或缺的,在行闭合复位或手术治疗前,应检查桡神经是否有受损。此外,肱骨近、远端的肩关节和肘关节以及腕关节也需仔细检查以排除其他损伤。皮肤的损伤也应引起重视,皮肤损伤可分为擦伤、挫伤以及软组织的复合伤,同时,要警惕前臂和上臂骨筋膜隔室综合征的发生。

三、影像学检查

完整的肱骨正侧位 X 线为检查不仅可以看到整个肱骨干,还可以看到肘关节和盂肱关节。在拍摄 X 线片时应由技师来挪动 X 线机的位置以获取标准的正侧位 X 线片,而不是通过变换患者的肢体。因为细微地旋转肢体就难以获取肱骨近端的正交视图,从而得到一个不完整的影像学检查结果。对于病理性肱骨干骨折,在决定治疗方式前,还需其他的检查,如用 CT 及 MRI 等来评估,以排除肿瘤及隐匿性的病变。

骨折分型:肱骨干骨折有多种分型方法。大部分分型是基于 X 线片的表现或肱骨的几何形态。在临床上,肱骨干骨折的治疗不仅依靠分型,还要综合考虑其他因素,如骨质强度、局部软组织条件,神经血管的损伤及身体其他合并伤。简单的骨折可分为横形骨折、斜形骨折、螺旋形骨折。更复杂的骨折类型包括多段骨折、严重粉碎性骨折、开放性骨折以及合并肘关节或肩关节脱位的肱骨干骨折。荷尔斯泰因-刘易斯(Holstein-Lewis)骨折是肱骨干骨折的一种特殊类型,主要是指肱骨远端中下 1/3 的螺旋形骨折,典型的表现是骨折远端骨块有个长斜形尖端,容易引起桡神经的损伤。此外,由骨质疏松、原发瘤或转移瘤以及其他的一些情况导致的病理性骨折,对骨折分类的描述也很重要。

四、治疗

根本原则是有利于骨折尽早愈合,有利于患肢的功能恢复,尽可能减少并发症。

(一)闭合治疗

近几十年来的骨科著作中,均强调绝大多数的肱骨干骨折可经非手术治疗而痊愈,国外的文献报道中其成功的比例甚至可高达94%以上。但在临床实际工作中能否达到如此高的比例仍值得商榷。此外,现代的就医人群已对骨科医师提出了更高的要求,即不仅要获得良好的最终治疗结果,而且希望治疗过程中尽量减少痛苦,在骨折愈合期间有相对高的生活质量,甚至仍能够从事一些工作。那种令患者在石膏加外展架上苦撑苦熬数个月、夜间无法平卧的传统治疗方式很难被多数患者所接受。闭合治疗的适应证应结合患者的具体情况认真审视后而定。

1.适应证

可供参考的适应证为:

(1)移位不明显的简单骨折(AO分类:A1、A2、A3)。

(2)有移位的中、下1/3骨折(AO分类:A1、A2、A3或B1、B2)经手法整复可以达到功能复位标准的。

2.闭合治疗的复位标准

肱骨属非负重骨,轻度的畸形愈合可由肩胛骨代偿,其复位标准在四肢长骨中最低,其功能复位的标准如下:2 cm以内的短缩,1/3以内的侧方移位,20°内的向前,30°以内的外翻成角,以及15°以内的旋转畸形。

3.常用的闭合治疗方法

(1)悬垂石膏:应用悬垂石膏法治疗肱骨干骨折已有半个多世纪的历史,目前在国内外仍有相当多的骨科医师在继续沿用。此法比较适合于有移位并伴有短缩的骨折或者是斜形、螺旋形的骨折。悬垂石膏应具有适当的重量,避免过重或过轻,其上缘至少应超过骨折断端2.5 cm,下缘可达腕部,曲肘90°,前臂中立位,在腕部有三个固定调整环。在石膏固定期间,前臂需始终维持下垂,以便提供一向下的牵引力。

患者夜间不宜平卧,而采取坐睡或半卧位(这是使用悬垂石膏的不便之处)。吊带需可靠地固定在腕部石膏固定环上,向内成角畸形可通过将吊带移至掌侧调整,反之向外成角则通过背侧的固定环调整。后成角和前成角,可利用吊带的长短来调整,后成角时加长吊带,而前成角则缩短吊带。使用悬垂石膏治疗应经常复查拍X线片,开始时为1～2周,以后可改为2～3周或更长的间隔时间。石膏固定期间应注意功能锻炼,如握拳、肩关节活动等,减少石膏固定引起的不良反应。对某些患者,如肥胖或女性,可在内侧加一衬垫,以免由于过多的皮下组织或乳房造成成角畸形。当骨折的短缩已经克服、骨折已达到纤维性连接时,可更换为U形石膏。

悬垂石膏曾成功地治愈过许多患者,但也不乏骨折不愈合或迟延愈合的例子。故治疗期间应注意密切观察,若固定超过3个月仍无骨折愈合迹象,已出现废用性骨质疏松时,应考虑改用其他方法,如切开复位内固定加自体植骨,不要一味地坚持下去,以避免最后因严重的废用性骨质疏松导致连内固定的条件都不具备,丧失有利的治疗时机。对中老年患者更应注意这点。

(2)U形或O形石膏:多用于稳定的中下1/3骨折复位后或应用其他方法治疗肱骨干骨折后的继续固定手段。所谓U形,即石膏绷带由腋窝处开始,向下绕过肘部再向上至三头肌以上。若石膏绷带再延长一些,使两端在肩部重叠则成为O形石膏。U形石膏有利于肩、腕和手部的关节功能锻炼,而O形石膏的固定稳定性更好一些。

(3)小夹板固定:对内外成角不大者,可采用二点直接加压方法(利用纸垫),对侧方移位较多,成角显著者,常可用三点纸垫挤压原理,以使骨折达到复位。不同骨折水平的骨折需用不同类型的小夹板,如:上1/3骨折用超肩关节小夹板,中1/3骨折用单纯上臂小夹板,而下1/3骨折需用超肘关节小夹板固定。其中尤以中1/3骨折的固定效果最为理想。

(4)功能支具:是肱骨干骨折非手术治疗的重大进步,使许多患者无须手术即可获得良好的功能。功能支具可作为最初治疗,但更多用于损伤发生1～2周后,患者已接受非手术或手术治疗情况下的后续治疗。功能支具因其简单易行且具有多种功能而被广泛接受。有学者通过回顾性研究对这种方法做了更为深入的介绍。功能支具起于肩部,止于肘上,由两片预先塑形并加衬垫的塑料夹板组成,一片位于内侧,一片位于外侧,通过可调节的维可牢尼龙绑带(Velcro绑带)连接在一起。支具可定做或采用预制组件。工作原理是重力牵引及软组织挤压作用。因此,支具必须与上臂紧密贴附,并要随着肿胀的消退定期调整。支具无法完全消除骨折端的所有运动,发生在骨折端的微动能够刺激骨痂形成。和其他保守方法一样,可以接受轻度成角,并能获得满意的功能。功能支具的优点是避免肘关节僵硬。为了获得良好的功能,患者必须能够行走、合作并参加康复锻炼。这种方法不适用于肥胖及卧床患者。

(5)其他治疗方法:采用肩人字石膏、外展架加牵引或鹰嘴骨牵引等治疗肱骨干骨折,虽在某些情况下仍偶有应用,但多数情况下已经较少使用。

(二)手术治疗

如果能够正确掌握手术指征并配合以高质量手术操作,绝大多数的肱骨干骨折可以正常愈合。同时可以减少因长期石膏或小夹板等外固定带来的邻近关节僵硬、肌肉萎缩和废用性骨质疏松等不利影响,甚至可在固定期间从事某些非负重性工作,其间的生活质量相对较高。不利的方面是:所花费用较多,需二次手术取出内固定物,手术本身具有一定的风险。

1.手术治疗的适应证

(1)绝对适应证

①保守治疗无法达到或维持功能复位的。

②合并其他部位损伤,如同侧前臂骨折、肘关节骨折、肩关节骨折,伤肢需早期活动的。

③多段骨折或粉碎性骨折(AO 分型:B3、C1、C2、C3)。

④骨折不愈合。

⑤合并有肱动脉、桡神经损伤需行探查手术的。

⑥合并有其他系统特殊疾病无法坚持保守治疗的,如严重的帕金森病。

⑦经过 2~3 个月保守治疗已出现骨折迟延愈合现象、开始有废用性骨质疏松的(如继续坚持保守治疗,严重的废用性骨质疏松可导致失去切开复位内固定治疗的机会)。

⑧病理性骨折。

(2)相对适应证

①从事某些职业对肢体外形有特殊要求,不接受功能复位而需要解剖复位的。

②因工作或学习需要不能坚持较长时间的石膏、夹板或支具牵引固定的。

2.手术治疗的方法

(1)接骨板固定:接骨板或许是肱骨骨折固定的"金标准",具有骨折愈合率高等优点。骨折部位易于显露,通过稳定骨折产生的加压来准确恢复力线。如有必要,还可同期植骨来促进骨折愈合。根据需要直视、游离并修复桡神经。术后允许早期活动相邻关节,避免关节僵硬。功能恢复快,肌肉萎缩较轻。接骨板技术的指征包括骨折合并神经血管损伤、肱骨远端骨折、螺旋骨折或斜形骨折、假体周围骨折。接骨板骨折存在一定的缺点:破坏了软组织包鞘,延长了骨折的愈合时间;掀起骨膜及组织的操作会妨碍骨折愈合。为此,必须减少软组织的剥离,采取轻柔的软组织操作技术。并发症包括不愈合、神经血管损伤及内固定失败。术后感染罕见,但仍应预防性应用抗生素。

骨折段的显露取决于骨折的部位及类型。多采用前外侧入路(沿肱二头肌外侧缘劈开肱肌)来显露骨折。此外,有专家介绍的向内侧牵开肱三头肌的改良后方入路对肱骨的显露优于劈开肱三头肌的传统后方入路。采用 4.5 mm 系列宽 LC-DCP。接骨板的螺钉孔应交错排列。应根据骨折的类型选择恰当的接骨板及螺钉,骨质疏松患者最好采用锁定接骨板。

(2)髓内钉:随着髓内钉在治疗下肢骨折中获得成功,它也用于治疗肱骨干骨折。髓内钉具有接骨板所不具备的生物力学优点:髓内钉的位置靠近机械轴线,承受的机械应力较小;对皮质骨的应力遮挡较轻;无须剥离软组织包鞘;出血较少;感染风险较低。但应注意避免骨折端分离。

髓内钉固定的指征包括：粉碎骨折、节段骨折、病理骨折及骨质疏松性骨折。位于肱骨干下 1/5 的骨折不适合髓内钉固定。小结节下方的骨折建议采用特殊设计的髓内钉而不是标准的肱骨髓内钉。螺旋骨折及斜形骨折最好采用接骨板固定。放置髓内钉的操作本身可能进一步加重神经血管的损伤，因此合并桡神经麻痹或血管损伤时最好采用接骨板固定。

髓内钉的类型：最初的髓内钉系统为简单的非交锁弹性髓内钉。随后逐步发展为刚性交锁髓内钉。非交锁系统的缺点是不宜用于刚性髓内钉，同时无法控制扭转。

弹性髓内钉：包括 Rush 钉及 Ender 钉。Rush 钉为不同型号的直针，一端带钩，便于取出。Rush 钉放置方便，但强度低，易移位，因此不再推荐使用。Ender 钉为弹性针，一般同时使用 2～3 根。Ender 钉的固定强度高于 Rush 钉，并具有一定的抗扭转作用。两种髓内钉均可顺行穿钉或逆行穿钉。

刚性髓内钉：应用最广的是刚性髓内钉。所有产品均遵循相同的原理，可扩髓或不扩髓。标准的锁定方式为近端远端均用螺钉锁定。Seidel 钉采用不同的锁定设计，即远端用可膨胀弹簧锁定于肱骨远端皮质。这种锁定方式易发生松动，造成并发症。因此，最好用螺钉锁定。对更靠近端的骨折，采用特殊设计的近端锁定方式，即将螺钉锁定于肱骨头内。

可膨胀髓内钉系统：与依靠锁定螺钉来获得轴向及旋转稳定性的传统髓内钉系统不同，最新髓内系统的钉壁充满整个髓腔。这类髓内钉更适合于骨质较差的患者，并发症少，骨折愈合满意，功能愈合良好。

弹性交锁髓内钉：这种弹性髓内钉可以顺行穿钉或逆行穿钉并静态锁定。穿钉时不剥离肩袖，避免损伤肱骨头的关节面。顺行穿钉的入钉点远离肩峰，位于肱骨干的外侧或前外侧。插入弹性髓内钉后，用克氏针锁定或用螺钉在近端或远端锁定。这种方法避免了经结节穿钉所致的肩部并发症。但是，对髓腔直径不超过 8 mm 的患者，应慎用这种髓内钉。

对于接骨板和髓内钉固定孰优孰劣的争论一直存在。两者均有有力的支持证据，但每种方法均有一定的并发症。顺行穿钉时，肩部疼痛及功能障碍的发生率较高。经后方入路接骨板固定后，肘部疼痛及僵硬的发生率较高。

（三）血管损伤

肱骨干骨折合并血管损伤是一种紧急情况，需积极地予以及时、恰当处理。在急诊中遇到肢体远端有缺血表现，如皮温低、甲床充盈欠佳、桡动脉搏动减弱或消失，应考虑到有肱动脉损伤的可能。

血管造影对判断损伤的有无和损伤的水平有较大的参考价值,但在急诊情况下,并非每所医院都具备此种检查条件,因而不必完全依靠该项检查结果。与桡神经损伤不同,对肱动脉损伤的处理应当非常积极,一旦怀疑有血管损伤,就应做好手术探查的各方面准备。动脉修复前先行骨折内固定,动脉损伤修复的办法应根据损伤的部位和类型,动脉壁裂伤短而洁净的可直接吻合;断端有挫伤、参差不齐者,则需修整、部分切除后再行吻合。吻合时血管张力不应过高,否则应行自体静脉或人造血管移植。

对于动脉损伤后呈现痉挛状态而无阻塞和裂伤者,可行动脉周围普鲁卡因浸润,以解除动脉痉挛。有些病例也可行星状神经节封闭,对于痉挛持续存在者,应行手术探查。

(四)迟延愈合与不愈合

肱骨干骨折迟延愈合或不愈合的发生率相对较高,仅次于胫骨,原因主要是局部因素,但全身性因素也应在考虑之列:如肾功能衰竭、糖尿病、贫血、严重营养不良、甲状旁腺功能亢进等疾患以及某些药物如抗凝、抗癫痫、非甾体类抗炎止痛药、四环素、氟化物等药物可影响骨折的愈合;维生素 D 缺乏可影响钙盐沉积。影响骨折愈合的局部因素包括:

1. 骨折位置

肱骨干骨折发生部位以中段为最多,又以中下 1/3 骨折不愈合率为更高。由于肱骨干中段骨折,尤其是中下 1/3 交界处的骨折易于招致滋养动脉的损伤。肱骨干的主要动脉大多数只有一支,直接由肱动脉分出,通常在肱骨中下 1/3 交界处或中点附近的前内侧进入骨内,并在骨皮质内下行,并发出分支。该滋养动脉的损伤直接影响骨折断端的血运,易于导致迟延愈合与不愈合。

2. 粉碎性骨折

例如高能量的 B3、C1、C2、C3 骨折,属比较严重的粉碎骨折,较 A 型骨折更容易发生迟延愈合和不愈合。

3. 开放性骨折

开放性骨折多为直接暴力致伤,软组织损伤严重,局部血运差,骨折类型也多为粉碎性,固定难度较大,而且开放的伤口容易发生感染,易于发生骨折不愈合。

4. 手术治疗的干扰

内固定治疗可以达到解剖复位,正确使用可以缩短愈合时间并减少邻近关节僵硬。但手术本身也可以增加软组织损伤,骨膜的剥离使本来就已缺血的骨端又失去了从骨膜来的部分血运。尤其是那种为获得较好的显露而过于广泛剥离骨膜和周围的软组织。应当强调手术的操作质量,尽量减少不必要的显露,除骨断端

2～3 cm 范围内。其他部分只要推开骨干周径的 1/2 即可,钢板固定钻骨孔时对侧的保护可通过限制钻头的长度来完成(在钻对侧骨皮质时导钻上方仅留下0.5 cm 的余量),不必在对侧放置一金属物,以减少组织的剥离。尽可能不要使粉碎性骨折块完全游离,保留一定的血供。

5.缺乏可靠的固定措施

从理论上讲,只要有可靠的固定措施,绝大多数骨折都能愈合。由临床实际情况看,多数骨折不愈合或迟延愈合都能够找到医源性的原因。内固定方面:使用的内固定器材不当,如将 Rush 针作为髓内针使用,而未附加其他固定措施,造成骨断端分离;使用四孔钢板甚至较薄的葫芦形钢板固定强度不够,出现松动、弯曲、断裂;内固定手术质量不高、骨折复位欠佳,出现较大的缝隙或较严重的粉碎性骨折未能一期植骨。国内有学者统计,肱骨干骨折手术后发生迟延愈合或不愈合的病例中,有 50% 以上属技术性原因,包括使用的钢板、螺钉不当和骨折复位质量不高。外固定方面:小夹板或石膏固定期间未能适时地加以调整,骨断端之间没能达到骨愈合所需的稳定状态,如使用悬垂石膏固定,当骨折短缩已经克服已达到纤维性连接时,没有及时更换为 U 形或 O 形石膏。

6.伤口感染

感染可增加骨折端的坏死,延长了局部充血的时间并一直持续到感染被控制时方停止。因此骨断端的坏死吸收更加明显,形成断端之间的缺损,血管再生和重建血运的爬行替代过程延长,骨痂的形成和转化过程也相应受到影响,骨折愈合时被迟延,最终导致不愈合。感染的病例不必急于对骨折不愈合进行手术,应先处理感染,包括引流、清创、局部灌洗、合理应用抗生素(全身和局部),有条件的可试用抗生素珠链。待伤口愈合 3～6 个月后再通过植骨加内固定或外固定架治疗不愈合。

影响肱骨干骨折不愈合的因素很多,其中手术治疗中的粗暴操作和内固定质量不佳是影响不愈合的重要因素。因此应强调严格掌握手术指征,在条件不具备或缺乏必要的手术经验情况下,不要滥用手术治疗。倘若需手术处理,应注意尽量减少骨膜剥离和损伤骨营养动脉的可能。严格选择内固定物,正确使用,保证达到坚强固定、骨折断端之间无异常活动,有条件的可选用带锁髓内针、有限接触动力加压钢板(LC-DCP)或外固定架。如为粉碎性骨折。可在一期植足量的自体松质骨,以增加骨折端之间的接触面积,并可通过松质骨块内的骨髓细胞成分刺激成骨。

(五)晚期并发症

1.关节僵硬

同其他部位的骨折一样,长期的制动可造成邻近关节的活动受限。主要是肘关节和肩关节,尤其是采用保守治疗的中老年患者。因此在选择治疗方案时就应考虑发生此种情况的可能。治疗过程期间尽可能缩短肩肘关节的制动时还应向患者强调功能锻炼的重要性,以减少关节活动障碍的程度和持续的时间。

2.骨化性肌炎

骨化性肌炎的确切病因并不十分清楚,一旦发生很难处理。下列几点被认为是有关因素:伤后局部血肿、骨膜剥离或破裂及年龄(儿童发生的可能性较小)。与肘关节损伤相比,肱骨干骨折后骨化性肌炎的发生率相对较低。骨化性肌炎重在预防,治疗中注意避免反复多次的粗暴手法复位,关节功能锻炼时禁忌粗暴的被动屈伸肘关节。

第六节　肘关节骨折与脱位

一、肘关节骨折

(一)肱骨髁上骨折

肱骨髁上骨折常发生于 5～12 岁儿童,占儿童肘部骨折中的 50%～60%。骨折后预后较好,但容易合并血管神经损伤及肘内翻畸形,诊治时应注意。

1.致伤机制和骨折类型

(1)伸展型:占肱骨髁上骨折的 95%。跌倒时肘关节呈半屈状手掌着地,间接暴力作用于肘关节,引起肱骨髁上部骨折,骨折近侧端向前下移位,远折端向后上移位,骨折线由后上方至前下方,严重时可压迫或损伤正中神经和肱动脉。按骨折的侧方移位情况,又可分为伸展尺偏型和伸展桡偏型骨折;其中伸展尺偏型骨折易引起肘内翻畸形,可高达 74%。

(2)屈曲型:约占肱骨髁上骨折的 5%。由于跌倒时肘关节屈曲,肘后着地所致,骨折远侧段向前移位,近侧段向后移位,骨折线从前上方斜向后下方。

2.临床表现及诊断

肘关节肿胀、压痛、功能障碍,有向后突出及半屈位畸形,与肘关节后脱位相似,但可从骨擦音、反常活动、触及骨折端及正常的肘后三角等体征与脱位鉴别。检查患者应注意有无合并神经血管损伤。约 15% 的患者合并神经损伤,其中以正中神经最常见。应特别注意有无血运障碍,血管损伤大多是损伤或压迫后发生血管痉挛。血管损伤的早期症状为剧痛、桡动脉搏动消失、皮肤苍白、麻木及感觉异常等 5"P"征,若处理不及时,可发生前臂肌肉缺血性坏死,致晚期缺血性肌挛缩,造成严重残疾。

3.治疗

(1)手法复位外固定:绝大部分肱骨髁上骨折手法复位均可成功,据统计达90%以上。手法复位应有良好麻醉,力争伤后4~6 h进行早期手法复位,以免肿胀严重,甚至发生水泡。复位时对桡侧移位可不必完全复位,对尺侧方向的移位不要矫枉过正,以避免发生肘内翻畸形。二次手法复位不成功者则改行开放复位,因反复多次手法复位可加重损伤和出血,诱发骨化性肌炎。伸直型骨折复位后用小夹板或石膏固定患肢于90°屈肘功能位4~6周;屈曲型则固定于肘关节伸直位。

(2)骨牵引复位:适用于骨折时间较久、软组织肿胀严重或有水泡形成,不能进行手法复位或不稳定性骨折患者。采用上肢悬吊牵引,牵引重量1~3 kg,牵引5~7 d后再手法复位,必要时可牵引2周。

(3)手术治疗

①血管损伤探查:合并血管损伤必须早期探查。探查的指征是骨折复位解除压迫因素后仍有5"P"征。探查血管的同时可行骨折复位及内固定。

②经皮穿针固定:用于儿童不稳定型骨折,可从内外上髁分别穿入克氏针或肘外侧钻入2枚克氏针固定。

③开放复位内固定:适用于手法复位失败者。儿童用克氏针固定,成人用钢板螺钉内固定。

(4)肱骨髁上骨折并发症

①神经损伤:以桡神经最为多见,其次为正中神经和尺神经,掌侧骨间神经损伤症状易被忽视。

②肱动脉损伤:由骨折断端刺伤所致,严重者可致完全断裂。典型的有5"P"征。可发生前臂肌肉缺血性坏死,至晚期缺血性肌挛缩,最严重的会发生坏疽而截肢。确诊有血管损伤,必须立即行血管探查术。血管连续性存在但表现为痉挛者,可行星状神经节阻滞,也可局部应用罂粟碱或局麻药解除痉挛;若上述处理无效或血管断裂,切除损伤节段行静脉移植术,恢复肢体远端血供。若存在前臂骨筋膜间室综合征,必须行前臂筋膜间室切开减压术。

③前臂骨筋膜间室综合征:发生于儿童肱骨髁上者多因肱动脉损伤、血管痉挛或破裂,也有部分为前臂严重肿胀时不适当的外固定引起前臂骨筋膜间室压力升高所致。临床上必须予以高度重视,处理不当可形成前臂缺血性肌挛缩(Volkmann缺血性挛缩)。除5"P"征外,前臂骨筋膜间室压力测压大于30 mmHg(1 mmHg=0.133 kPa)可作为诊断依据。一旦确诊,必须行前臂筋膜间室切开减压术,同时探查修复肱动脉,部分病例需掌侧和背侧两处减压。对筋膜间室切开减压术,须牢记"宁可操之过早,不可失之过晚"。对于肿胀重、移位明显的肱骨髁上骨折,上肢过头悬吊牵引是最好的预防方法。

④肘关节畸形:可出现肘内翻及肘外翻,并以内翻常见。畸形原因为复位不良导致骨折远端成角和旋转,并非骨骺因素。可行肱骨髁上截骨矫正。

⑤骨化性肌炎:多为粗暴复位和手术所致。

(二)肱骨髁间骨折

肱骨髁间骨折是青壮年严重的肘部损伤之一。但50~60岁的伤者也时常可见。由于损伤程度的差异以及所采用的治疗措施是否合宜,其最终结果往往显出有很大的不同。无移位的髁间骨折不须特殊处理,但必须保持骨折的稳定,经适当时间的制动及功能练习后,肘关节的屈伸活动多可恢复。错位型的肱骨髁间骨折,多有骨折块的旋转及关节面的严重损伤,对这种类型骨折的治疗,各家意见颇不一致。非手术疗法往往不能得到满意的骨折复位。在某些病例中,手术疗法可得到理想的骨折对位,功能恢复良好,但必须具备一定的条件。究竟采用什么方式治疗这种骨折最好,取决于伤者的情况及医疗条件。

1.骨折类型

导致肱骨髁间骨折的外力是相当复杂的,故骨折的类型也是多种多样的。既往曾将骨折分为屈曲型及伸展型,但这种骨折的分型与治疗方法的选择并无明显的关系。有学者也提出了一种分类方法(AO分类),主要是根据骨折是否涉及髁上部位及骨折的粉碎程度进行区分,具体方法是将肱骨远端骨折分为A、B、C三型,其中C型为肱骨髁间骨折:C1型为"T"形骨折伴移位;C2型为干骺端粉碎,髁间为简单骨折;C3型为干骺端与髁间粉碎。

临床上一般根据骨折移位程度,特别是关节内骨折的移位程度预测预后。影响功能恢复的最重要因素是关节内骨折的移位和粉碎程度,若关节内骨折畸形愈合或不愈合,则临床疗效很差。髁上部位的骨折也是一个问题,一旦骨折获得愈合,有某种程度的移位或成角畸形也可以接受。根据骨折的移位情况而将其分为4型:Ⅰ型骨折无分离及错位;Ⅱ型骨折有骨折块的轻度分离;Ⅲ型骨折时,内髁及外髁均有旋转移位;Ⅳ型骨折时关节面有严重破坏。这种分类法对治疗方式的选择提供了一定的依据。但其对错位型骨折的描述并不十分详尽。从现有的临床资料观察,虽然骨折的形状很复杂,但还是有一定的规律性。根据外力的作用方向、骨折的移位情况及形状,可将错位型肱骨髁间骨折分为伸直内翻型和屈曲内翻型两大类骨折。

(1)伸直内翻型:肘伸直位受伤,伴有明显的肘内翻应力作用,骨折块向尺侧及后方移位,依损伤程度而将其分为3度。

①Ⅰ度骨折:外力沿尺骨传导到肘部,尺骨鹰嘴半月切迹就像一个楔子嵌入肱骨滑车而将肱骨髁劈裂。内翻应力仅只将骨折远段及前臂移向尺侧。髁间的骨折

线偏向内侧并向内上方延续。内上髁及其上方的骨质完整。

②Ⅱ度骨折:也是伸直内翻应力致伤。但内翻应力较Ⅰ度损伤时大,致使在内上髁上方有一个蝶形三角骨折片,但它并未完全分离,其骨膜仍与肱骨下端内侧骨膜相连。它的存在不利于骨折复位后的稳定。

③Ⅲ度骨折:内翻应力较Ⅰ度及Ⅱ度时更大,内侧的三角形骨折片已完全分离。即使将其复位也难于维持其稳定。肘内侧结构的缺陷而极易导致骨折段向内倾斜,是导致晚期发生肘内翻的一个因素。

(2)屈曲内翻型:肘关节在屈曲位受伤,同时伴有肘内翻应力,骨折块向尺侧及肘前方移位,依据损伤程度也将其分为3度:

①Ⅰ度骨折:有两种不同的表现。一种为肘在屈曲位受伤,尺骨鹰嘴从后向前将肱骨髁劈裂,同时屈曲应力致使在髁上部又发生骨折。其特点为肱骨髁关节面较完整,髁上部骨折线较高且呈横断状,是典型的 T 形骨折表现。另一种为屈曲及内翻应力共同致伤者,骨折形状类似于伸直内翻型的Ⅰ度骨折,但骨折块移向肘前方。

②Ⅱ度骨折:也是屈曲及内翻应力共同致伤者,其表现和伸直内翻型的Ⅱ度类似,但骨折块也是向肘前方移位。

③Ⅲ度骨折:致伤外力与前者相同,与伸直内翻型Ⅲ度骨折类似,但内侧三角形骨折片的形状不如伸直型的典型,骨折块也是处在肘前内侧。绝大部分的肱骨髁间骨折都可纳入这两种类型的损伤之中。但因致伤外力的复杂性,尤其是还有直接外力致伤者,故骨折的类型可能很特殊,但这仅是很少一部分。

2.治疗方法及适应证

肱骨髁间骨折的治疗方法很多,而要得到优良的结果,其关键在于掌握好各种方法的适应证及正确的操作技术。

(1)闭合复位外固定:适用于内、外髁较为完整及轻度分离而无明显旋转者。在良好的麻醉下,在上臂及前臂行牵引及反牵引,待肱骨下端与髁的重叠牵开后,再从肘的内及外侧同时向中间挤压两髁,此时内外髁的分离及轻度旋转即可矫正,透视后如果复位满意即可用长臂石膏前后托制动,2 周后再更换一次石膏,肘部的屈曲程度不能单纯依靠是屈曲型还是伸直型而定,更要在透视时观察在何种位置最稳定。制动时间为 4～5 周,去除制动后再逐渐练习肘关节的屈伸活动。至于无移位的骨折则仅只维持住骨折不再移位即可,可用石膏托或小夹板制动 4 周。

(2)切开复位内固定:在医疗设备条件及技术条件都具备的情况下,对有移位的肱骨髁间骨折行切开复位内固定手术可得到满意的结果。切开复位内固定的目的,是使肱骨远端关节面及鹰嘴窝获得良好的解剖学复位及坚强的固定,同时尽量减少对软组织的损伤,使肘关节在术后尽早进行主动活动。所以对于大部分 C 型骨折,推荐使用经鹰嘴截骨入路,显露充分,软组织损伤小,解剖复位、巾钳或克氏针临时固定后,采用垂直放置架双钢板(推荐解剖型钢板)固定双柱,其中外侧柱尤其重要,一般首先固定。1～2枚拉力螺钉穿过滑车旋转轴(最好通过钢板钉孔)。使得内外侧柱和滑车形成一稳固的三角形结构。其他类型的骨折根据三角形结构的破坏情况可适当简化。关节面游离骨片必须逐一复位,赫伯氏骨钉(Herbert钉)或可吸收软骨钉逐一固定,注意固定物不得影响鹰嘴窝。注意保护尺神经,往往需要游离前置。一般不推荐做内固定取出,除非有松动或有刺激症状。如患者拒绝鹰嘴截骨,三头肌腱膜瓣入路也可以采用,但术后不能尽早主动活动。三头肌双侧边缘入路不能充分显露滑车关节面,仅适用于简单骨折(如Y形骨折)。损伤的肌腱或韧带附加点需一并重建,尤其是外上髁部位。

(3)尺骨鹰嘴牵引加闭合复位:伤后未能及时就诊或经闭合复位而未成功者,肘部肿胀严重,皮肤起水泡等,此种情况不宜再次手法复位及应用外固定,可行床边尺骨鹰嘴牵引,待肱骨髁和骨折近端的重叠牵开后,再做两髁的手法闭合复位。其后可用夹板或大的巾钳夹持住内及外髁以维持复位。待3～4周后去除牵引再逐渐练习关节的屈伸活动。

(4)切开复位内固定术的并发症:应当指出,切开复位内固定后所发生的并发症大多数和手术操作不当有关。有些是可以避免的,而随着操作技巧的不断熟练,并发症的发生应该是越来越少的。

①手术后感染:是开放复位内固定后最严重的并发症,特别是感染已波及关节内时。表浅的感染对预后无明显影响。感染的原因是多方面的,但和手术操作困难及时间过长等关系较大。因有内固定物的存在,故感染不易控制,伤口经久不愈,有时须将内固定物取出并彻底清创,伤口方可渐愈。

②骨折不愈合:开放复位内固定需要良好的切口显露。因此,切口长、组织剥离广泛,内、外髁附着的软组织有时也要做范围较大的剥离。这对骨折块的血运会有进一步的影响。但实际上很少会发生骨折不愈合,而不愈合的发生往往和内固定达不到要求有关,如骨折复位欠佳而遗有较大的骨折缝隙或固定不甚牢固而又做了早期关节活动以及感染等。

③肘内翻畸形:无论用开放复位还是闭合复位治疗此种骨折,都易发生肘内翻,特别是在Ⅲ度骨折中。闭合复位后内侧潜在的不稳定在骨折愈合过程中就会逐渐显示出其作用,而导致携物角减小甚或明显的内翻畸形。在开放复位时,由于三角形骨折片较小而固定困难,在复位及固定过程中就可能使携物角减小。加之固定又不甚牢固,在术后行关节功能练习时即可导致进一步的移位而发生明显的肘内翻畸形。

④关节周围异位骨化:复位内固定虽然需要广泛的组织剥离,但很少发生关节

周围的异位骨化而导致功能障碍者。如果手术拖延至伤后 2～3 周进行,则很易发生骨化而引起功能恢复不良。粗暴的被动康复活动是引起异位骨化的原因之一。国外文献报道的异位骨化发生率似可高于国内。吲哚美辛有一定的预防效果。

3.陈旧损伤的治疗

有旋转移位的肱骨髁间骨折早期未能得到及时治疗,晚期可导致肘关节面的完全紊乱及关节僵硬和肘内翻畸形等。特别是前者,应该给予适当的治疗以使其功能有所改善,常用方法如下:

(1)切开复位内固定:青壮年患者,伤后时间在 2～3 个月以内,骨折块较大,肘关节僵直在非功能位(特别是在伸直位),此时应行开放复位内固定,至少可使其肘由非功能位变为功能位,同时又可得到一个稳定的关节,如再能恢复数 100 的关节活动,基本上即可满足工作及生活的需要。

(2)肘关节融合术:对于创伤性关节炎,顽固疼痛或关节僵直在伸肘位者可行功能位关节融合术。一般仅适合于对活动度和外观要求不高而对力量有要求的体力劳动者。

(3)肘内翻矫正术:有些病例,虽然关节面紊乱很严重,但仍可保留有相当范围的关节活动。但由于肢体姿势的影响以及内髁骨折块的移位,往往可引起肘内翻畸形。畸形过大时可行外翻截骨矫正术。

(4)全肘关节置换术:肱骨髁间骨折属于复杂的关节内骨折之一,近年来提倡通过切开复位内固定和早期的功能锻炼进行治疗,但对年龄较大、骨质疏松明显、难以复位和固定的患者,切开复位内固定的效果并不像年轻患者那样满意,年龄越大,内固定疗效越差。全肘关节置换术在国外已成为治疗肱骨远端难治性骨折的成熟技术,尤其是半限制型骨水泥型全肘关节假体(Coonrad Morrey 假体)。该技术也可用于治疗肱骨远端骨不连。有学者首先提倡应用肘关节置换术治疗新鲜骨质疏松的肱骨髁间骨折。此后也有学者相继报道了其良好疗效。肘关节置换技术在国内开展较晚,即使是应用于类风湿关节炎,积累的病例也不多。有专家提出全肘关节置换治疗肱骨远端骨折的适应证:年龄＞65 岁,基本上不做剧烈活动,骨质疏松明显,骨折粉碎难以复位和固定。符合上述标准的开放性骨折的分类(Gustilo)Ⅰ型开放骨折也可以行Ⅰ期肘关节置换。其禁忌证为:化脓性感染以及污染严重的 Gustilo Ⅱ、Ⅲ型开放骨折。但人工肘关节价格昂贵,手术技术要求高,主要并发症为假体松动、感染、假体旁骨折等。应根据患者病情来选择不同的治疗方式,以期达到良好的治疗效果。

(三)肱骨外髁骨折

肱骨外髁骨折是常见的儿童肘部骨折之一,约占儿童肘部骨折的 6.7%,其发生率仅次于肱骨髁上骨折,常见于 5～10 岁儿童。骨折块常包括外上髁、肱骨小头骨骺、部分滑车骨骺及干骺端骨质,属于骨端骨骺损伤的分类(Salter-Harris)骨骺损伤的第Ⅳ型。

1.致伤机制及分类

引起肱骨外髁骨折的暴力,与引起肱骨髁上骨折的暴力相似,再加上肘内翻暴力共同所致。根据骨折块移位程度,分为 4 型。

(1)Ⅰ型:外髁骨骺骨折无移位。

(2)Ⅱ型:骨折块向外后侧移位,但不旋转。

(3)Ⅲ型:骨折块向外侧移位,同时向后下翻转,严重时可翻转 90°～100°,但肱尺关节无变化。

(4)Ⅳ型:骨折块移位伴肘关节脱位。

2.临床表现及诊断

骨折后肘关节明显肿胀,以肘外侧明显,肘部疼痛,肘关节呈半屈状,有移位骨折可扪及骨折块活动感或骨擦感,肘后三角关系改变。

其 X 线片表现为成人可清楚显示骨折线,但对儿童可仅显示外髁骨化中心移位,必须加以注意,必要时可照对侧肘关节 X 线片对照。

3.治疗

肱骨外髁骨折属关节内骨折,治疗上要求解剖复位。

(1)手法复位:多数病例手法复位可获得成功。对Ⅰ型骨折,用石膏屈肘 90°位固定患肢 4 周。对Ⅱ型骨折,宜首选手法复位,复位时不能牵引,以防骨折块翻转;前臂旋前屈曲肘关节,用拇指将骨折块向内上方推按、复位。对Ⅲ型骨折可试行手法复位,不成功则改为开放复位。对Ⅳ型骨折则应先推压肱骨端复位肘关节脱位,一般骨折块也随之复位,但禁止牵引以防止骨折块旋转。

(2)撬拨复位:在透视条件下用克氏针撬拨骨折复位,术中可将肘关节置于微屈内翻位以利操作。此法操作简单,损伤小,但应熟悉解剖结构,避免损伤重要的血管神经。

(3)开放复位。适用于以下情况:

①严重的Ⅲ型骨折移位或旋转移位。

②肿胀明显的移位骨折,手法复位失败。

③某些陈旧性移位骨折。复位后儿童可用丝线或克氏针内固定,成人可用克氏针及螺钉固定,术后石膏托固定 3～4 周。

(四)肱骨外上髁骨折

肱骨外上髁骨折多发于成年男性患者,约占肱骨远端骨折的 7%。

1.致伤机制

多由于患者前臂过度旋前内收时跌倒,伸肌剧烈收缩而造成撕脱骨折。骨折片可仅有轻度移位或发生 60°～180°旋转移位。

2.临床表现及诊断

有跌倒外伤史;肘关节半屈位,伸肘活动受限;肱骨外上髁部肿胀、压痛;有时可扪及骨折块。结合 X 线片显示,不难诊断。

3.治疗

(1)手法复位:肘关节屈曲 60°～90°并旋后,挤压骨折片复位,术后石膏外固定 3 周。

(2)撬拨复位:适用于手法复位困难者或骨折后时间较长、手法复位困难者。

(3)开放复位:适用于上述方法复位失败和陈旧性骨折病例,复位后用克氏钢针内固定,术后长臂石膏托屈肘 90°固定 3～4 周。

(五)肱骨内髁骨折

肱骨内髁骨折,是指累及肱骨内髁包括肱骨滑车及内上髁的一种少见损伤,好发于儿童。

1.致伤机制及分类

多是间接暴力所致,摔倒后手掌着地,外力传到肘部,尺骨鹰嘴关节面与滑车撞击可导致骨折,而骨折块的移位与屈肌牵拉有关。由于肱骨内髁后方是尺神经,所以肱骨内髁骨折可引起尺神经损伤。

根据骨折块移位情况,可将骨折分为 3 型。

(1)Ⅰ型:骨折无移位,骨折线从内上髁上方斜向外下达滑车关节面。

(2)Ⅱ型:骨折块向尺侧移位。

(3)Ⅲ型:骨折块有明显旋转移位,最常见为冠状面上的旋转,有时可达 180°。

2.临床表现及诊断

肘关节疼痛,肿胀;压痛,以肘内侧明显;活动受限;肘关节呈半屈状;有时可触及骨折块。

X 线片对肱骨内髁骨折有诊断意义。但对儿童肱骨内髁骨化中心未出现前则较难由 X 线片辨别,必要时应拍健侧 X 线片对比。

3.治疗

(1)手法复位:一般手法复位可成功。复位后前臂旋前,屈肘 90°石膏外固定 3～5 周。

(2)开放复位。适用于以下情况:

①旋转移位的Ⅲ型骨折。

②手法复位失败的有移位骨折。

③肘部肿胀明显,手法复位困难的Ⅱ型骨折。

④有明显尺神经损伤者,复位后用克氏针交叉固定,尺神经前移至内上髁前方,术后石膏外固定4～5周。

(六)肱骨内上髁骨折

肱骨内上髁骨折仅次于肱骨髁上骨折和肱骨外髁骨折,发病率约为10%,占肘关节骨折的第三位。多见于儿童,因儿童内上髁属骨骺,故又称为肱骨内上髁骨骺撕脱骨折。

1.致伤机制及类型

跌倒时前臂过度外展,屈肌猛烈收缩将肱骨内上髁撕脱,骨折块被拉向前下方。与此同时,维持肘关节稳定的内侧副韧带丧失正常张力,使得内侧关节间隙被拉开或发生肘关节后脱位,撕脱的内上髁被夹在关节内侧或嵌入关节内。尺神经受到骨折块的牵拉和挤压,严重者甚至和骨折块一起嵌入关节,引起损伤。根据骨折块移位及肘关节的变化,可将骨折分为4型。

(1)Ⅰ型:肱骨内上髁骨折,轻度移位。

(2)Ⅱ型:撕脱的内上髁向下、向前旋转移位,可达关节水平。

(3)Ⅲ型:骨折块嵌于关节内。

(4)Ⅳ型:骨折块明显移位伴肘关节脱位,该型为内上髁最严重的损伤。

2.临床表现及诊断

该骨折易漏诊。肘关节内侧肿胀、疼痛,皮下淤血及局限性压痛,有时可触及骨折块,X线片检查可确定诊断,有时需与健侧片对比。合并肘关节脱位时,复位前后一定要仔细阅片,确定骨折块是嵌夹于关节间隙内。但对6岁以下儿童骨骺未出现,要靠临床检查才能诊断。合并尺神经损伤并非少见,必须仔细检查手部功能,以免漏诊。

3.治疗

(1)手法复位:无移位的肱骨内上髁骨折,不需特殊治疗,直接外固定;有移位的骨折,包括轻度旋转移位和Ⅳ型骨折,均宜首选手法复位;但复位后骨折对位不稳定,容易再移位,因此石膏外固定时,内上髁部要加压塑形,固定4～5周。合并肘关节脱位者,在肘关节复位时内上髁骨折块常可随之复位。骨折块嵌夹于关节内者,复位时肘外翻,紧张前臂屈肌可将骨折块拉出。

(2)开放复位。适用于:

①旋转移位的Ⅲ型骨折,估计手法复位难成功的。

②闭合复位失败。

③合并尺神经损伤者,对儿童肱骨内上髁骨骺,可用粗丝线缝合或细克氏针交叉固定,术后上肢功能位石膏外固定 4~6 周。

(七)肱骨小头骨折

肱骨小头骨折是少见的肘部损伤,占肘部骨折的 0.5%~1%。成人多发生单纯肱骨小头骨折,儿童则发生有部分外髁的肱骨小头骨折。易被误诊为肱骨外髁或外上髁骨折。

1.致伤机制及分型

间接暴力经桡骨传至肘部,桡骨头成锐角撞击肱骨小头造成骨折,所以桡骨头骨折病例均应考虑肱骨小头骨折的可能。可分为Ⅳ型。

(1)Ⅰ型:完全性骨折(Hahn-Steinthal 骨折),骨折块包括肱骨小头及部分滑车。

(2)Ⅱ型:单纯肱骨小头完全骨折(Kocher-Lorenz 骨折),有时因骨折片小而在 X 线片上很难发现。

(3)Ⅲ型:粉碎性骨折或肱骨小头与滑车均骨折且二者分离。

(4)Ⅳ型:肱骨小头关节软骨挫伤。

2.临床表现及诊断

肘关节外侧和肘窝部可明显肿胀和疼痛,肘关节活动受限。X 线片检查可确定诊断。

3.治疗

治疗上要求解剖复位。多数学者主张先试行闭合复位外固定。

(1)手法复位:牵引肘关节成完全伸直内翻位,术者用两拇指向下按压骨折片,常可复位。复位后用石膏固定肘关节于 90°屈曲位。

(2)开放复位内固定术:适用于骨折手法复位失败者。可采用肘前侧、外侧及肘后外侧手术入路,术中注意防止桡神经深支损伤。可用克氏针、可吸收螺钉、松质骨螺钉固定;选用中空微型螺钉固定时,螺钉头埋于软骨面下。

(3)肱骨小头骨折片切除:适用于骨折片小而游离,肱骨小头粉碎性骨折(Ⅲ型)及老年人肱骨小头移位的Ⅱ型骨折。

(八)肱骨远端全骨骺分离

肱骨远端全骨骺分离较少见,其临床特点与肱骨髁上骨折相似。由于幼儿肘部骨骺的骨化中心未出现之前发生骨骺分离,易与肱骨外髁骨折和肘关节脱位相混淆,而骨骺骨化中心出现后的全骨骺分离易诊断为经髁骨折,再加上骨骺的骨折线在 X 线片上不能显影,与肘部损伤时的 X 线片表现相似,所以极易误诊。治疗不当易引起肘关节畸形。

1.致伤机制

肱骨远端骨骺包括肱骨小头、滑车、内上髁及外上髁,其分离部位在肱骨远端骨骺线上,分离多属哈里斯(Salter-Hams)Ⅱ型骨骺损伤,多由间接暴力所致。损伤时肘关节伸直或微屈手掌着地,肘部承受强大的内旋、内翻与过伸应力,引起全骨骺分离。

2.临床表现及诊断

患肘肿胀,活动障碍。诊断主要依靠 X 线片检查。其典型表现为分离的肱骨远端骨骺连同尺骨、桡骨一并向后、内侧移位,而外髁骨骺与桡骨近端始终保持正常的对位关系。读 X 线片时应注意外髁骨骺与肱骨干及桡骨近端的对位关系,有无旋转移位以及肱骨干与尺桡骨长轴的对位关系,必要时可加拍对侧肘关节照片进行对比。

3.治疗

治疗原则为闭合复位外固定。

(1)手法复位:整复方法同肱骨髁上骨折。对尺侧方向移位必须完全矫正,以免发生肘内翻畸形。伤后肘部肿胀明显者,可复位后做尺骨鹰嘴骨牵引,3～5 d 肿胀消退后再固定,外固定采用屈肘 90°位石膏固定 2～3 周。

(2)开放复位:适用于手法复位失败的严重分离移位者。复位后用细克氏针内固定,术后屈肘 90°石膏固定 3 周。

(九)尺骨鹰嘴骨折

关节内尺骨鹰嘴骨折常由于摔倒时直接撞击肘后所致。关节外(撕脱)骨折的骨折块通常很小,常由间接创伤引起(比如摔倒时肱三头肌为对抗前臂屈曲异常收缩)。肘关节侧位 X 线片用于评估这些损伤。需要注意有无滑车压缩骨折或冠突骨折。

1.无移位骨折

"无移位"鹰嘴骨折为移位<2 mm,屈肘至 90°时仍稳定,肘关节的伸展活动尚可的骨折。非手术治疗这类骨折需仔细随访监测后续治疗过程中有无发生骨折移位。

2.有移位骨折

有移位的鹰嘴骨折一般要求手术治疗,除非患者不能耐受。移位的非粉碎性骨折一般采用钢丝张力带治疗,钢针最好穿透尺骨的前骨皮质,以减少钢针松动的风险。但要小心操作,避免损伤骨间前神经血管束,它毗邻于尺骨近端前侧。张力线应通过肱三头肌腱深面靠在鹰嘴皮质上,同时注意保护肘管内的尺神经。用张力带钢丝处理粉碎性、不稳定或累及冠突的骨折可能不够充分。鹰嘴骨折用张力带钢丝治疗最常见的并发症是克氏针从鹰嘴插入部位退出。这会刺激肱三头肌腱,迫使内固定物移除。撕脱骨折有时可以用粗的不可吸收缝线固定。鹰嘴粉碎性骨折,如果骨折块可容纳 2～3 枚螺钉,则可考虑使用钢板固定;如果骨折块不能被重建,则可考虑切除。钢板放置于外侧以减小疼痛和(或)内置物退出的风险,因为鹰嘴的内侧和后侧经常在前臂休息位时受压或承受重量。极少数情况下需要切除,将肱三头肌嵌入尺骨干骨松质中可为老年人提供足够的功能。文献表明,对于肘关节功能要求不高的患者,即使切除 2/3 的鹰嘴,仍可有良好的效果。然而,切除 25% 的鹰嘴突可降低 50% 的外翻负荷。因此,当骨折累及冠突或患者很年轻时,若存在肘部前方软组织损伤,切除手术是禁忌。切除后,肱三头肌应适当提前,使得肌腱与滑车切迹的关节面相匹配。尺骨鹰嘴骨折稳定内固定术后应即刻或早期活动以获得良好的功能。切除后,肱三头肌在尺骨近端止点处的修复是必要的。术中需对修复的稳定性进行评估以便于指导术后康复。

(十)尺骨冠状突骨折

尺骨冠状突主要的作用是稳定肘关节,阻止尺骨后脱位,防止肘关节过度屈曲。冠状突骨折可单独发生,也可并发肘关节后脱位,骨折后易发生移位。

1.致伤机制及分类

该骨折多为间接暴力所致。可分为 3 型:

(1)Ⅰ型:撕脱骨折。

(2)Ⅱ型:骨折块小于关节面 50%。

(3)Ⅲ型:骨折块大于关节面 50%。

2.临床表现

肘关节肿胀;疼痛、活动受限。X 线片检查能确定诊断。

3.治疗包括

(1)保守治疗:多数冠状突骨折仅为小片骨折(Ⅰ型),和无移位的骨折一样,仅需屈肘位 90°石膏外固定 5～7 d 后,即改用前臂悬吊 2 周,同时开始主动肘关节功能锻炼;对分离较明显或Ⅱ型骨折,可试行手法复位。也有学者主张牵引。

(2)手术治疗:对Ⅲ型骨折可行开放复位内固定;对骨折片分离大、骨折块游离于关节腔的,也可考虑手术切除骨折块。

(十一)桡骨头骨折

桡骨头骨折多见于青壮年,发病率较高,治疗不及时可造成前臂旋转功能障碍。

1.致伤机制及类型

跌倒时肩关节外展,肘关节伸直并外翻,桡骨头撞击肱骨小头,引起桡骨头颈部骨折;这种骨折常合并肱骨小头骨折或肘内侧损伤。山于桡骨头与其颈干不在一直线上,而是偏向桡侧,故外伤时桡骨头外 1/3 易骨折。按梅森(Mason)和约翰斯顿(Johnston)分类法可分为 4 型。

(1)Ⅰ型:骨折无移位。

(2)Ⅱ型:骨折有分离移位。

(3)Ⅲ型:粉碎性骨折。

(4)Ⅳ型:合并肘关节脱位。

2.临床表现及诊断

肘关节外侧肿胀,压痛,肘关节屈、伸及旋转活动受限,旋后功能受限更加明显。X 线片可明确损伤的类型和移位程度,必要时可加拍对侧肘关节 X 线片对比。

3.治疗

(1)保守治疗:对Ⅰ型、Ⅲ型骨折无移位者,用石膏固定肘关节于功能位;对Ⅱ型骨折,则采用手法复位,牵引后前臂旋前内翻,挤压桡骨头骨折复位,复位后石膏外固定 3～4 周。

(2)手术治疗:包括以下 3 种术式。

①开放复位:适用于关节面损伤较轻,估计复位后仍可保持良好功能的Ⅱ、Ⅲ型骨折,可用微型螺钉、微型钢板及克氏针等行内固定,也可在肘关节镜下行骨折内固定术。采用微型螺钉内固定时,螺钉头必须埋于环状关节软骨面下,以免影响上尺桡关节旋转。微型钢板应置于桡骨头的前外 1/3 安全区内,安全区为桡骨头环状关节面上约 1/3(不参与关节构成的区域),简单的临床定位为桡骨头上相当于桡骨茎突与腕背部可触及桡骨背侧结节(Lister 结节)间的部分,在该处放置钢板可避免前臂旋转时撞击尺骨关节面,致关节疼痛及旋转受限。

②桡骨头切除:适用于Ⅱ型骨折超过关节面 1/3,对合不良,Ⅲ型骨折分离移位,合并肱骨小头关节面损伤及陈旧性骨折影响功能者。切除范围为桡骨头颈 1～1.5 cm。但对儿童则不宜行桡骨头切除。由于其有下尺桡关节半脱位、肘外翻、骨化性肌炎、创伤性关节炎等诸多并发症,已基本被内固定重建术和人工桡骨头置换术所取代。

③人工桡骨头置换术:适用于无法进行内固定重建的Ⅲ型、Ⅳ型骨折,内固定失败,合并有肘内侧损伤或尺骨上端骨折者,因为行人工桡骨头置换可保证肘关节的稳定性,有利于关节功能恢复。

(十二)桡骨头骨骺分离

桡骨头骨骺分离在儿童肘部骨关节损伤中常见。

1.致伤机制及类型

桡骨头骨骺分离的致伤机制与桡骨头骨折相似。多属骺板损伤(Salter-

Harris)Ⅱ型和Ⅰ型损伤。可分为 4 型。

(1)Ⅰ型:歪戴帽型,约占 50%。

(2)Ⅱ型:压缩型。

(3)Ⅲ型:碎裂型。

(4)Ⅳ型:压缩骨折型。

2.临床表现及诊断

凡肘部受伤后出现肘外侧肿胀、疼痛、压痛及功能障碍者,均应行 X 线片检查以明确诊断。

3.治疗

(1)手法复位:多数病例效果良好,伸肘旋前、内翻肘关节,按压桡骨头可复位,复位后屈肘 90°石膏外固定 3 周。

(2)撬拨复位:适用于手法复位无效的歪戴帽压缩骨折且分离者。

(3)开放复位:适用于上述方法复位不满意者,一般复位后不需钢针固定,仅陈旧性骨折复位后要克氏针内固定,以免术后移位。

骨骺融合前的桡骨头骨骺分离不宜切除桡骨头,否则可明显影响前臂发育。

二、肘关节脱位

肘关节脱位是肘部常见损伤,多发于青少年,常合并其他损伤,在诊治中应提高警惕,防止漏诊漏治。

(一)损伤机制及分类

肘关节脱位多由间接暴力引起,常发生在坠落时上肢外展着地时,是由剪切力造成的。大多数脱位为后脱位。近尺桡关节向后移位时造成桡骨头骨折、桡骨颈骨折和(或)尺骨喙突骨折,外翻的应力还可造成肱骨内上髁的撕脱骨折。

肘关节脱位分类如下:

1.肘关节后脱位

最常见的一型,表现为尺骨鹰嘴向后移位,肱骨远端向前移位的肘关节脱位。

2.肘关节前脱位

较少见的一型,常合并尺骨鹰嘴骨折,表现为尺骨鹰嘴骨折和尺骨近端向前移位。

3.肘关节侧位脱位

常见于青少年,暴力致肘关节侧副韧带和关节囊撕裂,肱骨远端向尺侧或桡侧移位,常伴内或外上髁撕脱骨折。

4.肘关节分裂脱位

极少见的一型,表现为尺骨鹰嘴向后脱位,而桡骨小头向前移位,肱骨远端便嵌插在二骨端之间。

(二)临床表现及诊断

明确外伤史,肘关节肿胀,肘关节呈半屈曲状,伸屈功能障碍,肘后三角形骨性标志紊乱。如为肘关节后脱位,尺骨鹰嘴向后明显突出,肘关节后方空虚。如为肘关节侧方脱位,肘关节呈内或外翻畸形。X线片可以明确诊断。需注意仔细检查上肢的神经、血管功能。

(三)治疗

1.手法复位

新鲜肘关节脱位或合并骨折的脱位主要治疗方法为手法复位,石膏托固定3周。麻醉下取坐位进行牵引与反牵引,将肘关节屈曲60°～90°,并可稍加旋前,常有复位感。合并骨折时,先复位关节,再复位骨折。超过3周的陈旧性脱位亦可试行手法复位,固定时肘关节要＜90°。

2.手术治疗

(1)适应证:①闭合复位失败或不宜进行闭合复位。②合并骨折时,关节复位后骨折不能复位。③陈旧性脱位,不宜进行手法复位者。④某些习惯性肘关节脱位。

(2)开放复位:取肘关节后侧入路,保护尺神经,为防止再脱位,用一枚克氏针固定肘关节1～2周。

(3)关节形成术:适用于肘关节陈旧性脱位、软骨面已经破坏或肘关节已强直者。

3.复杂性肘关节骨折脱位及其治疗

(1)肘关节脱位合并桡骨小头或肱骨小头骨折:手法复位肘关节,如果桡骨小头骨折无移位或复位成功,上肢石膏固定3周。如果桡骨小头粉碎骨折或复位失败,则手术切除桡骨小头。

(2)肘关节脱位合并桡骨干骨折:手法复位效果较满意。肘关节复位后,如果桡骨干骨折再经手法复位成功,则上肢石膏固定4～6周。如果桡骨干骨折复位失败,则手术复位内固定。

(3)肘关节脱位合并肱骨外髁、桡骨颈骨折:采用手法复位,如果肱骨外髁外翻90°,则不能用牵引方法复位肘关节;如果肱骨外髁、桡骨颈骨折复位成功,则上肢石膏固定4～6周;如果肱骨外髁、桡骨颈骨折复位失败,则采用手术复位。

(4)肘关节侧方脱位合并肱骨外髁骨折:如果肱骨外髁无外翻,应手法复位,避免牵引,将肘关节稍屈曲并稍内翻,用鱼际推按尺桡骨近端及外髁骨折块即可复位。如果外髁骨折块未复位,再试用手法复位。如果肱骨外髁复位失败,则采用手术复位。

（5）肘关节脱位合并上尺桡关节分离及肱骨外髁骨折；该损伤较复杂，可行手法复位。

（6）肘关节伸展性半脱位：该损伤少见，因此易于误诊和漏诊。有跌倒手掌着地外伤史，肘关节疼痛、肿胀，肘关节呈超伸展位僵直，不能屈曲活动，伸屈功能障碍 X 线可以发现肱骨滑车向掌侧明显突出并外旋，尺骨明显后伸，尺骨、肱骨干呈$-20°\sim35°$角，鹰嘴关节面离开了与滑车关节面的正常对合关系。牵引下屈曲肘关节即可复位，上肢石膏固定 3 周。

三、肘关节损伤的并发症

（一）神经血管损伤

单一或复合正中神经、尺神经、桡神经、骨间前神经、背神经和肱动脉损伤可能由初始的创伤导致，少数是由医源性损伤所致。骨间后神经（PIN）位于桡骨颈附近，桡骨近端脱位的牵拉可致其损伤，孟氏骨折也可发生。医源性损伤 PIN 的风险性也很高，特别是在放置钢板和桡骨颈骨折时。肘关节创伤后的尺神经病变很常见，尤其是牵引性神经病变和骨折碎片所致的尺神经损伤。由于瘢痕组织的发生，晚期神经病变发生于肘管内。关于肱骨骨折切开复位内固定术中预防性尺神经转位一直存在争议。如果存在硬物卡压风险，则需要将神经转位至皮下。

正如其他骨骼肌系统损伤，神经、血管损伤依赖于损伤机制和组织所承受的力。由于直接钝挫伤或低速枪弹冲击伤，尺神经、桡神经和骨间后神经通常出现神经失用和偶尔的轴索损伤。虽然正中神经和骨间前神经也常遭受此损伤，这两个神经伴行肱动脉，同时由于正中神经和骨间前神经位于动脉正中间位置，其分支比较容易受到损伤。较高应力损伤的肱骨远端和尺骨近端的骨折碎片能够刺破周围组织，特别是向后侧骨折及脱位和孟氏骨折。因为后者骨折通常需要手术治疗，所以需要术中检查和外科手术治疗。

（二）创伤后僵直

活动度丢失是肘部损伤的常见后遗症。简单的肘部脱白经常导致 15°的伸直角度损失。复杂的肘关节脱位（合并骨折）引起运动损失则更为多见。受伤超过 6 个月后伸直很少有明显改善。除非允许早期运动，关节纤维化发生频繁，尤其是涉及前关节囊损伤的患者。

如果超过 6 个月，损伤或活动改善均已达到了一个平台期，并且肘关节伸直达不到 35°或屈曲不能超过 100°，则应考虑手术松解。已有报道显示开放手术（内侧入路、外侧入路或联合入路）和关节镜下松解均取得了良好的疗效。对于轻微的创伤(如单纯桡骨小头骨折)后僵直,关节镜下松解可获得很好的效果。开放手术时,MCL 和 LCL 应被保留。外侧松解时损伤 LCL 引起有症状的肘关节不稳定已见诸报道。

创伤后骨折畸形愈合或不愈合的患者出现的挛缩,松解则相当困难,效果往往不佳。因此,恢复骨性解剖结构与固定以达到骨愈合应优先于脆弱固定情况下的早期运动。

(三)异位骨化

按发生频率,异位骨化涉及后外侧关节、前关节(或肌肉)及副韧带。手术和非手术治疗肘关节损伤引起异位骨化的风险相似。损伤日益加重、脱位延迟复位、强迫被动运动、中枢神经系统损伤,在最初的几周内重复手术以及烧伤都与异位骨化发生的风险增加相关。早期运动,非类固醇消炎药(疗效记录是关于髋关节而不是肘关节)和术后放射治疗(可高达 1 000 cGy,但肘部皮下神经炎的风险增加)可减少异位骨化的发生率。异位骨(骨皮质和骨小梁形成)的影像学成熟是预测切除后复发的可接受风险的最佳指标。早期切除比晚期切除可获得更令人满意的结果。血清碱性磷酸酶水平、血清总蛋白水平和骨扫描都不太准确,不需要进行监测。功能障碍严重的情况下不排除使用手术切除。

四、总结

肘关节骨折和脱位的发生有复杂的生物力学特征。对肘关节骨和韧带解剖结构的充分理解是有效评估和治疗肘关节损伤所必需的。解剖复位坚强内固定与恢复软组织稳定性的更多最新的努力被证明优于非手术治疗或有限的外科疗法。遗留肘关节僵硬是一种常见的后遗症,通常需要用额外的外科手术来解决。

第二章

下肢损伤

第一节　股骨干骨折

股骨干骨折是临床上常见骨折之一,约占全身骨折的 6%,男多于女,呈 2.8 : 1。多发生于 20~40 岁的青壮年,其次为 10 岁以下的儿童。股骨是体内最长、最大的骨骼,且是下肢主要负重骨之一,如果治疗不当,骨折可引起长期的功能障碍及严重的残疾。股骨骨折治疗必须遵循恢复肢体的力线及长度,无旋转,尽量保护骨折局部血运,促进愈合;采用生物学固定方法及早期进行康复的原则。目前有多种治疗股骨干骨折的方法,骨科医师必须了解每一种方法的优缺点及适应证,为每位患者选择恰当的治疗。骨折的部位和类型、骨折粉碎的程度、患者的年龄、患者的社会和经济要求以及其他因素均可影响治疗方法的选择。

股骨干骨折应包括小转子下 5 cm 的转子下骨折、骨干骨折及股骨髁上部位的骨折,此 3 个组成部分的解剖及生物力学特点各有不同,诊断治疗前,应考虑到各个部位的解剖特点。股骨是人体中最长的管状骨。骨干由骨皮质构成,表面光滑,后方有一股骨粗线,是骨折切开复位对位的标志。股骨干呈轻度向前外侧突的弧形弯曲,其髓腔略呈圆形,上、中 1/3 的内径大体一致,以中上 1/3 交界处最窄。股骨干为三组肌肉所包围,其中伸肌群最大,由股神经支配;屈肌群次之,由坐骨神经支配;内收肌群最小,由闭孔神经支配。由于大腿的肌肉发达,股骨干直径相对较小,故除不完全性骨折外,骨折后多有错位及重叠。股骨干周围的外展肌群,与其他肌群相比其肌力稍弱,外展肌群位于臀部,附着在大转子上,由于内收肌的作用,骨折远端常有向内收移位的倾向,已对位的骨折常有向外弓的倾向,这种移位和成角倾向,在骨折治疗中应注意纠正和防止。否则内固定的髓内钉、钢板可以被折弯、折断,螺丝钉可以被拔出。股动、静脉在股骨上、中 1/3 骨折时,由于有肌肉相隔不易被损伤。而在其下 1/3 骨折时,由于血管位于骨折的后方,而且骨折断端常向后成角,故易刺伤该处的动脉、静脉。

一、致伤机制

股骨干骨折的发生率略低于粗隆部骨折和股骨颈骨折,约占全身骨折的 3%,但其伤情严重,好发于 20~40 岁的青壮年,对社会造成的影响较大。10 岁以下的儿童及老年人也时有发生。

(一)致伤机制

由于股骨被丰富的大腿肌肉包绕,健康成人股骨骨折通常由高强度的直接暴力所致,例如机动车辆的直接碾压或撞击、机械挤压、重物打击及火器伤等均可引起。高处坠落到不平地面所产生的杠杆及扭曲传导暴力也可导致股骨干骨折。儿童股骨干骨折通常由直接暴力引起且多为闭合性损伤,也包括产伤。暴力不大而出现的股骨干骨折者除老年骨质疏松外,应警惕病理性因素。

(二)骨折移位

股骨周围肌群丰富,且大多较厚,力量强大,以致股骨干完全骨折时断端移位距离较大,尤其是横形骨折更明显。骨折后断端移位的方向部分取决于肌肉收缩的合力方向,另外则根据外力的强度与方向以及骨折线所处的位置而定。整个股骨干可以被看成 1 个坚固的弓弦,正常情况下受内收肌群、伸膝肌群及股后肌群强力牵引固定。股骨干骨折后该 3 组肌肉强力牵引使弓弦两端接近,使得骨折端向上、向后移位,结果造成重叠畸形或成角畸形,其顶端常朝前方或前外方。具体按照骨折的不同部位,其移位的规律如下:

1.股骨干上 1/3 骨折

近侧断端因髂腰肌及耻骨肌的收缩向前屈曲,同时受附着于股骨大转子的肌肉,如阔筋膜张肌、臀中肌及臀小肌的影响而外展外旋;近侧骨折断端越短,移位越明显;远侧断端因股后肌及内收肌群的收缩向上,并在近侧断端的后侧。由于远侧断端将近侧断端推向前,使后者更朝前移位。

2.股骨干中 1/3 骨折

骨折断端移位情况大致与上部骨折相似,只是重叠现象较轻。远侧断端受内收肌及股后肌收缩的作用向上向后内移位,在骨折断端之间形成向外的成角畸形,但如果骨折位于内收肌下方,则成角畸形较轻。除此以外,成角或移位的方向还取决于暴力的作用方向。这一部位骨折还常常由于起自髋部止于小腿的长肌的作用而将股骨远断端和小腿一起牵向上方,导致肢体短缩,奈氏线(Nelaton 线)变形,大粗隆的最高点比股骨颈骨折更位于髂前上棘与坐骨结节连线的上方。其另一个特点是,足的位置由于重力的作用呈外旋位。

3.股骨干下 1/3 骨折

除纵向短缩移位外,腓肠肌的作用可使骨折远端向后移位,其危险是锐利的骨折端易伤及腘后部的血管和神经。

二、临床表现

股骨干骨折多因强暴力所致,因此应注意全身情况及相邻部位的损伤。

(一)全身表现

股骨干骨折多由严重的外伤引起,出血量可达 1 000～1 500 mL。如果是开放性或粉碎性骨折,出血量可能更大,患者可伴有血压下降、面色苍白等出血性休克的表现;如合并其他部位脏器的损伤,休克的表现可能更明显。因此,对于此类情况,应首先测量血压并严密动态观察,并注意末梢血液循环。

(二)局部表现

可具有一般骨折的共性症状,包括疼痛、局部肿胀、成角畸形、异常活动、肢体功能受限及纵向叩击痛或骨擦音。除此以外,应根据肢体的外部畸形情况初步判断骨折的部位,特别是下肢远端外旋位时,注意勿与粗隆间骨折等髋部损伤的表现相混淆,有时可能是两种损伤同时存在。如合并有神经血管损伤,足背动脉可无搏动或搏动轻微,伤肢有循环异常的表现,可有浅感觉异常或远端被支配肌肉肌力异常。

(三)X 线片表现

一般在 X 线正侧位片上能够显示骨折的类型、特点及骨折移位方向,值得注意的是,如果导致骨折的力量不是十分剧烈,而骨折情况严重,应注意骨质有无病理改变的 X 线片征象。

三、诊断

根据受伤史再结合临床表现及 X 线片显示,诊断一般并不复杂。但对于股骨干骨折诊断的第一步,应是有无休克和休克趋势的判断;其次还应注意对合并伤的诊断。对于股骨干骨折本身的诊断,应做出对临床处理有意义的分类。传统的分类包括开放性或闭合性骨折和稳定型或不稳定型骨折,其中横形、嵌入型及不全性骨折属于稳定型骨折。国际内固定研究协会(AO/ASIF)对于长管状骨骨折进行了综合分类,并以代码表示,用来表示骨骼损伤的严重程度并作为治疗及疗效评价的基础。AO 代码分类的基础是解剖部位和骨折类型,解剖部位用阿拉伯数字表示,股骨为 3、骨干部为 2,股骨干即为 32,骨干骨折类型分为"简单"(A 型)及"多段",多段骨折既有"楔形"骨折(B 型),又有"复杂"骨折(C 型),再进一步分亚组。其英文字母序列数及阿拉伯数字越大,骨折就越复杂,治疗上的难度也就越高。

四、治疗

股骨干骨折的治疗方法有很多,现代生物医用材料、生物力学及医疗工程学的发展,为股骨干骨折的治疗提供了许多方便和选择。在做出合适的治疗决策前,必须综合考虑到骨折的类型、部位、粉碎程度和患者的年龄、职业要求、经济状况及其他因素后,再酌情选择最佳疗法。保守治疗的方法包括闭合复位及髋人字石膏固定、骨骼持续牵引、股骨石膏支架等。近十年来,手术疗法随着内交锁髓内钉的发展和应用,取得了很大的进步。但总体来说,不外乎以下方法:首先是内固定装置系统,包括传统髓内钉,又可分为开放性插钉和闭合性插钉、内交锁髓内钉和加压钢板固定等;其次是骨外固定装置系统,此系统仍在不断改进及完善中。现从临床治疗角度进行分述。

(一)非手术治疗

以下病例选择非手术疗法已达成共识。

1.新生儿股骨干骨折

常因产伤导致,可采用患肢前屈用绷带固定至腹部的方法,一般愈合较快,即使有轻度的畸形愈合,也不会造成明显的不良后果。

2.4 岁以下小儿

不论何种类型的股骨干骨折,均可采用双腿悬吊皮牵引法(Bryant 悬吊牵引),牵引重量以使臀部抬高离床一拳为度,两腿相距应大于两肩的距离,以防骨折端内收成角畸形,一般3~4 周可获骨性连接。

3.5~12 岁的患儿

按以下步骤处理:

(1)骨牵引:克氏针(Kirshner 针)胫骨结节牵引,用张力牵引弓,置于儿童用布朗(Braun)架或托马斯(Thomas)架上牵引,重量 3~4 kg,时间 10~14 d。

(2)髋人字石膏固定:牵引中床边摄片,骨折对位满意有纤维连接后,可在牵引下行髋人字石膏固定。再摄片示骨折对位满意即可拔除克氏针。

(3)复查:石膏固定期间应定时摄片观察,发现成角畸形时应及时采取石膏楔形切开的方法纠正。

(4)拆除石膏:一般 4~6 周可拆除石膏,如愈合欠佳,可改用超髋关节的下肢石膏固定。

(5)功能锻炼拆除石膏后积极进行下肢功能训练,尽快恢复肌力及膝关节的功能。

4.13~18 岁的青少年及成人

方法与前述基本相似,多采用胫骨结节持续骨牵引,初期(1~3 d)牵引重量可采用体重的 1/8～1/7,摄片显示骨折复位后可改用体重的 1/10～1/9;在牵引过程中应训练患者每日 3 次引体向上活动,每次不少于 50 下。牵引维持 4～6 周,再换髋人字石膏固定 3 个月,摄片证明骨折牢固愈合后方能下地负重。

(二)手术治疗

保守疗法对于儿童骨折的治疗比较有效。因为股骨周围骨膜较厚,血供丰富,且有强大的肌肉包绕;成人股骨干骨折极少能被手法整复和石膏维持对位的。持续牵引由于需要长期卧床易导致严重的并发症,加重经济负担,目前已成为不切实际的做法。现代骨科对股骨干骨折的治疗,在无禁忌证的情况下,多主张积极手术处理。

1.髓内钉固定术

(1)概述:Kuntscher 介绍髓内钉内固定用于股骨干骨折,创立了髓内夹板的生物力学原则。目前,关于股骨髓内钉的设计和改进的种类很多,但最主要集中在以下几方面。

①开放复位髓内钉固定或闭合插钉髓内钉固定。

②扩大髓腔或不扩髓穿钉。

③是否应用交锁。

④动力或静力型交锁髓内钉。

为了便于权衡考虑和适当选择,有必要对这几方面进行阐述。

(2)与闭合插钉比较,开放插钉的优点:

①不需要特殊的设备和手术器械。

②不需要骨科专用手术床及影像增强透视机。

③不需早期牵引使断端初步分离对位。

④直视下复位,易发现影像上所不能显示的骨折块及无移位的粉碎性骨折,更易于达到解剖复位及改善旋转的稳定性。

⑤易于观察处理陈旧性骨折及可能的病理因素。

(3)与闭合复位相比,不足之处如下:

①骨折部位的皮肤表面留有瘢痕,影响外观。

②术中失血相对较多。

③对骨折愈合有用的局部血肿被清除。

④由于复位时的操作破坏了血供等骨折愈合条件,并增加了感染的可能性。

(4)扩髓与否:一般认为,扩髓后髓内钉与骨接触点的增加提高了骨折固定的稳定性,髓腔的增大便于采用直径较大的髓内钉,钉的强度增大自然提高了骨折的固定强度。扩髓可引起髓内血液循环的破坏,但由于骨膜周围未受到破坏,骨痂生长迅速,骨折愈合可能较快。因此对于股骨干骨折,多数学者主张扩髓,扩髓后的骨碎屑可以诱导新骨的形成,有利于骨折的愈合。对于开放骨折,由于有感染的危险性,应慎用或不用。有文献报道,由于扩髓及髓内压力的增加,可导致肺栓塞或成人呼吸窘迫综合征,因此对多发损伤或肺挫伤的患者不宜采用。

(5)内交锁髓内钉:内交锁髓内钉是通过交锁的螺钉横形穿过髓内钉而固定于两侧皮质上,目的是防止骨折旋转、短缩及成角等畸形的发生。但是髓内钉上的内锁孔是应力集中且薄弱的部分,易因强度减弱而发生折断。因此,应采用直径较大的髓内钉,螺钉尽可能远离骨折部位,螺钉充满螺孔,延迟负重时间。不带锁髓内钉以弧形髓内针(Ender 针)、拉什钉(Rush 钉)及膨胀髓内钉为代表,临床上也有一定的适应证。内交锁髓内钉通过安置锁钉防止了骨折的短缩和旋转,分别形成静力固定和动力固定;由于静力型固定的髓内钉可使远、近端均用锁钉锁住,适宜于粉碎、有短缩倾向及旋转移位的骨折。静力型固定要求术后不宜早期负重,以免引起髓内钉或锁钉的折断导致内固定失败。动力型固定是将髓内钉的远端或近端一端用锁钉锁住,适用于横形、短斜形骨折及骨折不愈合者,方法为一端锁定,骨折沿髓内钉纵向移动,使骨折端产生压力,因而称为动力固定。静力固定可在术后6～8 周短缩及旋转趋势消除后拔除一端的锁钉,改为动力型固定,有利于骨折愈合。总之,由于影像增强设备、弹性扩髓器等的应用,扩大了内交锁髓内钉的应用范围。股骨内交锁髓内钉的设计较多,比较多见的有股骨交锁髓内钉内固定(Grosse-Kempf)交锁髓内钉、髓内针系统(Russell-Taylor)交锁髓内钉及 AO 通用股骨交锁髓内钉,这几种髓内钉基本原理及手术应用是相似的。

①手术适应证

a.一般病例:股骨干部小粗隆以下距膝关节间隙 9 cm 以上之间的各种类型的骨折,包括单纯骨折、粉碎性骨折、多段骨折及含有骨缺损的骨折;但 16 岁以下儿童的股骨干骨折原则上不宜施术。

b.同侧损伤:包含有股骨干骨折的同侧肢体的多段骨折,如浮膝(股骨远端骨折合并同侧胫骨近端骨折)。

c.多发骨折:包括单侧或双侧股骨干骨折或合并其他部位骨折,在纠正休克,等呼吸循环稳定后应积极创造条件手术,可减少并发症,便于护理及早期的康复治疗。

d.多发损伤:指股骨干骨折合并其他脏器损伤,在积极治疗危及生命的器官损伤的同时,尽早选用手术创伤小、失血少的髓内钉固定。

e.开放骨折:对一般类型损伤,大多无须选择髓内钉固定;粉碎型者,可酌情延期施行髓内钉固定或采用骨外固定方法。

f.其他:对病理骨折、骨折不愈合、畸形愈合及股骨延长等情况也可采用髓内钉固定。

②术前准备

a.拍片:拍股骨全长正侧位 X 线片(各含一侧关节),必要时拍摄髋关节及膝关节的 X 线片,以免遗漏相关部位。

b.判定:仔细研究 X 线片,分析骨折类型,初步判断骨折片再移位及复位的可能性和趋势,估计髓内钉固定后的稳定程度,决定采用静力型固定或动力型固定。同时应了解患者患侧髋关节及膝关节的活动度,有无影响手术操作的骨性关节病变,尤其是髋关节的僵硬会影响手术的进行。

c.选钉:根据术前患肢 X 线片,必要时拍摄健侧照片,初步选择长度及直径合适的髓内钉及螺钉,一般而言,中国人男性成年患者常用钉的长度为 38～42 cm,直径为 11～13 mm;女性常用钉的长度为 36～38 cm,直径为 10～12 mm。在预备不同规格的髓内钉及锁钉的同时,尚需准备拔钉器械及不同规格的髓腔锉等。此外,必须具备骨科手术床及 X 线片影像增强设备。

d.术前预防性抗生素:术前 1 天开始应用,并于手术当日再给 1 次剂量。

③麻醉方法:常用连续硬膜外麻醉,也可采用气管插管全身麻醉。

④手术体位:一般采取患侧略垫高的仰卧位或将其固定于“铁马”(骨科手术床)上,后者的优点包括:

a.为麻醉师提供合适的位置,特别是对严重损伤的患者,巡回护士、器械护士及 X 线片技术员也满意用此位置。

b.对患者呼吸及循环系统的影响较小。

c.复位对线便于掌握,特别是易于纠正旋转移位及侧方成角畸形。

d.便于导针的插入及髓内钉的打入,尤其适用于股骨中下段骨折。

仰卧位的缺点是,对于近端股骨,要取得正确进路比较困难,尤其是对于一些肥胖患者。此时为了使大粗隆的突出易于显露,需将患肢尽量内收,健髋外展。

侧卧位的优点是,容易取得手术进路,多用于肥胖患者及股骨近端骨折。缺点是放置体位比较困难,对麻醉师、巡回护士、器械护士及 X 线片技术员都不适用;术中骨折对线不易控制,远端锁钉的置入也比较困难。

无论是采用哪种体位,均应将患者妥善安置在骨科专用手术床上,防止会阴部压伤及坐骨神经等的牵拉伤等。

⑤手术操作步骤

a.手术切口及导针入点:在大粗隆顶点近侧做一个 2 cm 长的切口,再沿此切口向近侧、内侧延长 8～10 cm,按皮肤切口切开臀大肌筋膜,再沿肌纤维方向做钝性分离;识别臀大肌筋膜下组织,触诊确定大粗隆顶点,在其稍偏内后侧为梨状窝,此即为进针点,选好后用骨锥钻透骨皮质。

正确选择进针点非常重要,太靠内侧易导致医源性股骨颈骨折或股骨头坏死,甚至引起髋关节感染;此外可造成钉的打入困难,引起骨折近端外侧皮质骨折。进针点太靠外,则可能导致髓内钉打入受阻或引起内侧骨皮质粉碎性骨折。

b.骨折的复位:骨折初步满意的复位是手术顺利完成的重要步骤,手术开始前即通过牵引手法复位;一般多采用轻度过牵的方法,便于复位和导针的插入。应根据不同节段骨折移位成角的机制来行闭合复位,特别是近端骨折仰卧位复位困难时,可采取在近端先插入一根细钢钉做杠杆复位,复位后再打入导针。非不得已,一般不应做骨折部位切开复位。

对于粉碎性骨折无须强求粉碎性骨块的复位,只要通过牵引,恢复肢体长度,纠正旋转及成角,采用静力型固定是可以取得骨折功能愈合的。

c.放置导针、扩大髓腔:通过进针点插入圆头导针,不断旋转进入,并保持导针位于髓腔的中央部分,确定其已达骨折远端后,以直径 8 mm 弹性髓腔锉开始扩髓,每次增加 1 mm,扩大好的髓腔应比插入的髓内钉粗 1 mm。扩髓过程中遇到阻力可能是将通过髓腔的狭窄部,通过困难时可改用小一号的髓腔锉,直到顺利完成为止。要防止扩髓过程中对一侧皮质锉得过多引起骨皮质劈裂造成骨折。

d.髓内钉的选择和置入:合适的髓内钉的长度应是钉的近端与大粗隆顶点平齐,远端距股骨髁 2~4 cm,直径应比最终用的髓腔锉直径小 1 mm。此时,将选择好的髓内钉与打入器牢固连接,钉的弧度向前,沿导针打入髓腔;当钉尾距大粗隆 5 cm 时,需更换导向器,继续打入,直至与大粗隆顶平齐。打入过程中应注意不能旋转髓内钉,以免此后锁钉放置困难,遇打入困难时不能强行,必要时重新扩髓或改小一号髓内钉。

e.锁钉的置入:近端锁钉在导向器的引导下一般比较容易,只要按照操作步骤进行即可,所要注意的是导向器与髓内钉的连接必须牢固,松动将会影响近端钉的置入位置。远端锁钉的置入也可采用定位器,临床实际中依靠定位器往往效果并不理想,这可能是由于髓内钉在打入后的轻微变形影响了其准确性,一般采用影像增强透视结合徒手技术置入远端锁钉,为减少放射线的照射,需要训练熟练的操作技巧。

(6)骨髓腔内插钉(Kuntscher 钉):Kuntscher 钉是标准的动力髓内钉,其稳定性取决于骨折的完整程度及钉和骨内膜间的阻力,但适应证有所限制:一般只适宜于股骨干中1/3、中上 1/3 及中下 1/3 的横断或短斜形骨折。此项技术在半个世纪以来,其有效性和实用性已被数以万计的病例证实。一方面,其具有动力压缩作用,有利于骨折早日愈合;另一方面,由于交锁髓内钉需要在 C 形臂 X 线机透视下进行,部分医院仍不具备该设备,加上锁定孔处易引起金属疲劳断裂及操作复杂等问题,因此传统的 Kuntscher 钉技术仍为大众所选用。现将这项技术简述如下:

①适应证:适用于成年人,骨折线位于中 1/3、中上 1/3 及中下 1/3 的横断形、闭合性骨折,微斜形、螺旋形者属相对适应证,开放性者只要能控制感染也可考虑。该术式的优点是:操作简便,疗效确实,患者可以早日下地。

②操作步骤

a.先行胫骨结节史氏钉骨牵:持续 3~5 d,以缓解及消除早期的创伤反应,并使骨折复位。

b.选择长短、粗细相适合的髓内钉:梅花形髓内钉最好,一般在术前根据 X 线片显示的股骨长度及髓内腔直径选择相应长短与粗细的髓内钉,并用胶布固定于大腿中部再拍 X 线片,以观察其实际直径与长度是否合适,并及时加以修正。

c.闭合插钉:骨折端复位良好的,可在大粗隆顶部将皮肤做一个 2 cm 长切口,使髓内钉由大粗隆内侧凹处直接打入,并在 C 形臂 X 线机透视下进行。

d.开放复位及引导逆行插钉:牵引后未获理想对位者,可自大腿外侧切口暴露骨折端,在直视下开放复位及酌情扩大髓腔;然后将导针自近折端髓腔逆行插入,直达大粗隆内侧穿出骨皮质、皮下及皮肤,再扩大开口,将所选髓内钉顺着导针尾部引入髓腔并穿过两处断端,使钉头部达股骨干的下 1/3 处为止。中下 1/3 骨折患者,应超过骨折线 10 cm。钉尾部留置于大粗隆外方不可太长,一般为 1.5 cm 左右,否则易使髋关节外展活动受阻。一般在 1 年后将钉子拔出,操作一般无困难,原则上由施术打钉者负责拔钉为妥。

e.扩大髓腔插钉术:有条件的也可选用髓腔钻,将髓腔内径扩大,然后插入直径较粗的髓内钉以引起确实固定和早期下地负重。但有学者认为如此操作会对骨组织的正常结构破坏太多,拔钉后所带来的问题也多。因此在选择时应慎重,既要考虑到内固定后的早期效果,又要考虑到拔除髓内钉后的远期问题。

f.术后:可以下肢石膏托保护 2~3 周,并鼓励早期下地负重,尤其是对于中 1/3 的横形骨折;但对中下 1/3 者或是斜度较大者则不宜过早下地,以防变位。

有资料显示,欧美等发达国家近年对长管状骨骨折,又重新恢复了以髓内钉治疗为主流的趋势,其中包括交锁髓内钉等也日益受到重视。但就股骨干骨折而言,还有其他的一些可选用的手术方法。

2.接骨板螺钉内固定术

既往认为接骨板螺钉固定术的适应证为手术复位髓内钉固定不适合的患者,如股骨上1/3 或下 1/3 骨折者,最近对股骨干骨折切开复位接骨板螺钉固定的观点已有所不同。由于传统髓内钉满意的疗效以及当前闭合性髓内钉手术,特别是交锁髓内钉技术的发展,人们看到更多的是接骨板螺钉内固定的缺点。没有经验的骨科医师可能会造成一些力学上的错误,如钢板选择不当、太薄或太短、操作中螺钉仅穿过一层皮质、骨片的分离等,尤其是当固定失败、发生感染时,重建就成了大问题,并且接骨板的强度不足以允许患者早期活动。此外,由于钢板的应力遮挡导致的骨质疏松,使得在拆除内固定后仍应注意保护骨组织,逐步增加应力才能避免再骨折。这些方面严重地影响了接骨板螺钉内固定术在股骨干骨折中的应用和推广,有学者建议应慎重选择。

3.Ender钉技术

Ender钉治疗股骨干骨折曾风行多年,操作简便,颇受患者欢迎。但其易引起膝关节病废而不如选用髓内钉。因此,近年来已较少采用。

4.外固定支架固定术

关于外固定支架,国内外有多种设计,其应用的范围适用于股骨干各段、各种类型的骨折,对开放性骨折、伤口感染需定期换药者尤其适用。应用外固定支架患者可早期下地活动,有益于关节功能的恢复。应注意防止穿针孔的感染和手术操作中误伤血管神经。由于大腿部肌肉力量强大,宜选用环型或半环型的支架,单侧支架很难维持对位对线,除非伴有其他损伤需卧床休养的病例。

第二节　股骨颈和股骨转子间骨折

一、股骨颈骨折

股骨颈骨折系指由股骨头下至股骨颈基底部之间的骨折。股骨颈骨折对骨科医师一直是一个巨大的挑战。

(一)应用解剖

股骨头呈圆形,约占一圆球的2/3,完全为关节软骨所覆盖,在其顶部后下有一小窝,称为股骨头凹,为股骨头韧带附着处,股骨头可由此获得少量血供。股骨颈微向前凸,中部较细。自股骨头中点,沿股骨颈画一条轴线与股骨下端两髁间的连线,并不在同一平面上,正常情况下,前者在后者之前,形成的角度,叫前倾角,平均13°～14°,其中男性12°～20°,女性13°～22°。股骨颈与股骨干之间成一角度,称颈干角,成人为125°,其范围在110°～140°之间。

1.骨小梁系统

股骨颈内部承受张应力、压应力、弯曲应力和剪应力,骨小梁的分布方向和密集程度也因受外力的不同而不同,股骨头颈部有两种不同排列的骨小梁系统:一种自股骨干上端内侧骨皮质,向股骨颈上侧做放射状分布,最后终于股骨头外上方1/4的软骨下方,此为承受压力的内侧骨小梁系统;另一系统起自股骨颈外侧皮质,沿股骨颈外侧上行与内侧骨小梁系统交叉,止于股骨头内下方1/4处软骨下方,此为承受张力的外侧骨小梁系统。在上述两种骨小梁系统在股骨颈交叉的中心区形成一三角形脆弱区域,即三角形脆弱区(Ward 三角区),在老年人骨质疏松时,该处仅有脂肪充填其间,更加脆弱。从股骨干后面粗线上端内侧的骨密质起,由很多骨小梁结合成相当致密的一片骨板,向外侧放射至大转子,向上通过小转子前方,与股骨颈后侧皮质衔接,向内侧与股骨头后内方骨质融合,以增强股干颈的连接与支持力,称为股骨距,也称为"真性股骨颈"。通过研究指出它的存在不仅加强了颈干连接部对应力的承受能力,而且还明显加强了抗压力与抗张力两组骨小梁最大受力处的连接,在股骨上段形成一个完整合理的负重系统。股骨上端的力学结构是典型的力学体系,自重轻而负重大,应力分布合理,受力性能极佳,骨小梁的排列能最大限度地免疫弯曲应力。股骨距在股骨颈骨折时内植入物放置位置方面及股骨头假体的置换技术方面,均具有重要意义。

2.股骨头及颈的血供

成人股骨头的血运主要是来自股深动脉的旋股动脉,外侧和内侧旋股动脉通过股骨的前后方在转子的水平方向相吻合,从这些动脉特别是旋股内侧动脉分出上、下支持带动脉。上支持带动脉又分出上干骺动脉和外骺动脉,而下支持带动脉变成下干骺动脉。闭孔动脉通过髋臼支分出圆韧带动脉,其终端为骨骺内动脉。自股骨干和转子部的动脉穿进股骨皮质下,终止于股骨颈近端,外骺动脉和内骺动脉分别供应股骨头外 2/3 和内 1/3 的血运,而下干骺动脉主要供应股骨颈的血供。上支持血管是股骨头最重要的血运来源,而下支持带血管则仅营养股骨头和颈的一小部分。

股骨颈骨折后,进入股骨头上方的外侧骺动脉因骨折而中断,骨折移位使支持带血管撕裂,髓内出血,髋关节囊内压增高压迫支持带血管等因素,使股骨头的血供遭受损害。骨折后股骨头坏死与否主要与其残存血供的代偿能力有关。股骨颈骨折通常位于整个关节囊内,关节液可能妨碍骨折的愈合过程。因为股骨颈上基本无外骨膜层,所有愈合必须来自内骨膜,滑液内的血管抑制因子也可抑制骨折的修复。这些因素连同股骨头无稳定的血液供应,便使得愈合无法预测。因此,股骨颈骨折应早期复位及内固定,以利于骨折后扭曲的支持带血管重新开放,坚固的内固定有利于重建一些血管的连续性。

(二)伤因和损伤机制

老年患者骨量明显下降和松质骨结构异常,最终导致骨的力学强度下降,以致股骨颈成为骨质疏松性骨折的好发部位之一。另外,老年人髋周肌群退变,反应迟钝,不能有效地抵消髋部有害应力,加之髋部受到应力较大,因此当遭受轻微外力,如平地滑倒或绊倒,从床上或座椅上跌伤,均可形成骨折。

青壮年股骨颈骨折,往往由于严重损伤如车祸或高处跌落,损伤机制有两种解释:一是外力从侧方对大转子的直接撞击,二是躯干倒地时下肢旋转,而股骨头卡在髋臼窝内不能随同旋转,股骨颈抵于髋臼缘,正常股骨颈部骨小梁的方向呈狭长卵圆形分布,长轴线与股骨头、颈的轴线一致,有利于在正常生理情况下承受垂直载荷,但难以对抗上述横向水平应力而易于发生断裂。

因过度过久负重劳动或行走等极限应力作用于股骨头,使股骨颈的骨小梁发生显微骨折,可最终导致疲劳骨折。

(三)分类

股骨颈骨折有多种不同的分型方法。

1.按骨折部位分类

(1)头下型:骨折线完全在股骨头下,整个股骨颈在骨折远段。显然这类骨折对血供损伤严重,临床多见。

(2)头颈型:骨折线的一部分在股骨头下,另一部分则经过股骨颈,由于遭受剪应力,此型临床最常见。

(3)经颈型:全部骨折线均通过股骨颈中部,此型临床甚为少见。

(4)基底型:骨折线位于股骨颈基底部,其后部已在关节囊外,此型血供保留最好。

2.按骨折移位程度分类(Garden 分型)

Ⅰ型:不完全性的嵌插骨折,股骨头斜向后外侧。

Ⅱ型:完全的无移位骨折。

Ⅲ型:完全骨折并有部分移位,可通过股骨头向骨小梁方向做出判断,但两骨折块尚保持相互间的接触。

Ⅳ型:骨折块完全移位。

3.AO 分型系统

股骨颈骨折被分为股骨头下无或微移位型(B1 型),经颈型(B2 型)或移位的头下骨折(B3 型),这些类型又可进一步分型,B1 型骨折又有外翻 15°及以上的嵌插(B1.1),外翻小于 15°(B1.2),无嵌插(B1.3);经颈型(B2 型)骨折又分为颈基底部(B2.1 型),伴内收的颈中型(B2.2 型),伴剪切的颈中型(B2.3 型);有移位的股骨头下骨折(B3 型)又分为中度外翻合并外旋(B3.1 型),中度垂直翻转及外旋移位(B3.2 型)或显著移位(B3.3 型)。B3 型骨折的预后最差。

目前临床上 Garden 的分型系统应用最为广泛,但无论应用哪一种分型系统,均应把嵌插骨折从无移位的股骨颈骨折中区分开来。这类骨折具有明显的稳定性,可行保守治疗或非手术治疗,因为几乎 100%的嵌插骨折均可愈合,但有 15%

以上可发生再移位,因此,对这类患者可选用闭合多枚螺钉固定,防止再移位的发生。对 Garden Ⅱ 型,由于无嵌插,骨折本身没有固有的稳定性,如不行内固定,则几乎所有骨折均发生移位。

(四)临床表现和诊断

对老年人摔跌后诉髋部或膝部疼痛者,应考虑股骨颈骨折的可能。对移位明显的股骨颈骨折诊断并无困难,体格检查时可发现大转子上移至髂前上棘与坐骨结节连线以上,腹股沟韧带中点下方有压痛;患肢轻度屈曲,内收并有外旋,短缩畸形,但肿胀可不明显;叩击患者足跟时可致髋部疼痛加重。X 线检查可明确诊断,并进一步判断类型。多数患者伤后即不能站立和行走,部分骨折端嵌插的患者症状很轻,下肢畸形也不明显,极易漏诊,对此类患者,应行 CT 或 MRI 检查,也可嘱卧床休息,2 周后再次摄片复查。

(五)治疗

1.治疗原则

骨折复位、固定、功能锻炼是治疗骨折的基本原则,年轻患者应首先考虑选择促进骨折愈合的治疗方法。

对高龄患者,属头下或经颈型骨折,估计骨折难以愈合者,方可考虑采用人工关节置换术。

2.治疗方案

(1)非手术治疗

①股骨颈基底部骨折,可考虑使用牵引的方法进行治疗,缺点是卧床时间较长,老年患者有引起其他并发症的可能。

②年老体弱患者,无法耐受手术治疗者,可在疼痛缓解后,鼓励患者坐起或坐轮椅活动,避免卧床时间过久而出现其他致命的并发症,不必过多考虑骨折的治疗。

③无错位的嵌插型骨折,估计骨折能够愈合者。

(2)手术治疗

①手术指征

适应证:股骨颈骨折中大部分为错位的不稳定性骨折,复位和内固定是治疗该类骨折的基本原则,若无禁忌证,均适合手术治疗。

禁忌证:a.年老体弱,不能耐受手术者。b.身体有其他系统疾病,不适宜手术者。

②手术时机

复位、内固定应在骨折后 1 周内进行,避免时间过久,瘢痕因素而影响骨折的复位;若行人工关节置换术,也应在允许的情况下尽早手术,以利于患者术后尽快康复。

③手术方式

手术名称、目的、原理、手术方法、术中关键环节。

a.牵引复位闭合打钉内固定:牵引复位可在 C 型臂 X 光机透视下进行,内固定钉可选择空心螺纹钉、三刃钉或加压螺纹钉,基底部骨折尚可考虑使用 DHS 进行内固定,对年轻患者,同时可考虑对骨折断端进行骨移植,包括带血管蒂的髂骨移植和带股方肌的骨瓣移植,目的就是对骨折进行复位固定,并促进骨折的愈合。对年轻患者,应首先选择此类方法进行治疗。

b.人工关节置换术:适用于高龄患者(65～70 岁以上),目的是减少患者的卧床时间,有利于并发症的预防,促进患者的康复。

④术前准备

a.入院后检查项目:常规进行骨盆照片和股骨颈正侧位照片,一般不需要 CT 或 MRI 检查。

b.术前专科准备事项:要根据患者年龄、骨折类型、身体状况决定治疗方法。

⑤术后观察及处理

a.术后一般处理:术后无须特殊体位,24 h 拔除引流。

b.术后专科处理:专科的特殊处理

术后第 2 天,患者即可进行患髋的功能锻炼。

内固定者根据骨折的愈合情况决定负重行走时间。

人工关节置换者 3 d 可允许下地负重行走。

c.术后并发症的观察与处理

骨折不愈合:对年轻患者,可采用骨移植以促进骨折的愈合;对年长患者,可考虑进行人工关节置换术。

股骨头缺血性坏死:出现这种情况时,目前只能选择进行人工关节置换术。

人工关节脱位:首先进行手法复位,手法复位失败再考虑切开复位,复位后维持下肢牵引 3 周。

⑥出院随访

a.注意事项:内固定者根据骨折的愈合情况决定负重行走时间,避免过早负重造成内固定失败。

人工关节置换者应避免做髋关节内收和过度屈曲,以防人工关节脱位。

b.复查项目及时间周期:内固定者每 3 个月检查一次 X 线照片,直至骨折完全愈合。

c.随访规范化:人工关节置换者每年复查一次 X 线照片,以观察人工关节的使用情况。

二、股骨转子间骨折

大多数股骨转子间骨折发生在低能量损伤的老年人中。股骨转子间位于关节囊外,大、小转子之间。这个区域的骨头主要是骨松质,具有良好的血供,因此骨不连的风险要低于股骨颈骨折。股骨距是股骨嵴的近端延续,位于股骨颈和股骨干连接部的后方。在站立负重时,股骨距持续承受应力,将应力从髋关节传导至股骨干。

(一)评估

股骨转子间骨折患者的体格检查和影像学检查与股骨颈骨折患者一样。股骨转子间骨折的患者往往在大转子间有更明显的压痛。

(二)创伤分型

股骨转子间骨折的埃文斯(Evans)分型着重强调后外侧皮质的完整性对于取得稳定复位的重要性。这个分型并没有良好的重复性,也许简单地将骨折分为稳定骨折和不稳定骨折是一个更好的分型方法。不稳定骨折包括后中部骨皮质粉碎、转子下骨折和反转子间骨折。

(三)合并损伤

在老年患者中通常合并的损伤包括桡骨远端骨折、肱骨近端骨折、硬膜下血肿、心肌梗死和脑血管意外。

(四)治疗

1.非手术治疗

非手术治疗通常仅限于无法行走且手术风险太高或活动时仅轻微疼痛的老年患者。如果选择非手术治疗,尽早让患者从早期卧床过渡到轮椅活动,以减少长期卧床的并发症(如血栓栓塞性疾病、肺不张、肺炎)。如果骨折已畸形愈合,而患者的身体状况较前改善,可考虑行重建手术。另一种选择是给予患者持续的骨牵引,以确保在骨折愈合期间保持骨折的对线。后一种治疗方法在护理上非常困难,并且需要承担长期卧床发生的各种并发症的风险。

2.手术治疗

事实上,手术治疗适用于几乎所有可耐受手术的患者。只要患者的各项生理状态包括心肺功能、体液和电解质紊乱得到评估和治疗后,就可以进行手术。

(1)历史:最早用于治疗转子间骨折的工具是固定角度钉板固定,如 Jewett 三翼钉。这些装置可以提供骨折的固定,但骨折端无法加压。失败原因通常为螺钉穿入髋关节,螺钉从股骨头切出或内固定断裂。为了解决不稳定骨折的高失败率,在尝试重建后内壁骨质中,复位技术得到了发展。

(2)滑动鹅头钉:在置入滑动鹅头钉前,应先取得骨折的复位。这通常在牵引床上通过患肢持续牵引完成。下肢处于内旋位,通过正侧位的X线片来检查复位情况。应注意避免旋转不良、内旋对线和下沉。下沉可通过在髋关节下放置支撑物或手术中使用提升装置来纠正。复位后,经外侧入路到达股骨近端。接下来进行拉力螺钉的置入,应特别注意的是,螺钉的位置在正位和侧位应同时位于股骨头中心。螺钉应放置在软骨下骨质1cm以内,尖顶矩>2.5cm时,内固定失败风险增大。钢板角度通常为130°~150°。钢板角度增大的优点是可增加螺钉与滑槽间的滑动及减少成角运动。缺点包括螺钉置入股骨头中心难度增高,螺钉的放置所致远端皮质压力增高。最常使用的135°钢板可以提供合适的螺钉放置,并且可以降低皮质的应力增加。新一代的置入物可以调整钢板的角度来适配患者的解剖结构。下一步是置入滑动钢板。尽管生物力学研究已经表明两孔的滑动钢板也许能提供足够的固定强度,但这是假定两个螺钉都能够把持住骨质。如果存在任何疑问,应使用4孔钢板。如果大转子出现粉碎或移位,复位和固定可通过张力带技术达成。如果大转子没有复位,外展功能可能需要代偿,这会导致臀中肌步态(Trendelenburg步态)。

(3)髋关节髓内钉:髋关节髓内钉由1个滑动髋螺钉搭配1个髓内钉构成。理论上的优势包括有限的骨折部位暴露和较滑动鹅头钉更小的屈曲力矩。研究表明,髋关节髓内钉与滑动鹅头钉在手术时间、失血量、感染率、螺钉切出率或螺钉移位上没有显著差异。最近的研究显示,针对股骨转子间骨折,髓内钉的使用率迅速增加。髓内钉在钉尖或远端锁定螺钉进针点处发生股骨干骨折的风险增高。

(4)假体置换术:假体置换术已用于粉碎性、不稳定的转子间骨折。假体置换术是一种创伤更大的手术,失血量更多,同时也存在髋关节骨不连的风险。对于某些患者,特别是那些患有严重骨质疏松的患者,常见于终末期肾衰竭患者,假体置换相对于切开复位内固定术有一个更好的预期。假体置换也可以作为内固定失败的补救措施。

(5)术后管理:术后患者应尽早活动,并且通常允许患者的髋关节适当负重。在患者可以下床行走前,应持续进行预防血栓的治疗。

(五)损伤并发症

在血栓栓塞性疾病和病死率方面,转子间骨折基本上和股骨颈骨折相同。由于转子间具有良好的血供,骨坏死和骨不连的风险比股骨颈骨折明显要低。

（六）并发症的治疗

1.股骨近端的外翻移位

股骨近端的外翻移位通常发生在那些缺乏对后内壁进行重建的不稳定骨折中。这可能导致置入物断裂、螺钉切出、螺钉穿入关节或钢板外侧与股骨的分离。导致这种并发症的潜在原因包括螺钉放置偏前上、不当的扩髓而导致形成第2个钉道、缺乏稳定的复位、骨折的极度塌陷(超过内固定装置的滑动极限)以及由于严重骨质疏松而导致的螺钉固定不牢。处置方式包括切开复位内固定翻修术、关节置换术或患者接受无痛关节融合、畸形愈合。

2.旋转畸形

远端的骨折块过度偏内或过度旋转都可以导致旋转不良。在不稳定骨折复位过程中,应避免过度内旋远端骨折块,并且进行内固定时应确保下肢处于中立或轻度外旋位。

3.骨不连

使用滑动鹅头钉治疗转子间骨折发生骨不连的概率约为2%。症状包括臀部或腹股沟疼痛。治疗可进行内固定翻修手术或关节置换。

4.螺钉-套筒脱离

螺钉-套筒脱离是一个罕见的并发症,如果螺钉-套筒的接触不充分,可使用加压螺钉来避免发生螺钉-套筒脱离。如果加压螺钉停留在原位,则可能发生螺钉退出的风险,引起相应的症状,需要再次手术取出螺钉。

5.失血

行转子间骨折内固定手术,当采用股骨近端的外侧入路时,出血常发生在切开股外侧肌,出血最有可能来自股深动脉的分支。

（七）注意事项

1.股骨颈基底部骨折

股骨颈基底部骨折是发生在关节囊外的骨折,更接近于转子间骨折。可以使用空心螺钉或滑动鹅头钉固定。如果使用滑动鹅头钉固定,股骨头存在旋转的倾向,特别是在骨质良好的患者中。为了对抗旋转,在置入拉力螺钉前,应在拉力螺钉导丝上方置入防旋螺钉。

2.反转子间骨折

反转子间骨折的骨折线为内上斜向下外。在反转子间骨折中,髋关节螺钉的滑动轴线与骨折线平行,这与转子间骨折滑动轴线垂直于骨折线正好相反。正因为如此,滑动鹅头钉无加压的作用,并且近端骨折块相对于股骨干可能发生潜在移位,这使得滑动鹅头钉成为一种次优的内固定方式。这种形式的骨折更适宜采取髓内钉或固定角度装置,如95°动力加压髁螺钉或角度钢板。

3.严重骨质疏松

如果存在严重骨质疏松的情况,那么股骨头和股骨干的内固定强度可能不够。甲基丙烯酸甲酯已被用于强化内固定强度。可以使用股骨近端的锁定钢板。另外,可以行关节置换术来代替内固定。

4.大转子骨折

仅大转子发生骨折比较罕见,通常发生在大转子承受持续直接击打的老年患者中。患者通常表现为站立负重或活动髋关节时,髋关节外侧或臀部产生疼痛。这种骨折通常采取非手术治疗,通过辅助装置来使得患肢有限负重。手术治疗通常仅适用于骨折移位程度较大的年轻患者。

5.小转子骨折

小转子骨折可发生在青少年中,当髂腰肌强力收缩时可导致小转子撕裂,通常对症治疗。在老年患者中,小转子骨折应被视为股骨近端病理性损害的特殊征象。治疗应以患者的病变性质和范围为依据。如果不涉及病理性改变,治疗主要是对症治疗。

第三节　胫骨平台骨折

一、概述

(一)损伤机制

此类骨折通常由压缩暴力所导致。压缩暴力包括直接轴向的压缩力和间接的冠状压缩力或者是合并轴向和冠状方向的合力,常见于摔倒或车祸。

(二)影响骨折类型的因素

(1)暴力作用于小腿的位置以及暴力发生时膝关节的弯曲程度。

①内侧平台骨折:是由压缩和内翻应力联合造成的。

②外侧平台骨折:是外翻应力和来自关节外侧的力联合造成的。

(2)骨质量和患者年龄。

①年轻患者:由于年轻患者骨质致密,常出现合并韧带损伤的简单劈裂骨折。

②老年患者:老年患者常产生单纯塌陷或劈裂-塌陷型骨折,且不存在合并的韧带损伤。

二、评估

（一）病史

1.膝关节疼痛

对于主诉为持续性膝关节疼痛的患者,都应高度怀疑胫骨平台骨折。

2.膝关节积血及膝关节周围软组织血肿

当出现膝关节积血及膝关节周围软组织血肿,特别是出现韧带部位的血肿时,需要高度怀疑胫骨平台骨折。

3.损伤机制

损伤机制和任何其他的影响因素,可通过询问病史得到确认。

（二）体格检查

1.视诊

应注意下肢的皮肤情况,特别应注意是否存在闭合性的脱套伤和开放性伤口。所有的开放性伤口都要确认是否和膝关节相通,具体方法为:在消毒条件下,往膝关节腔内注入 50 mL 的无菌生理盐水,来确定开放性伤口是否与膝关节腔相通。

2.触诊

评估肢体的神经、血管情况。

（1）骨筋膜隔室综合征:虽然胫骨平台骨折合并骨筋膜隔室综合征较为少见,但在临床也应常规排查。如果临床症状、体征不能确认是否存在骨筋膜隔室综合征,应直接测量骨筋膜隔室的压力。

（2）血管搏动:应记录腘动脉、足背动脉、胫后动脉的搏动情况。如不能触及搏动,应行超声或血管造影检查。

（3）韧带损伤:约 30% 的胫骨平台骨折合并有韧带损伤,因此,对于胫骨平台骨折患者,应注意检查是否合并韧带损伤。例如,有移位的外侧胫骨平台骨折患者,出现内侧副韧带的疼痛和肿胀,应高度怀疑是否合并内侧副韧带撕裂。

（4）半月板损伤:约 50% 的胫骨平台骨折合并有半月板损伤。诊断胫骨平台骨折是否合并半月板损伤,早期临床检查可靠性较低。

（三）影像学检查

1.初步影像学检查

对于膝关节创伤,X 线检查包括膝关节前后位、侧位、膝关节双斜位以及向尾侧倾斜 15°膝关节 X 线片。这些 X 线片可评估胫骨干轴线、关节凹陷、撕脱骨折以及关节间隙增宽的情况。由于胫骨平台向后倾斜,向尾侧倾斜 15°膝关节 X 线片可较前后位 X 线片更准确地评估关节凹陷程度。

2.内翻(外翻)应力位片

内翻(外翻)应力位片可作为膝关节常规 X 线片的补充,同时可用来判断有无合并韧带损伤。当内侧或外侧关节间隙较对侧肢体增宽超过 1 cm,提示侧副韧带受损。

3.CT 扫描

CT 扫描可较好地辅助术前手术计划的制订。矢状面和冠状面的 CT 扫描重建是评估关节内骨折移位程度的最佳检查方法。

三、分类

(一)胫骨平台骨折分型(Schatzker 分型)

Schatzker 分型是胫骨平台骨折分型中应用最广和最被接受的分类方法。

(1)Ⅰ型骨折是外侧平台的劈裂骨折,主要发生于骨质致密的年轻患者,半月板常嵌入骨折端。此类骨折韧带损伤风险大。

(2)Ⅱ型骨折是外侧平台骨劈裂-塌陷骨折。股骨髁轴向应力首先导致平台劈裂,然后导致平台边缘塌陷。

(3)Ⅲ型骨折是单纯的外侧平台塌陷骨折。它很有可能是低能量损伤所致,常发生于老年患者。韧带损伤风险比较低。

(4)Ⅳ型骨折是内侧胫骨平台骨折,常为高能量损伤,有可能合并腓神经的损伤。

(5)Ⅴ型骨折是双髁骨折。典型的此类骨折为内侧平台和外侧平台的劈裂骨折,但没有关节面的塌陷。

(6)Ⅵ型骨折的特征是合并胫骨干(如干骺端分离)的骨折,常为高能量损伤,骨折块粉碎,有可能合并腘动脉损伤。

(二)AO/OTA 分型

1.优点和不足之处

AO/OTA 分型的优点是:由于其有统一的标准、一致的治疗方法,使其在处理不同患者时有较好的一致性。不足之处在于其分型过于繁杂,不利于临床应用。AO 分型系统把不同骨折通过分型、分组、亚组的方法进行区分。

2.与 Schatzker 分型相同之处

AO/OTA 分类 B 型骨折相当于 Schatzker 分类的Ⅰ~Ⅳ型骨折,AO/OTA 分类 C 型骨折相当于 Schatzker 分型的Ⅴ型和Ⅵ型骨折。

四、合并伤

(一)半月板撕裂

多达50％的胫骨平台骨折会出现半月板撕裂。不能修复的半月板撕裂必须及时手术治疗予以切除。在进行骨折切开复位时,发现半月板周缘撕裂应在关闭伤口前将其缝合修复。

(二)韧带损伤

多达30％的胫骨平台骨折会出现与韧带相关的损伤。治疗需要根据损伤的特点来具体决定。

1.内侧副韧带的修复

急性期内侧副韧带的修复需要剥离大量软组织。据文献证据表明,非手术治疗内侧副韧带损伤愈合良好。

2.髁间嵴撕脱的修复

髁间嵴撕脱需要修复,使交叉韧带和撕脱下的骨块复位。

五、处理

对胫骨平台骨折的处理的关键是恢复胫骨关节面和关节的稳定性。根据具体情况采用手术重建及坚固的内固定、闭合牵引下的手法整复和石膏固定等措施。仔细地进行术前评价和慎重地选择治疗方案,对胫骨平台骨折处理的预后将产生直接的影响。

(一)非手术处理方法

对无明显移位的劈裂骨折或单纯外侧平台的轻微压缩骨折,通过保守治疗可以获得良好的效果。处理步骤如下:

1.复位前摄片

根据阅片结果决定是否需要麻醉下手法复位。

2.复位

牵引下施加内翻应力可通过外侧副韧带的牵张力使轻度压缩的外侧平台复位,通常可在膝关节腔内局麻或腰麻下进行;必要时可施行经皮的橇拨复位及使用压缩器。

3.制动

平台骨折复位后避免纵向压缩力是至关重要的。使用长腿石膏或使用可调节的膝关节支具在限制全范围的关节活动度(ROM)的条件下避免负重6～8周。

4.康复训练

康复训练应该是从受伤后就开始的训练过程,包括股四头肌的训练和晚期的ROM训练。

(二)手术治疗方案

对无法通过保守治疗措施获得良好复位和固定的胫骨平台骨折或伴有严重的韧带损伤的患者,应考虑手术治疗方案。手术时机一般应在受伤后的 12 h 内或延迟 5～7 d 在水肿及软组织反应消失后进行。

1.胫骨外侧平台骨折

胫骨外髁骨折通常由膝关节外翻而损伤,膝内侧的肌肉、韧带阻止胫骨髁和股骨髁分离,股骨外髁向下撞击于胫骨外髁负重关节面,关节面中央部塌陷进入海绵状的干骺端骨内,胫骨关节面外侧边缘向外裂开成 1 个或多个骨片或纵形延伸入胫骨干骺部,形成 1 个较大的外侧骨片,从侧向观呈三角形,其基底部向远侧。通常此骨片由腓骨连接保持在关节平面,偶尔外髁骨折还可伴有腓骨颈部骨折。

(1)手术方法:切口起自髌骨上缘外侧 2.5 cm,弧形向后外侧到胫骨结节外侧关节线远端大约 10 cm 处,在腓骨头前面。将外侧部皮瓣和皮下组织一起翻开,直到腓骨头和整个外侧关节面被显露。在 Gerby 结节相当于髂胫束的止点凿去一小片骨片,将髂胫束向近侧翻起,切开关节囊,如半月板没有损伤或仅有周围分离,应予保留。切开半月板冠状韧带,充分显露髁部,将此韧带向股骨髁部翻转,用内翻应力显露外髁关节面。如半月板已撕裂,必须做半月板切除或缝合术。为了显露外侧平台纵形骨折,在前外侧做 1 个倒"L"形切口,剥离伸肌起点。切口的水平部从胫骨结节向外侧延伸大约 2.5 cm,其垂直部向远侧延伸 5～7.5 cm 到胫骨嵴外侧,翻转外侧肌群直到显露骨折。拉开外侧骨片可看到胫骨嵴的中央部,外侧骨片可像书页一样翻开,显露塌陷的关节面及中央塌陷的松质骨,在塌陷的骨片下插入骨膜剥离器,慢慢地抬起关节面,再挤压松质骨使其复位。这样就形成 1 个大空腔,必须填入松质骨。不同类型的植骨都可采用,全层髂骨移植具有横向皮质支持作用。用刮匙或骨膜剥离器将移植骨紧密填塞,然后再使胫骨外髁骨片与关节面骨片互相咬合,关节面外侧缘必须整复以能支持股骨髁部。骨片抬高整复后,用几枚小的克氏针做暂时性的固定。AO"T"形钢板可用于胫骨髁部前外侧,其轮廓与髁部和近侧骨骺部相适合。若对合恰当,用合适长度的松质骨螺丝钉将接骨板固定于髁部,并与对侧皮质相接合。如果骨折是由 1～2 块大骨片伴有少量粉碎性或无粉碎性骨折和中央部塌陷所组成,可用松质骨螺丝钉、螺栓在骨片整复后做固定。如外侧皮质骨脆弱及骨质疏松,使用垫圈可防止螺钉头或钉陷入骨组织以致失去固定作用。使用具有拉力作用的螺钉非常重要,为使定位准确,使用 AO 中空螺钉固定是很好的选择。螺钉的长度必须足够,以能与对侧髁部确实衔接。螺丝钉从外侧骨片的外侧进入,方向和胫骨长轴相垂直,拧向后内侧。如果是广泛性的粉碎性骨折或骨质疏松,应加用"T"形支持接骨板,并用松质骨螺丝钉穿过,以保证取得坚固的固定。若半月板周围有分离,应小心地与冠状韧带相缝合,然后将髂胫束复位,并用"U"形钉固定。如果骨折周围边缘有轻度移位及髁部中央塌陷,则在关节面远侧大约 1.3 cm 处的髁部皮质上开窗,然后在该处插入 1 个小骨刀或骨膜剥离器,进入髁下的松质骨区,将塌陷的关节面撬到正常平面,再用移植的松质骨填充缺损。也可采用骨栓将平台加压固定。

(2)术后处理:根据固定的稳定情况,必要时将膝关节置于屈曲 45°的石膏托或支具中,3~4 d 后,如创口愈合良好,可去除石膏托,做理疗和股四头肌操练,并逐步进行主动或被动活动。患者可扶杖活动,但 3 个月内应避免完全负重。如果半月板周围已做广泛的缝合,则必须制动 3 周,然后再开始做功能锻炼。

2.胫骨内侧平台骨折

胫骨内髁劈裂骨折如需切开复位、撬起髁部及内固定,方法同外侧平台骨折一样,对劈裂压缩骨折和内髁塌陷骨折应撬起骨片,填充骨缺损处,并用 AO 钢板固定。接骨板可弯曲形成胫骨干骺部和内髁的弧度,在接骨板近侧部用松质骨螺丝钉固定,远侧部用皮质骨螺丝钉固定。

3.胫骨髁部骨折手术中的韧带修复

胫骨髁部骨折伴有侧副韧带和交叉韧带损伤较单纯损伤多见,如果不治疗,会造成膝关节不稳定,即使髁部骨折愈合,也会遗留晚期的关节不稳。在胫骨平台骨折的病例中,以内侧副韧带损伤最为多见,常伴有无移位的胫骨外髁骨折或部分压缩的胫骨外髁骨折。应力位 X 线片对做出诊断非常重要。如果胫骨髁间嵴骨折并有移位,应该及时手术,做复位及内固定。内侧副韧带修复须另做切口。若韧带已修复,髁部骨折已固定,将膝关节用大腿石膏固定,屈膝 45°。术后用长腿石膏固定两周,直到拆线,再改用膝关节支具,允许膝关节屈曲,防止完全伸直,支具保持 6 周,以后再进行全范围的 ROM 功能锻炼。

4.胫骨平台粉碎性骨折

胫骨近端粉碎性骨折影响两侧髁部,必须做手术整复。骨折通常呈"Y"形,伴有两侧髁部移位,骨折中间部可进入关节内髁间嵴区。

(1)手术方法:可选用前外侧切口,起自髌骨外上方 3 cm 处,沿髌骨外侧及髌腱呈弧形向远侧,经过胫骨结节再向远侧延伸一定长度,使足以显露近侧胫骨骨干,鉴别髌前滑囊间隙,在其下形成皮瓣并向内、外两侧翻开,显露整个髌腱及胫骨近端,再将髌腱连同胫骨结节骨片一起向近侧翻转,显露关节内侧和外侧两个间隔,整复关节面,用几枚克氏针做临时性固定,然后将 AO 的"T"形钢板置于胫骨干骺部内侧,接骨板的下端置于胫骨干内侧,接骨板要有足够的长度,以能达到固定的目的。在"T"形接骨板近侧部用几枚松质骨螺丝钉固定,远侧部用皮质骨螺丝钉固定。必要时再用 1 个较小的"T"形接骨板置于外侧,去除做临时固定的克氏针。如果半月板被保留,可将其缝合于冠状韧带。将髌腱置回原处,并使连接在韧带上的骨片塞入胫骨结节,用螺丝钉或"U"形钉将其固定。对严重塌陷的高龄患者,也可以骨水泥充填,另加牵拉螺钉。间断缝合关节囊,缝合皮下组织及皮肤。

(2)术后处理:将肢体置于大腿石膏托,屈膝 30°,3～4 d 后如创口愈合良好,将膝关节置于伸直位,可开始做轻度活动。3 周后如膝关节活动逐渐改善,可改用大腿支具,10～12 周后才可负重活动。

5.髌骨及髂骨移植重建胫骨平台关节面

有学者首次介绍了将髌骨切除用做胫骨平台关节面重建治疗胫骨外髁粉碎性骨折,学者报道了 13 例手术经验,其结果均满意,在一般情况下膝关节不痛、稳定、伸展完全、屈曲从 500 到正常。这个方法主要用于严重的髁部塌陷和粉碎性骨折,但不能作为常规方法。

6.人工膝关节置换术

对重度且难以手术整复的关节面粉碎性骨折,可预计到其关节功能丧失的患者,可根据为人工膝关节置换术的相对适应证。但应根据胫骨平台骨质的缺失程度选择合适类型的假体。

7.关节镜下胫骨平台骨折的整复与固定

对于非粉碎性胫骨平台骨折,关节镜监视下的整复与固定手术可以获得理想的效果。因其创伤小、干扰轻、手术精确和良好的功能恢复受到关节镜专业医师的推崇。通常在常规关节镜入路下观察骨折面,通过挤压、橇拨及经辅助切口的抬高、植骨等操作使关节面复位,再经皮行克氏针固定,再用中空拉力螺钉沿克氏针固定骨块。

8.胫骨平台骨折的经皮内固定

胫骨髁部骨折如能取得满意的闭合复位,经皮插入 Knowles 钉或松质骨螺丝钉,可获得足够的固定和早期进行主动性锻炼。这个方法尤其适用于不能进行广泛的手术复位内固定者,特别是老年患者或是局部皮肤条件不适宜做手术治疗者。患者经麻醉后 C 臂 X 线机控制下进行手法复位,如果取得整复,再在 X 线电视机控制下,于骨折髁部的皮下做两个小切口,插入 Knowls 钉或拉力螺丝钉,并使其到达对侧皮质。

第四节　髌骨骨折

一、髌骨在膝关节生理运动中的主要作用

(1)传导并增强股四头肌的作用力。

(2)维护膝关节的稳定。

(3)保护股骨髁,使其免受直接外伤性打击。

移位的髌骨骨折损害伸膝装置的功能,造成伸膝受限和无力,髌骨关节面的严重移位或位置不良会引起髌骨关节的退行性变,髌骨骨折的治疗目标是获得完全的解剖矫正愈合,以恢复膝关节的正常功能,而绝非简单的恢复伸膝装置的连续性。

二、发病机制与分型

髌骨骨折的发生率约为1%,以青壮年多见,大多数髌骨骨折发生在屈膝时用力收缩股四头肌的创伤事件或膝前遭受直接打击,如汽车仪表盘撞击或棒球杆打击也会引起髌骨骨折。通常,骨折时髌骨受力越大,粉碎越严重,切开复位和内固定的难度就越大。

髌骨骨折的分类根据其受伤机制可分为4个基本类型:横断型、粉碎型、纵型和撕脱型。

三、临床表现

通常在创伤事件后患者会有膝部疼痛。常可见擦伤和肿胀。大多数患者由于伸膝装置不完整而不能主动伸膝,在移位的髌骨骨折处,常可在骨折块之间摸到缺损。

多块髌骨骨折可有骨擦感,但没有骨擦感不能排除骨折。如果膝部肿胀明显,穿刺抽吸有助于缓解疼痛,可向关节内注射麻醉剂以便进行膝韧带的彻底检查。

髌骨骨折应拍摄前后位、侧位及轴位 X 线片,对骨折进行影像学检查和评估。横形骨折在侧位 X 线片上最清楚,而垂直型骨折、骨软骨骨折及关节面不平最好在轴位 X 线片上观察。有时需要对比观察对侧膝关节的 X 线片,以便将急性髌骨骨折与二分髌骨鉴别开来,二分髌骨是由于髌骨上外侧部分未融合所致,一般为双侧。

四、处理原则

如骨折无移位,关节面无严重破坏,内、外侧支持带无撕裂,可非手术治疗;如骨片分离或关节面不整齐,须做手术治疗。一般认为骨片分离小于 3 mm,关节面不一致少于 2 mm,可接受非手术治疗。如果分离或关节面不一致较大,就需手术治疗。经长期随访,非手术治疗具有良好的疗效。对髌骨骨折的治疗有各种不同的观点,特别是对髌骨切除术。因为髌骨切除后,股四头肌的作用范围、牵拉膝关节的旋转中心被缩短,需要较大的股四头肌收缩力来完成同样程度的膝关节伸直。髌骨的存在增加了膝关节旋转中心的范围,也增加了髌骨股四头肌的力学优势,使膝关节伸直作用更为有效。对髌骨切除术的异议有:

(1)虽然膝部活动可能恢复相当快,但股四头肌的强度恢复较慢。

(2)髌骨切除后忽视锻炼,股四头肌明显萎缩可存在几个月。

(3)膝关节的保护能力消失。

(4)髌骨切除处有病理性骨化存在。

有学者指出,应注意后一种并发症,较小的骨化临床表现可能不明显,但较大的可以发生疼痛和活动受限,严重的病例新骨形成足以使股四头肌肌腱的弹性消失及膝关节屈曲活动受阻;因为髌骨切除术的缺点,对非粉碎性横形骨折可做解剖复位及内固定。如果髌骨近侧或远侧已粉碎,则切除小骨片,保留较大的骨片并重建伸膝装置。如粉碎较为广泛,关节面不可能重整,则不得不做髌骨全切除。许多医师的经验证明,即使是髌骨复位并不十分理想,但经适当的功能训练后,其关节功能仍能达到较好的水平。因此,保留髌骨应是髌骨骨折处理中的重要原则。

若关节面整复完成,可用各种方法做内固定,如环形钢丝结扎、骨片间钢丝结扎、螺丝钉或钢针或 AO 张力带钢丝技术。国内的记忆合金抓髌器技术经大量的临床病例证实,在掌握合适的适应证和操作技术的基础上是十分有效的。骨科医师对内固定方法的选择可有所不同,但都希望有足够坚强的固定以能早期活动。髌骨骨折处理后的早期活动对预防关节粘连所致的关节活动度损失是至关重要的环节。

五、非手术处理

经 X 线片证实髌骨骨折线无明显移位的,可以通过伸直位的长腿石膏固定使其自然愈合。此外,中医对髌骨的正骨方法与工具对髌骨骨折的保守治疗也有较好的效果。X 线片随访以防止再移位是非常重要的。通常固定 6 周可获得较牢固的骨愈合。期间的股四头肌训练和去除固定后的 ROM 训练对功能恢复具有积极的作用。

六、手术处理

若皮肤正常,手术可以在伤后 24 h 内进行。皮肤有挫伤或撕裂伤最好住院并立即手术。如皮肤挫伤伴有表浅感染,宜延迟 5~10 d 后手术,以避免手术创口的感染。

髌骨骨折的常用手术径路通常是采用髌前横向弧形切口,长约 10 cm,弧形尖端向远侧骨片,使有足够的显露以整复骨折,并能有利于修复破裂的股四头肌扩张部。如果皮肤有严重挫伤,应避开伤处。向近侧和远侧掀开皮瓣,显露整个髌骨前面、股四头肌联合肌腱和髌腱,如骨片有明显分离并有股四头肌扩张部撕裂,必须小心显露内侧和外侧,去除所有分离的小骨片,检查关节内部,注意是否有骨软骨骨折存在。冲洗关节腔,去除凝血块及小骨片,用巾钳或持骨钳将骨片做解剖复位,并采用合适的方法将骨片做内固定。

(一)张力带钢丝固定

AO 推荐应用髌骨骨折张力带钢丝固定的原则治疗横形髌骨骨折。其固定原理是以钢丝的适当位置,将造成骨片分离的分力或剪力转化成为经过骨折处的压缩力,可使骨折早期愈合及早期进行膝关节功能锻炼。通常用两根钢丝:1 根按惯例的方法环扎,1 根贴近髌骨上极横形穿过股四头肌的止点,然后经过髌骨前面到髌腱,再横形穿过髌腱到髌骨前面即张力面,最后修复撕裂的关节囊。这种状况下,膝关节早期屈曲活动可在骨折断面间产生压缩力,使髌骨关节面边缘压缩在一起或用钢丝"8"字形交叉于髌骨前面。粉碎性骨折可再用拉力螺丝钉或克氏针做补充固定。

(二)改良张力带

改良张力带是目前治疗横形骨折较多使用的方法。显露髌骨后,仔细清除骨折表面的凝血块和小骨片,检查支持带撕裂的范围和股骨滑车沟,冲洗关节腔。如果主要的近侧和远侧骨片较大,则将骨片整复,特别要注意恢复光滑的关节面。将整复的骨片用巾钳牢固夹持,用两根 2.4 mm 的克氏针从下而上穿过两端骨片钻孔,两枚克氏针应尽可能平行,连接上下两端骨片,并保留克氏针的末端,使略为突出于髌骨和股四头肌腱附着处。将 1 根 18 号钢丝横形穿过股四头肌肌腱附着处,尽可能使骨片密合,深度要在克氏针突出处,然后经过已整复的髌骨前面,再将钢丝横形穿过下端骨片的髌腱附着处,深度也要在克氏针突出处,钢丝再返回到髌骨前面,将钢丝的两个末端拧紧,必要时另外再用第 2 根 18 号钢丝做"8"字形结扎,将 2 枚克氏针的上端弯转并切断。克氏针截短后,再将其已弯曲的末端嵌入钢丝环扎处后面的髌骨仁缘。间断缝合修复撕裂的支持带,术后不做外固定。2~3 d

后,允许患者扶腋拐行走。如果支持带没有受到广泛撕裂,5～7 d后膝关节可做轻柔的活动。如已做广泛的支持带重建,活动须延迟2～3周。

(三)钢丝(或肋骨缝线)环形结扎固定

钢丝或缝线环扎法是一种传统的髌骨骨折治疗方法,目前已被坚固的固定并使关节能早期活动的方法如张力带法等替代。钢丝穿过髌骨周围的软组织,不能取得坚固的固定,如使用该方法,须在3～4周后才能进行膝关节活动。但对于一些粉碎的髌骨无法用克氏针固定,钢丝环扎仍是可取的。

1.手术方法

先在髌骨外上缘穿入18号不锈钢丝,在髌骨上极横形经过股四头肌膜。可用硬膜外针头在以上部位穿过,然后将18号钢丝穿入针芯内,再将针头从组织中退出,18号钢丝就在针头径路上引出。再在2个骨片内侧缘的中部,相当于髌骨的前、后面之间,用同样方法将钢丝内侧端穿过。接着将钢丝的内侧端由内向外沿着髌骨远端横行穿过髌腱,并再使钢丝沿着髌骨到髌骨外上缘,这样就可使髌骨缝合。如果钢丝只通过肌腱而不经过骨片,固定就不牢固,因为在张力下钢丝可使软组织切断,造成骨片分离,尤其是缝合位于后方基底处,更易造成前方分离。将钢丝的位置处于髌骨前、后面之间的中心位可阻止骨片向前、后张开,相近的骨片可用巾钳或持骨钳将它们保持在正确位置,然后将钢丝收紧后再将两端拧紧。骨片整复后,要特别注意关节面的关系,并在关节囊缝合前直接观察和触诊。最后切断残余钢丝,将残端埋入股四头肌腱内。钢丝两端拧紧之前,先在钢丝插入处将其前面一部分拧紧,再把缝合后露在外面的钢丝两端拧紧,使钢丝两端都产生压力并通过骨折部位起固定作用。

2.术后治疗

术后用石膏托固定,鼓励患者做股四头肌训练,几天后可使患者在床上做抬腿锻炼。10～14 d拆线,用石膏筒将膝关节置于伸直位。如果小腿肌肉有控制力,可允许患者用拐杖行走。横形骨折在3周拆除石膏,可做轻度活动锻炼;6～8周肌肉力量恢复时即可不用腋杖。骨折愈合后在大多数情况下应拔除钢丝,否则其会逐渐断裂而致疼痛和取出困难。

(四)记忆合金聚髌器

记忆合金聚髌器利用记忆合金在常温下的记忆原理,设计了爪形髌骨固定装置。将髌骨整复后,将聚髌器置于冰水中使其软化,将其固定钩稍拉开并安装于髌骨前面,使其设计的钩状爪固定髌骨的上下极,待恢复体温后,记忆合金硬化并回复原状,从而获得牢固固定。

（五）髌骨下极粉碎性骨折的处理

髌骨下极撕脱是髌骨骨折中常见的类型，表现为髌骨远端小骨块的粉碎性骨折，留下较为正常的近侧骨片。这个骨片是伸膝装置的重要部分，应该保留。由于后期发生髌股关节炎的情况很多，因此要仔细地将髌腱缝合于骨片上，注意避免骨片翘起和尖锐的骨片边缘磨损股骨滑车沟。

横形切口显露骨折，清除关节内的小骨片和软骨碎片，如果近侧骨片较大，应将其保留，修整关节囊和肌腱的边缘，切除粉碎骨片，保留一小片髌骨远极的小骨片深埋于肌腱中以便于定位。修整近侧骨片的关节缘并用骨挫挫平。在近侧骨片的关节面正好位于关节软骨前面向近端钻两个孔，用1个针头穿过附着于髌腱上的小骨片远侧，引入18号钢丝，再将钢丝两端穿过已钻孔的近侧骨片，将钢丝拉紧，这样可使髌韧带内的小骨片翘起呈直角方向连接于相对的骨折面。如果缝合钢丝位于骨折处后面，髌腱可与骨片的关节缘基本相连，因此可阻止小骨片切翘起，使其粗糙面不会接触股骨。也可以粗缝线代替钢丝结扎。

偶尔也有髌骨近端粉碎性骨折，留下远侧骨片大半，若这个骨片具有光滑的关节面，也应保留，并按已叙述过的方法处理，但应考虑到大部分髌骨下极没有关节软骨覆盖。如果残余的髌骨小于1/2，应把残余髌骨完全切除，尽可能保留大部分髌骨和髌腱，清除关节内的骨片并冲洗清创，用18号不锈钢丝穿过髌骨边缘和髌腱缝合，并将内、外侧关节囊及股四头肌扩张部重叠缝合，钢丝收紧，将肌腱末端完全外翻于关节外面。缝紧时，钢丝能形成直径约2 cm的环形，咬断拧紧后的钢丝残端并埋入股四头肌腱内，间断缝合关节囊，并将股四头肌腱和髌腱末端重叠缝合，将伸膝装置稍缩短，术后将膝关节保持伸直位，以维持伸膝装置张力。

第五节　胫腓骨骨干骨折

胫腓骨不仅是长管状骨中最常发生骨折的部位，且以开放性多和并发症多而被大家所重视，发病率约占全身骨折的13.7%，其中以胫腓骨双骨折最多，胫骨骨折次之，单纯腓骨骨折最少。胫腓骨由于部位的关系，遭受直接暴力打击、压轧的机会较大，所以开放性骨折多见。

一、致伤机制

（一）直接暴力

指外力直接撞击引起，多见于交通事故、工矿事故、地震及战伤情况下。一般多属开放性及粉碎性骨折，在治疗上问题较多。暴力多来自小腿的前外侧。骨折线呈横断形、短斜形或粉碎性。两骨折线多在同一平面,骨折端多有重叠、成角、旋转移位。因胫骨位于皮下,如果暴力较大,可造成大面积皮肤剥脱,肌肉、骨折端裸露。如发生在胫骨中下 1/3 处骨折时,由于骨的滋养血管损伤,血运较差,加上覆盖少,以致感染率高。所以,该处骨折易发生骨的延迟愈合及不愈合。

(二)间接暴力

主要为扭曲暴力,多见于生活及运动伤,骨折多为螺旋形或斜形,以闭合性为常见。如从高处坠落、强力旋转扭伤或滑倒等所致的骨折,骨折线多呈长斜形或螺旋形。骨折移位,取决于外力作用的大小、方向,肌肉收缩和伤肢远端的重量等因素。

二、分型

一般依据骨折后局部是否稳定而分为以下两型:

(一)稳定型

指不伴有胫腓关节脱位的胫骨单骨折或腓骨单骨折;在胫腓骨双骨折中,至少胫骨为横形或微斜形,表明骨折复位后,断面相对稳定者;胫骨或腓骨横形或单骨折伴有胫腓关节脱位者;以及 16 岁以下的孩子骨折,甚至胫腓骨双骨折,其骨折线呈斜形、螺旋形及粉碎性者或伴有胫腓关节脱位的胫骨非横形骨折。儿童病例主因其肌力较弱,加上骨膜较厚,且大多保持一定联系,复位后不易再移位,因此,在处理上与成年人有所差别。

(二)不稳定型

指胫腓骨双骨折,其骨折线呈斜形、螺旋形及粉碎性者或伴有胫腓关节脱位的胫骨非横形骨折。这类骨折是胫腓骨损伤治疗中的难点,其不仅暴力较重,且骨折情况多较复杂,尤其是粉碎性骨折,不仅治疗上难度较大,且易引起延迟愈合或不愈合,甚至假关节形成,从而直接影响预后。

此外,尚有依据有无创口分为开放性与闭合性;依据有无神经血管伤分为单纯型及复合型;依据骨折损伤程度分为轻度、中度和重度等。Muller 的分类为 AO 内固定等器材的使用提供了依据。

三、诊断

这种损伤的诊断多无困难,但必须注意有无神经血管的伴发伤,是否伴有肌间隔症候群以及创口的详细情况和污染程度的评估等,均应全面加以考虑。

(一)外伤史

胫腓骨骨折多为外伤所致,如撞伤、压伤、扭伤或高处坠落伤等,应全面加以了解,包括致伤机制等,以判定有无伴发小腿以外的损伤,并询问有关小腿以外的损伤,尤其应及早注意发现头颅、胸、腹伤。对小腿局部应了解有无被挤压或重物压砸情况,以判定小腿肌群受损情况,此对早期发现肌间隔症候群至关重要。

(二)临床表现

1.症状

胫骨的位置浅表,局部症状明显,包括伤肢疼痛并出现肿胀,局部有压痛并出现畸形等。一般情况下诊断并不困难。在诊断骨折的同时,要重视软组织的损伤程度。胫腓骨骨折引起的局部和全身并发症较多,所产生的后果也往往比骨折本身更严重。尤应注意有无重要血管神经的损伤,当胫骨上端骨折时,特别要注意有无胫前动脉、胫后动脉以及腓总神经的损伤;并要注意小腿软组织的肿胀程度,有无剧烈疼痛,以判定有无小腿筋膜间隙综合征的可能。

2.体征

小腿肢体的外形、长度、周径及整个小腿软组织的张力;小腿皮肤的皮温、颜色;足背动脉的搏动;足趾的活动、有无疼痛等。此外,还要注意有无足下垂等。正常情况下,踇趾内缘、内踝和髌骨内缘应在同一直线上,并与健肢对比,当胫腓骨折发生移位,则此正常关系丧失。

对小儿骨折,由于胫骨骨膜较厚,骨折后仍能站立,卧位时膝关节也能活动,局部可能肿胀不明显,尽管临床体征不典型,但如小腿局部有明显压痛时,应常规拍摄正侧位 X 线片,以判断有无骨折,以防漏诊。

3.特殊检查

怀疑血管损伤时,可做下肢血管造影以明确诊断。有条件的医院可做数字减影血管造影(DSA)检查,可清晰显示患肢血管状态或是选用超声血管诊断仪进行检查,当小腿外伤性血管断裂或栓塞进行检测时,可在超声血管诊断仪示波器上出现无动脉搏动曲线,呈现一直线,笔描器上也呈现一直线,在流道型多普勒成像法中也不显像。超声血管诊断仪是一种较为简便的无创伤性检查,可在临床上逐步普及推广。

怀疑腓总神经损伤时,应做肌电图或其他无损伤性电生理检查。

(三)影像学检查

小腿骨折要常规做小腿的正侧位 X 线片,如发现在胫骨下 1/3 有长斜形或螺旋形骨折或胫骨骨折有明显移位时,一定要注意腓骨上端有无骨折。为防止漏诊,一定要加拍全长的胫腓骨 X 线片,有学者曾遇到数例此种原因所引起的胫腓骨双骨折后期病例,临床医师一定要注意此点。对单纯的小腿骨折,一般无须 CT 或 MRI 检查。

四、治疗

（一）非手术治疗

移位、粉碎程度轻微的单发、闭合、低能量骨折，可以在复位后使用长腿石膏管型固定，然后逐渐开始负重。

于膝关节屈曲 0°～5°使用石膏管型固定，扶拐保护下根据患者耐受程度尽快负重，在伤后第 2～4 周逐渐完全负重。

3～6 周或以后，将长腿石膏管型更换为胫骨负重管型或骨折支具。

有报道愈合率高达 97%，但延迟愈合或不愈合时需要延期负重。后足僵硬是发现的最主要问题。

1.允许范围内的骨折复位

（1）建议内翻或外翻成角应＜5°。

（2）建议前或后成角应＜10°（最好是＜5°）。

（3）建议旋转畸形应＜10°，外旋畸形可耐受程度要好于内旋畸形。

（4）建议骨折短缩应＜1 cm；分离＞5 mm 可能会使愈合延迟 8～12 个月。

（5）建议皮质接触范围应＞50%。

（6）体表检查时髂前上棘、髌骨中心、第二近节趾骨基底应位于一条直线上。

2.愈合时间

（1）平均愈合时间是（16±4）周；变化较大，取决于骨折类型和软组织损伤程度。

（2）愈合时间＞20 周被定义为延期愈合。

（3）不愈合：临床和 X 线片表现为愈合潜力丧失，如骨折端出现硬化带、数周内骨折间隙没有变化等。骨折超过 9 个月仍未愈合，被定义为不愈合。

3.胫骨应力骨折

（1）治疗包括停止所从事的运动。

（2）使用短腿石膏管型固定，行走时可以部分负重。

（3）非手术治疗无效或移位骨折可以考虑手术治疗。

4.腓骨干骨折

（1）治疗方法是根据患者耐受程度负重。

（2）可以进行短期固定，其目的是减轻疼痛而非保证愈合。

（3）由于腓骨干肌肉附着广泛，所以不愈合少见。

（二）手术治疗

1.髓内针固定术

（1）髓内针手术的优点是能保留骨膜血供，减少软组织损伤。另外，还有能控制力线、横行移位和旋转的生物力学优势。所以此方法被推荐用于多种类型骨折的固定。

（2）锁定髓内针与非锁定髓内针

①锁定髓内针：能控制旋转；能有效地防范粉碎骨折、有严重骨丢失骨折的短缩。在后期为了促进愈合，可以去除锁定螺钉对骨折端进行动力化。

②非锁定髓内针：在负重时允许骨折端加压，但难以控制旋转。非锁定髓内针的应用很少。

（3）扩髓髓内针与非扩髓髓内针

①扩髓髓内针：适用于绝大多数闭合骨折和开放骨折。能够对骨折端起到良好的夹板固定作用，而且能适用更粗、更结实的髓内针。

②非扩髓髓内针：有学者认为对于骨膜血供已被破坏的开放骨折，非扩髓髓内针能保留髓内血供。目前仅用于分级较高的开放骨折；缺点是较之更粗的髓内针，其强度偏弱，而且内固定物疲劳断裂危险性高。近期研究资料显示，此方法适用于闭合性胫骨骨折。

2.弹性针固定术

（1）髓内多根弯针固定能在减小髓内血液循环的同时，提供弹性力量来对抗成角和旋转。

（2）目前在美国，由于不稳定骨折类型占多数、髓内针的成功应用这两个原因，所以弹性针手术的应用罕见。

（3）建议仅用于骨骺未闭的青少年、儿童骨折患者。

3.外固定架固定术

（1）主要用于治疗严重开放骨折，也可用于伴有间室综合征、合并头颅损伤或烧伤的闭合骨折。

（2）目前在美国，越来越多的开放骨折病例使用扩髓髓内针治疗，所以外固定架的应用正在减少。

（3）愈合率：可达90％，平均愈合时间为3～6个月。

（4）针道感染发生率为10％～15％。

4.接骨板螺钉固定术

（1）通常用于累及干骺端或骨骺的骨折。

（2）成功率可高达97％。

（3）随着损伤类型能量的增加，感染、切口破溃、畸形愈合或不愈合等合并症的发生率也有所增高。

5.胫骨近端骨折

（1）占所有胫骨干骨折的7％。

(2)使用髓内针固定此类骨折难度较大,常常会发生力线异常,其中以外翻畸形和向前成角畸形常见。

(3)如欲使用髓内针固定,术中可能需要应用某些特殊技术,如阻挡螺钉、单皮质螺钉接骨板、外固定架或髓内针入点偏外侧。

(4)近几年来,经皮插入接骨板治疗此类骨折逐渐增多。

6.胫骨远端骨折

(1)使用髓内针同样存在力线异常的危险。

(2)如欲使用髓内针固定,腓骨接骨板固定或使用阻挡螺钉将有助于预防力线异常的发生。

(3)近几年经皮插入接骨板治疗此类骨折逐渐增多。

7.腓骨完整时的胫骨骨折

(1)如果胫骨骨折无移位,治疗方法可以采取长腿石膏管型固定、早期负重。需要严密观察以便发现内翻趋势。

(2)有学者认为即使胫骨骨折无移位,也应采取髓内针固定。

(3)存在内翻位畸形愈合的可能性(25%),患者年龄>20岁时尤为多见。

8.筋膜切开减张术

当发现间室综合征的证据时,应急诊使用经单切口或多切口技术行小腿四筋膜间室(前、外、后浅、后深)切开减张术。在骨折固定后,筋膜切开处不要缝合。

五、合并症

(1)畸形愈合:包括所有畸形角度在可接受范围以外的骨折畸形愈合。见于非手术治疗和干骺端骨折。

(2)不愈合:可见于高速损伤、开放骨折(Gustilo Ⅲ度多见)、感染、腓骨完整时、固定不足时及原始骨折有移位时。

(3)感染(多见于开放骨折后)。

(4)软组织缺损:开放骨折延期覆盖伤口时间超过7~10 d时感染率较高。局部旋转皮瓣或游离皮瓣可用于覆盖伤口。

(5)膝关节和(或)踝关节僵硬可见于非手术治疗后。

(6)膝关节痛:是髓内针固定术后最常见的合并症。

(7)内固定物断裂:髓内针及锁定螺钉断裂的发生率取决于所用髓内针的粗细和所选用的金属类型。越粗的扩髓髓内针使用的锁定螺钉越粗;使用小直径锁定螺钉的非扩髓髓内针出现髓内针和螺钉断裂的发生率更高。

(8)胫骨干热坏死:理论上髓内针手术存在胫骨干热坏死这种合并症。近期有基础研究支持减少止血带的应用。

(9)反射性交感神经营养不良:最常见于无法早期负重、管型固定时间过长的骨折患者。其特点是早期疼痛、之后出现肢体萎缩。X线片表现为足、胫骨远端斑块状去矿化和踝关节马蹄内翻。治疗方法包括穿戴弹性加压袜、负重、交感神经阻断、佩戴足支具及积极的物理治疗。

(10)间室综合征:前间室受累最为常见。在切开复位或闭合复位时压力最高。需要行筋膜间室切开术。该合并症出现后 6~8 h 会出现肌肉坏死。后深间室综合征不累及浅层间室,有漏诊的可能,最终会造成爪形趾。

(11)神经血管损伤:除高速、严重移位、开放骨折外,血管损伤少见。最常见于胫前动脉穿过小腿近端骨间膜处。需要行大隐静脉移植术。腓总神经容易在腓骨近端受到直接创伤,其损伤还见于有严重内翻成角的骨折。过度牵引会造成神经牵拉性损伤,石膏塑形或衬垫不良会造成神经麻痹。

(12)脂肪栓塞。

(13)爪形趾畸形:可见于伸肌腱瘢痕形成或后间室肌肉缺血。

第三章

骨盆与髋臼损伤

第一节 骨盆骨折

骨盆骨折较常见,占全身骨折的 1%～3%,多由强大的直接暴力所致,如压砸、辗轧、撞挤或高处坠落等。骨盆骨折常合并有腹腔内脏损伤或大量内出血,因此休克发生率很高。在因交通事故死亡的患者中,骨盆骨折是第三位死亡原因,造成骨盆骨折死亡的主要原因是伴发的严重损伤和失血性休克。

一、损伤机制

骨盆骨折多因直接暴力所致。依照损伤暴力的方向及作用部位,损伤机制分为四种。①骨盆前后挤压暴力:不论伤员处于俯卧或仰卧位,首先发生骨盆前环骨折,包括耻骨联合分离、耻骨体骨折、单侧或双侧耻骨上下支骨折,断端分离。如前后挤压暴力继续,因两侧髂骨翼开口成前宽后窄的状态。此时,髂骨受挤压向外旋转变位,继而骨盆后环损伤。②骨盆侧方挤压暴力:首先发生骨盆前环闭孔区的骨折,损伤可局限在一侧耻骨单支或上下支或双侧耻骨上下支骨折,断端重叠嵌插。侧方挤压暴力如再进一步,可造成髋臼处骨盆横断骨折或髋臼前壁和前柱同时骨折或髋臼后壁和后柱同时骨折或臼底穿裂骨折伴股骨头中央性脱位。③骨盆受侧前方暴力:是一种特殊的损伤。当汽车相撞,伤员为司机时,均为坐姿,下肢屈膝屈髋外展位,侧前方暴力通过股骨向后内侧冲击,先发生前环骨折,继而髋臼骨盆横断、双柱伴髋臼前、后壁骨折,同时发生股骨头后脱位。④骨盆受垂直剪切暴力(如伤员从高处坠落,单肢着地):发生臼顶骨折伴股骨头脱位。严重者,先发生前环骨折,继而髋臼骨盆穿裂横断、双柱劈裂骨折,臼顶及其上方髂骨纵裂骨折,股骨头中心脱位。

由间接暴力造成骨盆骨折较少见,多为肌肉附着点撕脱骨折,常见于青少年,由于奔跑、跳跃等猛烈的肌肉收缩,发生髂嵴、髂前上棘或坐骨结节的骨骺撕脱或局部肌肉附着点的骨块撕脱。

二、分类

骨盆骨折分类方法有很多种。Tile根据骨折的AO通用命名原则,将骨盆骨折分成A(稳定)、B(旋转不稳定,垂直稳定)和C(旋转及垂直不稳定)三大类型及相关亚型。该分类原则得到AO组织推荐并进一步细分,目前被国际上广泛使用。除此之外,某些情况下,历史上沿用的一些具有一定实用价值的分类方法,在此一并列出。

(一)骨盆骨折(Tile)分类

A型——稳定型,轻度移位。

A1型:无损于骨盆环完整的骨折,如坐骨结节、髂前上嵴和髂骨翼骨折等。

A2型:稳定移位较小的骨折,如耻骨支或坐骨支单侧或双侧骨折等。

A3型:骶尾骨的横断骨折,不波及骨盆环。

B型——旋转不稳定,垂直稳定性骨折。

B1型:开书型骨折,前后方向挤压暴力或外旋暴力作用在骨盆上,造成耻骨联合分离,使得骨盆像开着的书本。

B2:骨盆侧方挤压损伤或髂骨旋转损伤。

B3型:双侧B型损伤。

C型——旋转及垂直不稳定(垂直剪力)。

C1型:单侧损伤,后部损伤可能为髂骨骨折,骶髂关节无损伤;也可能是骶髂关节单纯脱位或合并骨折或骶骨骨折,半侧骨盆移向上方。

C2型:对侧损伤,受力侧髂骨后部和耻骨支骨折。对侧骶髂后韧带、骶棘和骶结节韧带损伤,髋骨外旋,骶髂关节脱位。

C3型:合并髋臼骨折。

(二)按骨盆骨折稳定程度分类

1.撕脱性骨折

因肌肉强烈收缩造成的髂前上、下棘或坐骨结节撕脱骨折。

2.稳定型骨盆骨折

为不涉及骨盆主弓的骨折,即骨盆环一处骨折,如一侧耻骨上支或下支、髂骨翼骨折、耻骨联合分离、骶骨下方骨折或尾骨骨折;另外一侧耻骨上、下支骨折同时有对侧耻骨上支或下支骨折亦属此类。此类骨折不需复位,不需牵引,不需手术,通过卧床休息可得到治愈。

3.不稳定型骨盆骨折

涉及骨盆主弓的骨折,即骨盆环有两处骨折,如一侧耻骨上下支骨折合并同侧骶髂关节脱位或合并骶髂关节附近的髂骨或骶骨骨折；一侧骶髂关节脱位合并耻骨联合分离或合并双侧耻骨上下支骨折。由于骨盆环具有两处以上的骨折，盆环解体，并发症多，治疗困难。

4.髋臼骨折

包括髋臼缘或臼底骨折造成股骨头中心性脱位，股骨头突入盆内。

（三）根据骨盆环受损程度分类

1.骨盆环仍保持完整的孤立性骨折

骨折发生在骨盆的边缘，未破坏骨盆环的完整与稳定。常见有以下四种类型。

(1)骨盆边缘撕脱骨折：多因在体育运动时突然而来未加控制的用力，肌肉猛烈收缩而将其起点处骨折撕脱，如缝匠肌撕脱髂前上棘，股直肌撕脱髂前下棘，腘绳肌撕脱坐骨结节。

(2)髂骨翼骨折：多为直接暴力所致。骨折可为线型或粉碎，大多无明显移位。

(3)单一的耻(坐)骨支骨折：侧方挤压，可造成一侧或两侧单一的耻(坐)骨支骨折。骨盆环的稳定性未受影响，骨折端无明显移位。

(4)孤立性骶骨横断骨折：多为后仰坐倒撞击所致。骨折在两骶髂关节下缘连线平面以下或有向前轻度移位。

2.骨盆环单处骨折

骨盆环仅在一处断裂骨折，仍较稳定，骨折多无明显移位，并发症少。常见的有以下4种类型。

(1)单侧耻骨上下支骨折：骨盆受侧方对冲外力挤压，单侧耻骨上下支骨折。骨盆后壁仍保持完整，骨盆环的稳定型无明显影响，骨折多无明显移位。

(2)髂骨体骨折：多为直接暴力所致。骨折虽侵犯承重弓，但髂骨后上部仍与骶骨牢稳组成骶髂关节，骨折无明显移位。

(3)耻骨联合轻度分离：孤立性耻骨联合轻度分离少见，分离间隙较大者常同时合并骶髂关节损伤。

(4)骶髂关节半脱位：这是唯一具有重要意义的骨盆环孤立性损伤。骶髂关节半脱位使关节失稳，引起持久性疼痛。

3.骨盆环的联合骨折

骨盆环两处或两处以上断裂，骨盆环完全破裂而失去稳定性，骨折端多有重叠错位或分离，骨盆亦常变形。常伴有大出血和盆腔脏器等多种合并伤，病死率较高。骨盆环的联合骨折可分为以下两种类型。

(1)骨盆环前部联合骨折：两处骨折都发生在耻骨段上，可以是双侧耻骨上下支骨折或为单侧耻骨上下支骨折与耻骨联合分离。常合并尿道损伤。由于骨盆后壁仍保持完整,骨折移位不大。

(2)骨盆环前后部联合骨折:骨盆环前后部同时断裂,骨盆分为两半而完全失去稳定性。伤侧半个骨盆可发生旋转和向上移位,使骨盆变形与下肢短缩,是骨盆骨折最严重的一类。常见的是耻骨联合分离和一侧骶髂关节脱位或髂骨、骶骨骨折或者为单侧耻骨上下支骨折合并骶髂关节脱位或骶骨、髂骨骨折。骨盆前后向外力挤压时,伤侧半个骨盆将外翻外旋呈现张弓变形(分离型)。如受侧方挤压,则骨盆向中线移位和内翻内旋变形(压缩型)。高处坠落产生身体纵轴暴力可造成半侧骨盆骨折脱位(垂直剪力型),伤侧坐骨棘与第5腰椎横突骨折,半侧骨盆常向上移位。

4.髋臼骨折

髋臼为骨盆的侧壁,分前柱、后柱与穹顶三个部分。前柱包括髂前下棘以下的全部耻骨及臼的前下1/3(前壁)。后柱包括整个坐骨及臼的后下1/3(后壁)。髋臼的上1/3为穹顶,臼底称为内壁。髋臼骨折是骨盆骨折中较少见的一类,骨折可发生在上述每个部位。髋臼骨折分两大类:

(1)无移位型:即髋臼骨折无移位或轻微移位,髋臼与股骨头解剖关系正常。

(2)移位型:指髋臼骨折移位,合并或不合并股骨头脱位。常见有以下三种类型。单纯髋臼壁骨折:后壁骨折伴股骨头后脱位(常见),前壁骨折(少见)。单纯髋臼柱骨折:髋臼后柱骨折伴股骨头后脱位以及髋臼前柱骨折伴股骨头前脱位。第3种是髋臼横断骨折合并股骨头中心脱位。以上三种类型可单独发生,也可联合存在。

(四)为便于临床治疗分类

将骨盆骨折分为盆环变形与不变形骨折两大类,便于治疗和引起临床医师的重视。

1.盆环不变形骨折

不论盆环几处骨折,而盆环基本保持原形,不影响骨盆的稳定,除对移位较大的骨折块需手术复位固定外,一般不需要手术治疗。

(1)髂骨翼骨折。

(2)耻骨或坐骨单支骨折。

(3)骶骨横断骨折:指S_2以下的骶骨横断骨折,不影响盆环形态。

(4)尾骨骨折脱位。

(5)髂前上、下棘,坐骨结节撕脱骨折或骨骺分离。

2.盆环变形骨折

骨盆前、后环联合损伤是较严重的一种,骨折端发生分离或重叠变位。前、后环联合损伤的最终表现是发生各种组合的半盆脱位。

重叠型:骨盆受侧方挤压暴力,断端重叠,塌陷变位。分为:①单侧或双侧耻骨上下支骨折,耻骨联合分离伴一侧耻骨上下支骨折:单侧耻骨上下支及另一侧耻骨体骨折,断端重叠变位。②单侧或双侧耻骨上下支骨折及耻骨联合分离重叠伴单侧或双侧骶髂关节后韧带撕裂,但未脱位。③重叠型伴盆脱位:指骨盆前后联合损伤,前环骨折包括一侧或双侧耻骨上下支骨折或耻骨体骨折或耻骨联合分离;后环骨折包括骶髂关节撕脱或其附近的髂骨骨折或骶骨骨折等。最后发生前后环骨折的各种组合的半盆脱位。断端重叠,塌陷变位,髂骨内旋、内收变位,伤侧半盆因腰肌、腹肌的牵拉向上后移位。

分离型:骨盆遭受前后挤压暴力,折端分离移位。两侧髂骨翼前宽后窄,受前后挤压暴力后,前环骨折,两侧髂骨如翻书本样向两侧外旋、外翻,称为翻书型损伤,进而发生后环骨折,造成严重的前后环联合损伤,表现为各种组合的半盆脱位。分为:①耻骨联合分离,耻骨体骨折,单侧或双侧耻骨上下支骨折,断端分离,无后环损伤。②上述四种前环骨折中任何一种伴单侧或双侧骶髂关节前韧带撕裂,但未脱位,呈翻书形,断端分离。③分离型半盆脱位,即骨盆前、后环联合损伤。前环损伤包括耻骨联合分离,耻骨体骨折,单侧或双侧耻骨上下支骨折;后环损伤包括骶髂关节脱位,关节附近的髂骨或骶骨骨折。前、后环联合损伤造成各种组合的半盆脱位,表现为断端分离,髂骨外旋、外翻。

垂直型:即中间型,多由高处坠落,单足着地,骨盆遭受垂直剪力损伤,伤侧半盆向上后移位,此种表现与分离型及重叠型半盆脱位相同,所不同之处是髂骨无旋转变位,也无塌陷、重叠等表现。分为:①单侧耻骨上下支骨折伴同侧骶骨骨折所致的半盆脱位,髂骨无旋转移位,称为莫尔盖尼(Malgaine)垂直型半盆脱位。②单侧耻骨上下支骨折伴对侧髂骨骨折所致的半盆脱位,髂骨无旋转变位,称为Malgaine垂直交叉型半盆脱位。

三、诊断步骤

(一)病史采集要点

1.外伤史

受伤的时间、受伤方式及受伤原因,外力的性质、方向及大小;如果伤员意识清楚,应询问受伤后即刻的处理方式、伤后体液摄入情况、大小便情况、女性患者应询问月经史及是否妊娠等。

2.疼痛的特点

(1)部位、持续时间、程度及性质。

(2)是否伴有肿胀及与肿胀的关系。

3.行走与活动情况

是否伴有运动功能障碍及程度。

(二)体格检查要点

1.一般情况

仔细检查患者的全身情况,明确是否存在出血性休克、盆腔内脏器官损伤,是否合并颅脑、胸、腹内脏器伤。

2.局部检查

(1)外观:局部活动受限、皮肤挫裂伤及皮下淤斑;开放性骨折伤口内可直接看到骨折线或骨折碎块;骨盆是否倾斜、变形,双侧臀沟是否对称,双下肢不等长等。

(2)功能检查:骨盆环为一相对固定的整体,活动度很小,若活动度显著增大并伴有疼痛时,多有骨折发生。

(3)触诊:是否触及骨擦感;正常解剖标志,如耻骨联合、耻骨结节、髂嵴、坐骨结节等是否发生位置的改变、压痛或本身的碎裂和异常活动;肛门指检是否可触及骶尾骨骨折线或碎骨片,手指退出时是否有血液或便液随手流出。

(4)特殊检查:骨盆挤压及分离试验、床边试验、"4"字试验是否阳性。

(三)辅助检查要点

对血流动力学不稳定或多发性损伤患者,前后位 X 线检查是最基本和最重要的,但不要在影像学检查上浪费时间,以免延误治疗,更重要的是尽快复苏患者。

1.X 线检查

是明确骨盆骨折的主要手段,同时还能观察到骨盆骨折的类型、是否移位及判断移位程度。对骨盆前后位 X 线片上显示有骨盆环骨折者,为明确了解骨折移位情况,还应再拍摄骨盆入口位和出口位片。

2.CT 检查

只要情况允许,对骨盆骨折者都应该做 CT 检查。与 X 线检查相比,CT 具有以下优点:可以在不同的平面清楚地显示半侧骨盆移位情况;特别适用于髋臼骨折;可以发现一些 X 线平片不能发现的骨折;骨盆三位重建 CT 和螺旋 CT 更能从整体显示骨盆损伤后的全貌。

3.MRI

急诊患者很少选用,有助于发现盆内血管、神经及脏器损伤。

4.数字减影血管造影(DSA)

适用于合并大血管损伤的患者,可以明确出血原因及部位,同时进行治疗。

5.诊断性腹腔穿刺

有腹痛、腹胀及腹肌紧张等腹膜刺激征表现者,可行诊断性腹腔穿刺。

四、诊断对策

根据患者的病史、临床症状、体征及 X 线所见,不难诊断。

(一)病史与症状

继发于暴力冲击或挤压的外伤史;局部疼痛,活动下肢时骨盆部疼痛加剧。

(二)局部表现

伴有较广泛的肿胀淤斑,不稳定的骨盆骨折可有骨盆明显变形、双下肢不等长或明显的旋转畸形、两侧的脐-髂前上棘间距不等、耻骨联合间隙显著增宽或变形;局部压痛明显,可触及骨擦感;骨盆挤压与分离试验在骨盆环连续性未受损害的患者中呈阴性,否则为阳性。

(三)X 线表现

低能量外力造成的不影响骨盆稳定性的骨折如单纯耻骨支、坐骨支骨折和耻骨联合分离等 X 线表现比较容易确认。高能量外力造成的骨盆前后环同时受损的不稳定骨折需结合三张不同体位的 X 线片了解骨折移位情况:

1.侧方压缩型骨折

X 线示骨盆压缩变形,向健侧旋转,骨折端重叠移位,伤侧髂骨内旋髂骨翼影响变窄,闭孔变大,耻骨联合向对侧移位,耻骨支骨折端重叠。

2.前后压缩型骨折

X 线示骨盆张开,伤侧髂骨外展外旋,髂骨翼影响变宽,闭孔变小,耻骨联合或耻骨断端互相分离,髂骨与骶骨形象重叠,坐骨结节异常隆突,股骨外旋。

3.垂直压缩型骨折

X 线示伤侧半骨盆向上移位,无髂骨翼扭转变形。

五、治疗

(一)治疗原则

对有骨盆骨折的多发伤者,其治疗原则仍然是:首先治疗威胁生命的颅脑、胸、腹损伤,其次是设法保留损伤的肢体,而后及时有效的治疗包括骨盆骨折在内的骨与关节的损伤。McMu 着眼于严重骨盆骨折及其伴发和合并损伤的救治,曾提出 ABCDEF 方案,具体内容是:A(airway 气道)通畅呼吸道,注意胸部伴发伤、气管插管、胸腔闭式引流。B(bleeding 出血)扩充血容量,危重者可急输 O 型血。输注 SL 液体和血后给予 2~3 个单位新鲜冻干血浆和 7~8 个单位血小板、抗休克裤、监测凝血指标。C(CNS 中枢神经系统)过度通气,保持二氧化碳分压($PaCO_2$)在 30~

35 mmHg、肾上腺皮质激素。D(digestive 消化)腹内脏器损伤、脐上诊断性腹腔灌洗。E(excretion 排泄)尿道、膀胱损伤。F(fracture 骨折)其他部位骨与关节损伤。根据近年来的进展,应在 B 项中增加 7.5% 高渗盐溶液 200 mL 静脉推注和用外固定器固定不稳定骨盆骨折;C 项中肾上腺皮质激素应改为大剂量方案;D 项中将腹部 B 型超声列为筛查腹部内脏损伤的首选方法。

对骨关节损伤早期手术固定的主张和成功的实践促使将需要手术固定的不稳定骨盆环骨折也列入早期适应证,以求减少脂肪栓塞综合征(FES)、弥散性血管内凝血(DIC)、急性呼吸窘迫综合征(ARDS)等严重并发症。在伤后 8 h 内早期固定不稳定骨盆骨折较晚期手术者并发症少,存活率高,康复快。此外,在伴发腹内脏器和(或)合并泌尿生殖系统损伤的骨盆不稳定骨折者,应在手术治疗脏器损伤的同时,整复、内固定移位的耻骨联合或耻骨联合附近的耻骨支骨折或应用外固定装置。仅固定前环虽不能达到完全整复固定后环移位的骨折和脱位,但可减少不稳定骨盆骨折的异常活动,对控制出血和预防严重并发症仍有益处。

(二)治疗方法的选择及适应证

骨盆骨折本身的治疗临床上分为非手术和手术治疗两个类别。非手术治疗是传统的治疗方案,包括卧床、手法复位、下肢骨牵引和骨盆悬吊牵引。手术治疗包括外固定器和切开复位内固定。20 世纪 70 年代以前,临床多采用非手术治疗方案,但对不稳定骨盆骨折特别是有明显移位者,多不能恢复骨盆环的解剖和稳定,因而常有明显的后遗症。

当然骨盆骨折的非手术和手术治疗各有其适应证,其主要依据是骨盆环是否稳定和不稳定的程度。非手术治疗的适应证是:①骨盆环稳定骨折(A 型),如撕脱骨折和无明显移位的骨盆环一处骨折。②骨盆环两处损伤而失稳,但影像学上无或轻微移位者(B1、B2)。③因早期救治需要经卧床、牵引治疗后,影像学证明复位满意者。④有手术禁忌或不宜手术治疗的多发伤者。手术固定适用于不稳定型骨盆骨折,有外固定器和切开复位内固定两大类别。外固定器的适应证是:①在急诊科用于有明显移位的 B1、B2 和 C 型不稳定骨盆骨折,特别是并发循环不稳定者,以求收到固定骨盆和控制出血的效果,并有减轻疼痛和便于搬动伤员的作用。②旋转不稳定(B1)型的确定性治疗。③开放性不稳定型骨折。外固定是急诊处理严重骨盆骨折时最为恰当的措施。

(三)骨外固定器固定

外固定器品种多样,但均由针、针夹和连接棒三部分组成。安装外固定器的具体步骤是:在每侧髂前上棘后方髂嵴处的皮肤上做一标记,再距此处 3~5 cm 和 6~10 cm 处皮肤做出标记。局部麻醉后,顺序自 3 个标记处经皮在髂骨翼内外板之间分别用直径为 5 mm 的螺纹针,钻入 4~5 cm(若用 2.5 mm 骨圆针深达 7~

8 cm),3 针采用平行或不平行穿入法,这取决于不同外固定器针夹的设计。用针夹把持住穿入 3 针的尾部,再用连接棒将两侧针夹连成一体。根据骨盆骨折移位方向,用牵引矫正半盆上移后,调整连接棒,纠正骨盆旋转畸形。摄片证实复位满意后,拧紧外固定器各固定旋钮,保持外固定器的固定作用。但外固定器多不能保持有半盆向头侧移位的骨折,对此应加用患侧骨牵引,以防止半盆上移。有学者将四肢骨折单边外固定器用于急诊固定骨盆,取得了一定的效果。在固定期间应定期摄片复查,并根据情况调整外固定器。对用外固定器不能有效固定或外固定器失效者可改为切开复位内固定。为了加强髂骨把持骨针的效果,有在髂前下棘处平行穿入两针的方法。此外,为了控制出血和稳定后环,有学者推出了抗休克钳,亦称 AOC 形钳,用于急诊科作为临时固定,并取得了相应的效果。骨盆外固定器的并发症主要是针道感染。

(四)切开复位内固定

切开复位内固定的适应证尚不统一,有学者提出:前环外固定后,后环移位明显不能接受者,需居坐位的多发伤者和经选择的开放骨折是切开复位内固定的对象。有学者主张经非手术治疗后,骨折移位>1 cm,耻骨联合分离>3 cm,合并髋臼骨折以及多发伤者应行内固定。有学者主张 B、C 型骨折和多发伤者是适应证。由于骨盆骨折形式多样,即使同一分型中亦不尽相同,且伤员全身伤情不同以及术者对内固定方法的选择,因而内固定的方法繁多,手术入路亦有所不同,现将文献中一些切开复位内固定的资料综合如下:

耻骨联合分离>3 cm 者,经下腹弧形切口,用钢板、双钢板、合式板、重建板或Ⅱ形板固定。耻骨支骨折,需手术固定者用重建板或髓内螺钉;突向阴道的下支骨折应复位固定或切除。髂骨翼骨折,用拉力螺钉或钢板。骶髂关节脱位:前入路用钢板或髂骶螺钉,后入路用钢板、骶棒、拉力螺钉(切开或经皮)。骶髂关节骨折脱位:髂骨外侧入路用钢板或拉力螺钉,前入路用拉力螺钉、髂骶螺钉。骶骨骨折:后路,骶骨加压棒、钢板。

对于骨盆前后环损伤均需内固定者,有经两个切口分别固定前、后环伤者,亦可应用 20 世纪 90 年代发展起来的经皮拉力螺钉内固定后环伤。切开复位内固定时应用各种骨盆复位固定钳保持骨折对位便于操作。故应重视皮肤和软组织损伤的早期处理,并注意选择手术时机和入路。医源性神经损伤和大血管损伤亦有发生,应注意防止。

骨盆骨折治疗的目标是恢复骨盆的解剖形态和稳定。骨盆骨折分类着眼于骨盆环,特别是后环的稳定性。因此,根据骨盆骨折分型选择治疗方案更为简捷、实用。

总之,根据骨盆骨折分型类别选择治疗方法是一条重要的准则,但临床工作中常因多种因素的影响,手术固定不稳定骨盆骨折却难以实现,有待今后继续努力。

第二节　髋臼骨折

髋臼骨折通常发生于年轻人的高能量机动车事故。移位的髋臼骨折需要手术进行解剖复位。不匹配的髋臼，即使移位小到 1 mm，也会导致创伤后关节炎，表现为股骨头侵蚀、关节软骨丧失。这种情况常被误诊为缺血性坏死，后者的特点是股骨头塌陷，但关节间隙保存。

一、骨性解剖

髋臼是无名骨的一部分，由髂骨、坐骨和耻骨形成。有学者描述髋臼呈一个倒"Y"形，有前、后柱。前柱包括骨盆边缘、前壁、耻骨上支及髂骨翼前沿。后柱包括大坐骨切迹、小坐骨切迹、后壁、坐骨结节及大部分四边体表面。

二、影像学检查

（一）位置和放射学标志

影像学检查包括以下位置：前后（AP）位、45°闭孔斜位、45°髂骨斜位。在 AP 位上，投向骨盆的 X 线束形成 6 条放射线影，但未必是解剖学标志。正常放射线影的中断，意味着那个区域的骨有骨折。确定骨折真正没有移位，必须从 3 个位置中的至少 2 个看到放射线影没有移位。

（二）45°斜位

1.45°闭孔斜位

摄片时将骨折髋臼旋转朝向 X 线束，显示闭孔，前柱在内侧，后壁在外侧。

2.45°髂骨斜位

摄片时将骨折髋臼旋转离开 X 线束，显示髂骨翼，后柱在内侧（大坐骨切迹和小坐骨切迹），前壁在外侧。

（三）骨折髋臼分析

1.非匹配性

除骨折移位外，还要对髋臼内的股骨头匹配程度进行分析。细微的向前半脱位可以在闭孔斜位发现，细微的向后半脱位可以在髂骨斜位看到（参考髋臼的圆顶，观察股骨头的位移）。比较伤侧与健侧前后位和 45°斜位影像，观察股骨头的细微半脱位，有助于发现髋臼骨折的轻微移位。

2.顶弧角测量

顶弧角为平行于身体穿过髋臼中心的垂线，与从髋臼中心到臼顶骨折区的直线的夹角。内侧顶弧角(MRA)在前后位上测量,前侧顶弧角(ARA)在闭孔斜位上测量,后顶弧角(PRA)在髂骨斜位上测量。45°顶弧角测量的意义大致同臼顶10 mm 计算机断层扫描(CT)。这些顶弧角测量用于手术决策,在 T 形和横形骨折(见治疗部分)中很重要。

(四)CT 扫描

股骨头与髋臼的匹配性和骨折分型通常可以只用放射影像就能进行。CT 则有助于确定:后骨盆损伤(如骶髂关节骨折、骶骨骨折)、四边体表面骨折、后壁边缘撞击、关节内折片的旋转,关节内游离片段。CT 扫描通过观察骨折平面的方向识别骨折。垂直骨折面对应于横形骨折或 T 形骨折,水平骨折面对应于柱骨折。三维 CT 可以提供骨折结构的整体画面,但由于在计算机重建时平滑效果,无移位骨折和在 CT 扫描平面上的骨折可被漏掉。从图像中移除股骨头,对于髋臼的评价可能更为有用。

三、分类

Letournel 的髋臼骨折分类将骨折分成简单骨折(后壁骨折、后柱骨折、前壁骨折、前柱骨折和横形骨折)和复合骨折,即两个简单骨折的复合(后柱骨折和后壁骨折、横形骨折伴后壁骨折、T 形骨折、前壁骨折或前柱骨折伴后半横形骨折、双柱骨折)。

(一)简单骨折

1.后壁骨折

后壁骨折涉及不同大小的髋臼后部及关节的表面。在前后位和闭孔斜位,后唇线可见移位。骨折可能涉及大坐骨切迹及小坐骨切迹,但前后位上髂坐线保持完整。有时可见鸥翼征,移位的后壁向内成铰链连接样,其外侧向上向后移位。

2.后柱骨折

后柱骨折累及坐骨的髋臼后表面。骨折线出坐骨大切迹,穿过关节面,通常通过闭孔和耻骨下支。偶尔,骨折线垂直劈开坐骨结节,不进入闭孔。依后柱骨折块大小,骨折线向前可以涉及骨盆的泪滴或边缘。

3.前壁骨折

前壁骨折涉及前柱的中央部分,在前后位和髂骨斜位上,破坏髋臼前沿,但不破坏耻骨下支。在前后位和闭孔斜位,髂耻线中断。

4.前柱骨折

前柱骨折可非常高(达髂嵴)或非常低(达耻骨上支)。在前后位和闭孔斜位,髂耻线中断。骨折涉及耻骨下支,在前后位上可伴有臼顶内移。

5.横形骨折

横形骨折将髋臼分为两部分,上部包含臼顶及其以上,下部包含前、后壁的一部分和完整的闭孔(除非闭孔因并发的骨盆损伤而破坏)。Letournel 基于骨折线穿过髋臼的位置,再分类为:①经顶型,骨折线穿过髋臼上部关节面。②近顶型,骨折线穿过关节面和臼杯窝交界处;③顶下型,骨折线穿过臼杯窝。横形骨折的骨折线涉及两柱,但不被认为是双柱骨折。在横形骨折时,两柱间彼此没有分离。横形骨折波及前唇、后唇、髂耻线、髂坐线,但闭孔通常完整。

(二)复杂骨折

复杂骨折或复合骨折通常结合了两种简单的骨折类型。

1.后柱骨折合并后壁骨折

髂坐线从泪滴处移位,但髂耻线完整。即使是 1 mm 的移位都可引起严重的关节病。

2.横形骨折合并后壁骨折

横形骨折合并后壁骨折,闭孔通常完整。

3.T 形骨折

T 形骨折是横形骨折附加一个垂直骨折,后者将后柱下部与前柱下部分开。垂直骨折通常破坏闭孔,因此区别于横形骨折。垂直骨折线偶尔更偏向后部,分裂坐骨而闭孔完好。

4.前壁骨折或前柱骨折合并后半横形骨折

即前壁骨折或前柱骨折,并伴有后柱的横形骨折。此型与 T 形骨折之间的区别通常微妙。不同点在于前部骨折线的方向。在 CT 扫描中,T 形骨折的前部骨折线是垂直的,而前壁骨折或前柱骨折伴后半横形骨折时,前柱骨折的前部骨折线是水平的,前壁骨折则呈斜向约 45°。此外,前柱骨折经常涉及髂嵴,而这不会发生在 T 形骨折中。

5.双柱骨折

双柱骨折时前柱和后柱同时被破坏,同横形骨折一样,伴有横向后壁骨折、前壁骨折或前柱骨折合并后半横形骨折、T 形骨折。双柱骨折也有两柱分离,与 T 形骨折和前壁骨折或前柱骨折并后半横形骨折相似。然而,在双柱骨折时,关节面已从完整的髋骨的后部完全分离,而其他类型的骨折有一些关节面仍在其原来的解剖位置好地附着于部分后髂骨。由于两柱(含整个关节面)自后髂骨的完整部分向内侧移位,"马刺征"在闭孔斜位显示最佳,表示后髂骨的完整部分仍保留在其解剖位置。这是双柱骨折的特异标志。

(三)其他类型的骨折

任何分类系统都会存在一些重叠类型。此外,为了将骨折分型减少至 10 个,一些合并或复杂的骨折类型被放入与其相近分型,因为它们的治疗非常相似。前壁骨折合并前柱骨折被分到前柱骨折,后柱骨折伴前半横形骨折被分到 T 形骨折。

四、治疗

髋臼骨折是关节内骨折,由于是下肢的主要负重关节,需要准确地恢复关节面的完整性及连续性,以保证术后关节良好活动度和无疼痛。目前对髋臼骨折,特别是有明显移位的髋臼骨折,手术治疗已成为共识。许多学者认为,高质量的复位是获得良好功能的基础。有学者还指出,虽然解剖复位和差的复位的早期临床结果可能没有明显的区别,但随着时间的延长,解剖复位的优势便日渐显露。该学者认为要获得长期良好的临床功能,解剖复位是基础。因此,对髋臼骨折的治疗,应该同其他关节内骨折的治疗原则一样,尽可能做到解剖复位。有无合并损伤是影响治疗效果的重要因素,尤其是合并股骨头损伤,无论是软骨磨损还是剥脱,均容易在早期发生创伤性关节炎。但是,股骨头软骨损伤在术前的 X 线片甚至 CT 扫描片上很难发现,所以,在术前对预后进行判断时应考虑这一未知因素。许多骨折类型相同,但临床结果差别很大,可能与这一原因有关。另外,坐骨神经损伤以及同侧下肢的合并伤均对结果有明显影响。因此,对合并损伤采取积极有效的治疗也是获得最佳疗效的关键。

(一)手术时机

手术时机对疗效也起重要作用。应考虑行急诊手术的情况为:伴有不能闭合复位的髋关节脱位、进行性神经损伤、合并重要血管损伤以及开放性骨折。对于未合并其他部位损伤且全身情况较好的患者,可在伤后 2~6 d 手术。对于复合伤患者,伤后前 6 d 应以处理合并伤及稳定全身情况为主,伤后 11~21 d 将进入免疫抑制期,不利于患者恢复,因此伤后 6~10 d 为手术的"有利时期"。

髋臼骨折的复位质量是决定术后髋关节功能的重要因素之一,髋臼周围有广泛的肌肉组织附着,周围骨质几乎全部为松质骨,血液循环丰富,骨折后局部出血多,伤后短时间内很容易形成骨痂及畸形愈合,使手术复位及固定的难度增大,从而影响最终疗效。有学者指出,髋臼骨折的最佳手术时机为伤后 4~7 d。理论上超过 7 d,骨折表面形成新的骨痂,断端内填充瘢痕组织,使手术暴露、复位、内固定等都变得困难,增加手术难度。超过 15 d,骨折面重塑,各断端失去解剖匹配,与骨折片相连的肌肉也会因失去拮抗力而变短,必须行更广泛的显露,以期正确复位。超过 3~4 周,由于髋臼及其周围血供丰富,骨痂生长迅速,X 线片中仍有相当"清晰"的骨折线,在术中已很难辨认,更难以判断骨折在三维方向上的旋转情况,手术难度明显增加,如欲在直视下复位,应清除大部分骨痂,这将增加术中失血,且往往仍难以取得完善的复位。3~4 个月以上未做过任何治疗或首次手术失败的陈旧性骨折,基本上已失去切开复位的机会,应选择其他治疗,如全髋关节置换术。

(二)保守治疗的适应证

髋臼骨折的治疗方法应根据病情的具体特征而制订,能通过保守治疗获得满意疗效的简单骨折,应选择保守治疗,但如保守治疗未能达到目标或虽已整复但仍不能维持复位,应果断地决定手术治疗。保守治疗的指征:根据影像学检查,包括 CT 三维重建图像。①关节间隙正常,髋臼无移位或移位小于 3 mm,断端稳定,无移位倾向者。②虽有移位骨折但距臼顶负重区较远,顶弧角大于内 30°、前 40°、后 50°[按移位骨折累及臼顶(Matta)顶弧角标准]。③双柱骨折分离移位小于 3 mm,且彼此间与股骨头对应关系尚好或软组织交锁使其包容状态逐渐恢复者,即所谓的"双柱二次匹配"。④合并骨质疏松的老年患者宜考虑牵引复位或采用人工关节置换术。⑤部分累及前柱的髋臼内壁骨折。⑥有明确手术禁忌证或合并全身多发伤者。

(三)髋臼骨折手术适应证

①按 Matta 顶弧角标准,移位骨折累及髋臼负重顶。②股骨头与髋臼对位不佳(股骨头未处于负重顶下方),股骨头脱位造成关节失稳。③关节腔内有游离碎骨片、软组织剥脱或软组织交锁。④复合伤或合并同侧肢体损伤时护理需要。⑤严重移位的粉碎性骨折。⑥合并坐骨神经损伤需早期手术探查术。

量化的髋臼骨折手术指征为:①髋臼后壁骨折缺损面积大于 40%。②骨折移位大于 3 mm,经复位后效果不佳。③移位骨折累及髋臼顶(Matta 顶弧角标准)小于内 30°、前 40°、后 50°(顶弧角即 X 线片上通过髋臼几何中心画一条经过臼顶的垂线,再做该几何中心和臼顶骨折断端的连线所成的交角。在闭孔斜位片、正位片、髂骨斜位片上相应地测得前顶弧角、内顶弧角、后顶弧角),即臼顶负重区受累。④髋臼顶弧和股骨头的几何中心之间的距离大于 3 mm,即对位不佳。

切开复位内固定治疗髋臼骨折已成为共识,但对于移位并波及关节面的髋臼骨折,伴有髋关节脱位骨折、广泛粉碎性骨折、压缩性骨折、股骨颈或股骨头骨折的髋臼骨折往往效果不良,若复位不良、髋臼或股骨头骨软骨缺损、外伤引起软骨吸收和股骨头或髋臼缺血坏死等,髋关节不可避免地发生严重的创伤性髋关节炎,最终必须行全髋关节置换术来改善关节功能。

(四)髋臼骨折手术入路

1.腹股沟入路

有研究者于 1960 年发展了髂腹股沟入路作为髋臼及骨盆的前方入路用于治

疗髋臼前壁、前柱以及骨盆骨折。不能显露髋臼的关节面是它的缺点。然而,这个切口提供了从耻骨联合到骶髂关节前面髂骨内板的显露,手术中常采用其中的一段进行显露。包括四边形体和耻骨支的上下表面。髋关节的外展肌肉未受到干扰,使术后尽早康复成为可能。髂腹股沟入路可以应用于后柱移位较小的横行骨折和双柱骨折、前柱合并后半横行骨折等复杂骨折。该入路术中仅需剥离髂肌,术后异位骨化发生率低,并能联合后侧入路治疗任何类型的髋臼骨折。但该入路对后柱暴露有限,复位技术要求较高,不能很好地控制关节内的复位情况。该入路解剖结构相对复杂,术中注意保护相关间隙的血管、神经、精索或子宫圆韧带等结构。

2.髂股骨入路

有研究者改进了斯密斯·皮特森(Smith-Peterson)切口或称髂股骨入路。髂骨内侧壁的肌肉被推开以便直接获得髋臼前柱的显露。

手术方法:切口始于髂嵴中部,向前越过髂前上棘,然后向远端沿缝匠肌的内侧缘到达大腿中段 1/3 处。切开浅、深筋膜,分离阔筋膜张肌与缝匠肌的间隙,显露股直肌。从髂前上棘处切断缝匠肌的附着点,分离股外侧皮神经的外侧分支,从髂嵴上切下腹部肌肉组织并将它们向内侧牵开。下一步,推开髂肌以显露髂窝。保护股神经、股血管及股外侧皮神经的其余分支,通常它们在分离平面的内侧。切断股直肌的两个起点,并将肌肉拉向内侧,可显露髋关节囊的前表面及髋臼的前柱。髂腰肌肌腱可以被切断,提供髋臼前柱的显露。髂股骨入路可以提供包括后方骶髂关节至前侧的耻骨上支的显露,但不包括耻骨联合。

3.扩展型的髂股入路

同时显露髋臼的前后柱需要分别使用前后切口入路,有些医生采用扩展型的髂股入路,从而避免分别从前、后路进行显露。扩展型髂股入路提供了髂骨内外板、髋臼及前后柱的完全显露。它需要从髂嵴和大转子上切断臀中肌与臀小肌的起点与止点。注意避免臀上血管的损伤,防止髋外展肌的缺血坏死。术前 CT 下动脉血管造影(CTA)是必须的,当动脉造影显示存在坐骨大切迹骨折合并臀上血管损伤时,不能采用该入路。扩大的髂股入路:该入路能暴露几乎整个半骨盆,有利于解剖复位,缺点是剥离和创伤较大,可能损伤臀上动脉,术后异位骨化的发生率相当高。如损伤臀上动脉,可能导致外展肌缺血坏死。尽管如此,仍有不少学者推荐此入路治疗超过 14 d 的陈旧性骨折及“T”形骨折、横行合并后壁骨折和双柱骨折等严重的髋臼骨折。

4.改良髂股入路

有学者对扩展型髂股入路做了改良,通过截骨松解外展肌的起点与止点,使肌肉坚强的“骨对骨”的再附着,减少术后早期康复失败的风险。要注意避免臀上动脉的损伤,防止外展肌坏死。在施行手术时,可以采用同一皮肤切口入路的全部或一部分。

手术方法：髂前上棘后方 2 cm 切开皮肤，向后沿髂嵴切开 8～10 cm。在切口中部、大腿的外侧向远端做弧形切开，形成一个"T"形切口，切开远端，止于大转子远侧 15 cm 处，在深筋膜外皮下游离直至髂前上棘、缝匠肌与阔筋膜张肌肌间隙，形成前侧皮瓣。同样方式形成后侧皮瓣。术中注意保护股外侧皮神经。屈曲髋关节 45°并外展。从大转子的中点向远端纵行切开阔筋膜到阔筋膜张肌止点远端 2 cm 处。然后切开臀筋膜，沿臀大肌纤维方向钝性分离臀大肌，直至臀下神经及血管。于阔筋膜张肌附着点以远 2 cm 横向切开阔筋膜的前部。松解臀大肌股骨止点的近侧部分。钝性扩大阔筋膜张肌与缝匠肌的间隙。向深部解剖阔筋膜张肌的前后侧面，将其与缝匠肌和股直肌分开。在切口的近端结扎并切断旋股外侧动脉的升支。从髂骨板推开腹肌和髂肌，向后方延伸解剖，显露骶髂关节和坐骨大切迹。髂前上棘截骨，将附着的缝匠肌和腹肌沟韧带与腹肌和髂肌一起向内侧翻折。用骨刀由髂嵴内侧面开始截除一块三面皮质骨的髂嵴长 10～12 cm，高 1.5 cm。保留外展肌群附着于骨块上，向外侧翻开此肌骨瓣。在翻开过程中骨膜下将外展肌群由髂骨外板上推开。注意保护好臀上神经和血管。行大转子截骨术，将外展肌群由髋关节囊上分开，向后方小心翻开外展肌和附着的大转子。从大转子上松解短外旋肌群，保留股方肌以保护旋股内侧动脉的升支。找出并保护坐骨神经。如果需要进一步前方暴露，则松解开股直肌的直头和反折头。在髋臼盂唇处环形切开关节囊。在关闭切口时，在髂前上棘打孔，并用粗线将股直肌缝合在髂前上棘上。用拉力螺丝钉修复所有截骨骨块，将髂肌及外展肌重新固定于髂嵴上。

5.三叉形扩展型入路

提供了对髋臼、前后柱、髋骨内壁及髂骨的外侧面的显露。Y 型入路：该入路能提供和扩大髂股入路相似的暴露，且能避免扩大髂股入路可能损伤臀上动脉的风险。但该入路术后异位骨化发生率则高达 52.6%。

6.联合入路

扩大的髋臼手术入路虽可同时暴露前后柱，但对双柱的显露均不彻底。对严重的双柱骨折或陈旧性骨折，可联合应用 K-L 入路和髂腹股沟入路。复杂髋臼骨折采用前后联合入路有明显优点，骨折显露良好，且髂骨外板骨膜下剥离范围明显少于任何单一后侧入路，术中解剖复位率高，适合于任何复杂髋臼骨折，术后异位骨化发生率与单一 K-L 入路基本一致。前后联合入路可以很容易地对后柱和前柱重建钢板固定或后柱钢板＋前柱拉力螺钉固定。研究表明：双柱同时固定优于单柱固定，而后柱钢板＋前柱拉力螺钉能达到最为坚固的内固定。但联合入路需做 2 个切口，创伤大，增加了手术时间、出血量、感染机会等，并对髂骨、臀肌的血供影响较大。

髋臼骨折切复内固定术是对失去连续性的髋臼前、后柱行解剖复位后再予坚强内固定，以恢复其力学传导和对股骨头的包容等功能。一个成功的髋臼骨折手术需要良好的手术暴露和合适内固定的选择。手术入路的选择是髋臼骨折治疗中的关键点，对于单纯的髋臼前壁、前柱或后壁、后柱骨折，手术治疗相对简单。对于髋臼横形骨折、"T"形骨折和双柱骨折这类复杂性髋臼骨折，选择恰当的手术入路有助于减少手术创伤，减少手术并发症，有利于骨折的复位；相反，则不但使手术创伤加大，增加手术危险性，还有可能导致骨折复位困难，甚至不能达到解剖复位而影响日后关节功能。

(五)各型骨折的治疗

髋臼骨折手术治疗难度较大。在涉足这一领域之前，我们强烈建议参加一个现有的综合训练课程，包括尸体解剖和切开复位内固定操作训练班。髋臼骨折的最佳治疗需要专门的骨盆器械、内固定器材和设备，包括可透视的骨折床、所有型号和长度(最长达110 mm)的螺钉，能三维塑型以适应髋臼特殊形状的重建钢板。

1.后壁骨折和后柱骨折

髋臼骨折最常见为后壁骨折。后壁骨折多数累及关节面，且易合并髋关节脱位，骨折常位于髋臼后上缘，且向后方移位，易发生坐骨神经损伤。患者取俯卧位或侧卧位。对于单纯后壁骨折，最好采用俯卧位，因为肢体的重力有助于股骨头复位，这样也便于骨折片的复位，经Koher-Langenbeck入路，用拉力螺钉和一块重建钢板沿坐骨、髋臼后面到髂骨外侧面固定。如骨折块向上延伸进入髋臼顶，可行转子截骨以增加显露。手术暴露骨折时，应注意保护骨折片血供，术中切勿将后壁骨折块从后关节囊上剥离，以防发生后壁缺血性坏死。如CT扫描提示关节内存在骨折片，应设法取出。有专家建议加用弹性钢板以加强粉碎性骨折的稳定性。这些钢板是用1/3管形钢板制作的，在其最后的孔眼处切割或折断，残端弯成鱼叉状，以把持难以用螺钉固定的骨折块。弹性钢板应略微过度塑形，如此在重建钢板放在弹性钢板上固定时，能牢固维持所把持骨块的位置。我们发现此手术方法对多块骨折和很靠近髋臼缘的骨折非常有用。

对于髋臼边缘关节软骨面嵌压，需引起特别注意，髋臼边缘关节软骨面嵌压是指髋臼边缘的部分关节面及软骨下骨由于其下方骨小梁的压缩骨折所致的移位，术前X片检查往往不能发现，术前CT检查及其三维重建可明确提示该类骨折，术中常发现后壁复位后股骨头和髋臼的不匹配，对于该类骨折术中以股骨头为模具，将嵌压关节软骨面撬起进行复位，遗留的空间用松质骨填塞作为支撑，术后予以牵引治疗6周。

尽管后壁骨折是最易复位的骨折类型，但文献报告的骨折后远期结果却不尽相同。伴随的髋关节脱位易造成的股骨头缺血性坏死、边缘嵌压、粉碎性骨折和股骨头骨软骨损伤都会对这些骨折的预后产生不良影响。

单纯后柱骨折比较少见,常伴有股骨头后脱位,更常见的情况是后柱骨折伴后壁骨折,后柱骨折块因受到骶结节韧带和骶棘韧带的牵拉常常发生内旋,股骨头移位也造成骨折块向后、向内移位。术中屈曲膝关节,后伸髋关节,以保护坐骨神经,同时减少股二头肌、半腱肌、半膜肌的张力,有助于髋臼后柱的复位。常规采用 Koher-Langenbeck 入路,根据需要决定是否行转子截骨。除纠正移位外,还必须同时矫正旋转畸形:在使用复位钳复位骨折时,用香茨(Shanz)螺钉打入坐骨以控制旋转。典型的固定是 1 枚拉力螺钉,辅以 1 块沿后柱放置的塑形重建钢板。复位程度可以通过髋臼后表面和股骨头相匹配的关节软骨来评估。对于四边形区检查技术,这需要切断骶棘韧带暴露坐骨大、小切迹,用食指伸入骨盆内检查四边形区的复位程度。对于后柱骨折伴后壁骨折,首先复位后柱骨折,沿后柱缘置放 1 块短重建钢板,用另 1 块钢板固定后壁骨折,用穿过这块钢板的螺钉维持后柱骨折块的旋转复位。

2.前壁和前柱骨折

对于此类骨折患者,采用仰卧位。前柱骨折可分为高位前柱骨折或低位前柱骨折,前者累及髂嵴前部或髂前上棘,可导致头臼匹配不良,往往需要手术治疗;而后者仅累及髂前下棘或耻骨上支骨折向上延伸,不引起明显的头臼匹配不良,非手术治疗常常能取得较好的疗效。需行手术治疗的骨折可经髂腹股沟或髂股入路,用支撑钢板固定。前柱骨折可采用类似入路,沿骨盆缘用 1 块塑形重建钢板固定。在髂耻转子水平,髋臼内壁薄,一般不宜在该部位放置螺钉。经髂骨翼高位裂开的前柱骨折还需沿髂嵴固定。

3.横行骨折

这类骨折尽管看起来简单,但也存在一系列的困难,治疗的关键在于选择合适的入路,如果骨折块主要的旋转和移位方向在前方,尤其是骨折线前高后低的横形骨折,应该采用髂腹股沟入路,经后入路复位主要向前方移位的骨折非常困难。对骨折块主要的旋转和移位方向在后方,建议采用经 Koher-Langenbeck 后入路。横过臼顶的骨折或发生在髋臼窝上方的骨折预后最差,准确复位十分重要。臼顶旁骨折,是指发生于髋臼窝与关节面交界处的骨折,通常也需要复位,而髋臼顶下的骨折,常可采用非手术治疗。

横行骨折复位采用后方入路,用 Farabeuf 钳复位骨折时,用固定于坐骨的 Schanz 螺钉控制旋转。通过牵引肢体,并经坐骨大切迹触摸四边形骨面的复位情况,可直接评价关节内的复位。后方入路固定方法是沿后柱放置支撑钢板,前方固定采用 1 枚 6.5 mm 空心拉力螺钉从髋臼上方插入前柱。拧入前方拉力螺钉时,需小心谨慎,避开附近的髂血管。经髂腹股沟入路,可通过不同的方法进行复位。前柱采用 1 块重建钢板沿骨盆缘固定,后柱至少用 1～2 枚拉力螺钉固定。对于复杂的横行骨折,可采用联合手术入路。术中应行髂骨斜位和闭孔斜位检查,确保骨折复位及螺钉位置满意。

对于横行骨折伴后壁骨折,后壁骨折通过 Koher-Langenbeck 入路后方显露,术中行转子截骨可增加显露,尤其是后壁骨折块大且用来判断复位的完整的后柱皮质面很小或甚至没有时。前柱骨折可经髂腹股沟入路复位,因而对于横行骨折伴后壁骨折,通常需行联合入路,根据骨折的特点和所用的入路而选用不同的固定方法。

4.“T”形和前柱—后半横行骨折

“T”形骨折是较难处理的一类骨折,非手术治疗这种骨折疗效不佳,而手术治疗又很难达到解剖复位,由于髋臼“T”形骨折可被认为是由相对独立的前柱骨折和一个相对独立的后柱骨折所构成,术前 CT 扫描及其三维重建对选择合适的手术入路及其内固定方式十分必要。对轻微后移位的“T”形骨折类似于前柱后半位横行骨折,后者通过仅有轻微的后方移位,可通过髂腹股沟入路治疗这两型骨折。沿骨盆缘放置塑型钢板固定,将拉力螺钉拧入后柱,如果“T”形骨折有明显的后方移位和轻微的前方移位,单纯后入路可能足以显露,通常置入前柱的拉力螺钉。如果骨折的前后两部分均有明显移位,通常需采用可延伸的或联合入路。有时,在这类骨折和其他骨折类型中,出现一个分离、移位和粉碎的内壁骨块。如果该骨块很靠近端而影响稳定性,可在前柱钢板下安放 1 块弯曲 $100°～110°$ 的弹性钢板,维持此骨折块的复位。

5.双柱骨折

双柱骨折为髋臼全部关节面累及骨折,又称“浮动髋”,这种骨折的主要特征是在前柱上有一裂隙,这条裂隙在冠状面上与其下方的髂骨分离。这种骨折常常在关节外,在闭孔斜位片上呈现“马刺征”。从骨折线形态看是“T”形骨折,只不过是横形骨折线高于髋臼顶而已,因而这类骨折有时被描述为经过髋臼上方的“T”形骨折。令人感到惊奇的是,在 CT 和三维重建片上看,许多双柱骨折的股骨头与髋臼匹配良好,也就是髋臼的二次匹配,如果头臼匹配良好,可以采取保守治疗,老年患者更应该如此,保守治疗有希望获得较好的临床效果。骨折的粉碎程度各异,治疗可能极为复杂和困难。双柱骨折的术前计划非常重要,通常在手术前将髋臼骨折模型复制到骨盆标本上,便于制定合适的手术入路和内固定方式。许多双柱骨折可通过髂腹股沟前入路治疗,但对于累及骶髂关节的骨折,明显的后壁骨折或需在直视下复位的关节内粉碎骨折,则需采用后侧或可延伸的入路显露。一般而言,复位从骨折的最近端开始,逐渐向关节方向进行。每个小骨折块均需解剖复位,因为骨折上方的髂骨略有错位,在关节水平就会放大。有学者提议前后联合入路,以减少扩大入路的并发症。固定方式根据骨折类型和所用入路而定。

6.如何避免螺钉进入髋关节

螺钉进入髋关节可能会损伤关节软骨,术中骨科医师对螺钉长度和方向的把握,是防止这种并发症的关键。同时也需要影像增强器检查以防止螺钉进入关节腔或盆腔。对髋臼螺钉固定进行临床和实验研究,认为术中活动髋关节并进行听诊,可以准确判断螺钉是否进入关节腔。强调行髋臼骨折螺钉固定时,骨科医生应熟悉髋臼的解剖变异,同时包括骨盆前后位像、入口位像、髂骨斜位像和闭孔斜位像在内的透视影像应非常好,一般在术中 C 臂机透视下进行。总而言之,在患者离开手术室之前,临床和影像学检查要确认所有螺钉都没有进入关节内。术后 CT 扫描及其三维重建对判断螺钉是否进入关节腔十分有用,且临床广泛使用的钛合金螺钉比不锈钢螺钉 X 线伪影少。

7.人工关节置换

但对于新鲜髋臼骨折是否需要一期行全髋关节成形术仍有争议,但普遍认为45 岁以上合并股骨头、股骨颈骨折、骨折严重粉碎合并髋臼或股骨头软骨广泛毁损,预计复位内固定后创伤性关节炎仍不可避免者,骨折前存在严重的 OA、骨质极度疏松、合并严重内科疾病者应早期行全髋关节成形术。

(六)术后处理

术后应用闭式吸引引流,抗生素使用 48~72 h,术后第 2~3 天开始髋部被动活动。患者是否能够早期拄拐杖部分负重下地活动取决于患者自身情况以及手术后内固定的稳定性。最好在水肿消退,伤口初步愈合后,再开始步行,髋关节和下肢的被动活动,可在理疗师指导下进行或使用 C 型臂机。患者疼痛减轻后,全身和局部情况允许,可部分负重 15 kg,并行完整步态和足跟—足尖行走运动,部分负重要持续 8~12 周,12 周后根据 X 线片情况决定是否完全负重行走。经 Koher-Langenbeck 和可延长切口显露后,外展肌群的康复非常必要。

手术完成后,对骨折复位及内固定位置的判断常规需行闭孔斜位片、髂骨斜位片和前后位片检查,术后 CT 扫描及其三维重建对判断骨折复位情况和螺钉是否进入关节十分有用。

髋臼骨折复位程度将明显影响临床疗效,髋臼骨折复位的评定以前后位和 45°髂骨、闭孔斜位 X 片上关节面的最大移位来判断。①解剖复位指最大移位 0~1 mm。②满意复位指最大移位 1~3 mm。③不满意复位是指最大移位>3 mm。

五、并发症

最常见的并发症包括伤口感染、医源性神经麻痹、异位骨化、创伤后关节炎和血栓栓塞性并发症。此外,大转子浅面皮下组织及深筋膜之间可发生血肿和脂肪液化,形成封闭的脱套伤(Morel-Lavallee 损伤)。这种病变可导致多达 30% 的患者发生感染,因此需要预先或术中进行引流和清理,以降低感染的风险。

(一)创伤后关节炎

假设骨折正确分类且入路适宜,复位精确度是影像临床效果和防止创伤后关节炎的最重要因素。

(二)切口感染

血性渗液可能会持续 1～2 d,清亮渗液可以持续长达 10 d。如果渗液增加或改变为混浊分泌物,即立即切开及清创可能出现的感染或血肿的指征。关节外感染的患者最终可能有一个良好的功能结果,但深部或关节内感染通常预后较差。

(三)医源性神经麻痹

医源性神经麻痹是暴力或长期牵引坐骨神经的结果,通常涉及腓神经。保持膝关节至少屈曲 60° 并后伸髋关节,可降低坐骨神经的紧张度。在一些治疗中心,应用术中监测体感诱发电位和运动诱发电位,观察变化幅度或延长时间,以防止医源性损伤。神经监测在急诊髋臼手术中的作用尚不确定。术后足下垂可能在手术后 3 年内消退,此前不应考虑肌腱转移手术。

(四)异位骨化

异位骨化通常是无痛的,行扩展髂股入路后最为常见,经髂腹股沟入路也较常见。已证实异位骨形成的危险因素包括 T 形骨折、伴股骨头或胸部外伤、男性患者。用吲哚美辛 25 mg,每天 3 次,口服,持续 8 周,可减少异位骨化的发生率。术后放射(700 cGy,单次剂量)以及这两个方法联合,亦被证明是有效的。清理坏死肌肉,减少髂骨外侧面软组织剥离,可以帮助减少异位骨形成的风险。异位骨形成与运动范围显著相关,因为前后位 X 线片上可见明显骨桥接时,患者可有超过 110° 的髋关节屈曲。45° 斜位和 CT 扫描有助于评估异位骨形成的严重程度,可作为练习指征(屈髋<90° 或固定的旋转移位)。如果可以,手术切除异位骨应推迟 6～12 个月,等待异位骨已经成熟。骨扫描可以判断骨的活跃度。

(五)深静脉血栓形成

深静脉血栓和肺栓塞可以发生。尽管有争议,有学者从患者入院时就采用充气加压靴,直到患者手术后不再卧床。一旦引流被去除,就开始应用药物预防(低分子量肝素)。药物预防的禁忌证是脾破裂和重型颅脑损伤。在有这些情况或已有深静脉血栓形成的指征时,术前应使用过滤器。

第四章

脊柱疾病

第一节　颈椎管狭窄症

颈椎椎管狭窄症是指颈椎椎管因各种因素发生颈椎内径和（或）附属组织结构异常，导致一处或多处管腔狭窄，导致脊髓或神经根受压并出现相应临床症状的疾病。多见于中老年人。

一、临床表现

类似颈椎病症状，可表现为四肢疼痛、麻木，单侧或双侧，可有放射痛。四肢无力，活动不灵，双手不能做精细动作，行走有踩棉花感，部分患者可有大小便功能障碍或性功能异常。

二、诊断标准

（一）体格检查

应仔细评估主动和被动运动范围，并注意任何症状的再现。过屈和过伸位可分别引起或增加前方和后方结构的压迫，从而加重或诱发症状。

为正确评估症状性颈椎管狭窄症患者，必须进行完整的神经评估。典型脊髓受压体征的存在需要在神经系统检查中通过密切关注单个肌节的肌力以及皮节的感觉减弱、深肌腱反射和其他特定测试来评估，如表 4-1 所示。典型的脊髓受压体征为存在腱反射亢进（3 级或以上）和（或）肌张力增高、桡骨膜反射倒置、持续阵挛（超过 3 次）和巴彬斯基征（Babinski 征）阳性。

为了评估这些通常被证实为脊髓病存在的征象，研究发现将近 20% 的脊髓病患者可以不存在上述体征。因此，必须将症状与相关影像学表现结合起来作为治疗决策的基础，并且即使没有这些体征，也不应排除诊断和治疗。

表 4-1 评估颈椎的特殊查体

体征	检查方法	体征表现	临床意义
Spurling 征	颈部转向患侧并施加轴向下压力	诱发患侧放射痛	存在神经根性压迫
Hoffmann 征	屈曲第 3 指（中指）远端然后突然伸展或放松	拇指及示指同时屈曲及外展	上运动神经元病理征
Lhermitte 征	颈椎过屈	经由脊柱向下肢的触电感	颈脊髓后角损伤
Babinski 征	从足跟到足趾搔刮足的外侧面，在跖部向内侧弧形弯曲	踇趾向背侧弯曲，其余足趾呈扇形张开	上运动神经元病理征
肩外展试验	患侧上肢外展至高于肩水平	根性疼痛症状缓解	存在神经根性压迫

（二）影像学检查

X 线平片、CT 及 MRI 是最常用于评估颈椎解剖功能障碍的影像学技术。中央椎管矢状位测量有助于颈椎管狭窄的诊断，并确定分类。健康人的椎管平均直径在上颈椎水平（$C_3 \sim C_5$）为 17～18 mm，在下位颈胸段为 12～14 mm。客观上，中央椎管直径小于 13 mm 为相对狭窄，直径小于 10 mm 为严重中央椎管狭窄。

有学者发现，椎管直径小于 10 mm 的患者临床上常存在脊髓受压，而椎管矢状位直径为 10～13 mm 的患者则有"脊髓病风险"；椎管直径大于 13 mm 的患者虽然可能有颈椎病症状，但很少存在脊髓病。

如先前所讨论的，有许多有颈椎管狭窄的病例没有临床症状。当研究具有显著临床症状的椎管狭窄群体时，影像学检查的特征更为明显。在该群体中，中央椎管直径与脊髓受压的严重程度具有相关性。

1.X 线平片

尽管用于检查和评估骨骼系统结构有一定局限，但 X 线平片仍然是颈椎疾病的重要诊断工具。这种检查方式既经济又简便。平片检查可显示如畸形、骨折、先天性畸形以及不稳定等异常。过伸过屈位 X 线检查能够显示可导致运动诱发性疼痛的节段性不稳定。

2.CT

CT 可以更好地观察骨皮质和骨松质，可以提供合理的对比分辨率，并能识别和描述中央椎管、侧隐窝和椎间孔病变。通常，如果患者对 MRI 检查有禁忌证[如存在金属、异物、起搏器或脊髓刺激器（特定制造商）]，使用 CT 脊髓造影检查可能是最好的评估工具。其他时候,这种更具侵入性的检查方式用于脊柱内固定患者,因为通常这些患者在常规 MRI 和 CT 检查中会出现伪影。CT 脊髓造影优越的空间分辨率和它区分骨和软组织压迫性病变的能力使其继续在颈椎检查中发挥作用。因此,曾作为脊柱评估的"金标准"的 CT 仍然是评估结构性脊柱疾病有价值的选择。

影响 CT 检查的一个因素可能是患者的直接风险。与 X 线平片检查一样,CT 检查意味着放射线直接照射患者,随着累计剂量的增加,导致肿瘤诱导风险增加。用于测量实际吸收辐射剂量的单位是西弗特(Sv)。每年每人自然接触的预期辐射剂量约为 3 mSv;颈椎的 CT 检查被认为需要接受 2 mSv 的剂量。相比之下,颈椎的 X 线检查仅需要接受实际辐射剂量的 1/10。

一项直接将 CT 和 MRI 对颈椎横截面积的评估进行比较的研究发现,与 T_1 加权 MRI 相比,CT 脊髓造影测量的横截面和硬膜囊面积值稍大,但具有统计学显著差异。

3.磁共振成像

MRI 已成为评价颈椎可疑病变最常用、最有价值的无创性检查方法。MRI 可以显示与颈椎管相关的软组织解剖结构,包括椎间盘、神经、脊髓和韧带。顺磁性造影剂在术后鉴别瘢痕和复发性椎间盘突出方面很有价值,偶尔在术前用于检测纤维环撕裂和炎症过程,这些过程可能伴随急性椎间盘突出症、小关节滑膜炎以及神经根炎。后纵韧带骨化也可以在 MRI 上显示为低信号区域。由于骨赘可以清楚地与椎间盘区分开来,因此使用矢状位和轴向 T_1 加权 MRI 扫描来评估椎管狭窄是最好的。脊髓受压的严重程度和持续时间也可通过 MRI 评估。急性脊髓压迫常在 T_2 加权像上产生可见的脊髓水肿或高信号区,而渐进性压迫可导致脊髓萎缩或脊髓空洞形成。

MRI 能精确显示脊柱结构,对诊断有很大帮助,并经常能显示临床症状不明显的解剖学变化。一项涉及 30 例无症状人群的研究发现,40 岁及 40 岁以上的人群中 60% 有椎间盘退行性变表现,而全部测试人群中 50% 有局灶性椎间盘突出。11 名志愿者(37%)有一级以上的纤维环撕裂。因此,MRI 应该与患者的相关病史和体格检查结果谨慎地结合并指导做出适当的诊断和治疗决策。

三、治疗

保守治疗(非手术治疗)包括肌力加强锻炼、物理治疗、牵引、矫形器和疼痛管理。但是目前缺乏支持非手术治疗脊髓型颈椎病的文献报道。颈椎椎板间类固醇注射可以为非脊髓病患者提供疼痛缓解,但脊髓型患者通常不推荐注射,因为其可因进一步注入液体加压而加重病情。颈椎选择性神经根阻滞有助于症状缓解以及确定病变节段,以指导外科治疗。

在最近关于硬膜外注射疗效的最高等级证据分析中,有学者回顾了 8 项包含符合标准的颈椎硬膜外类固醇注射的高质量研究。根据研究者先前的一项Ⅲ级证据水平(共分Ⅰ到Ⅴ级)研究,他们发现用于诊断中央椎管狭窄的颈椎椎板间硬膜外类固醇注射,在 1 年的随访中显示出阳性结果。

总体来说,脊髓病是一个逐步进展的疾病过程,很少有证据表明保守治疗会阻止或逆转其进展。因此,对于中度至重度脊髓型患者,不建议常规以非手术治疗为主要方式。

四、颈椎滑脱

颈椎滑脱,定义为一个椎体相对于相邻椎体的向前或后移位,可由退行性原因和外伤原因引起。不同于更常见的腰椎滑脱,创伤往往是颈椎滑脱更普遍的原因。正如后面将讨论的,外伤性滑脱通常发生在上颈椎,如通常所说的"Hangman 骨折",而退行性滑脱通常发生在下颈椎。下文将分别讲述退行性滑脱和创伤性滑脱。

(一)退行性滑脱

颈椎滑脱症在颈椎中很少见到。然而,退行性颈椎滑脱其实比先前认为的更普遍,特别是在老年人群中。与腰椎一样,该机制被认为与小关节增生退变有关,从而导致生物力学改变以及发生半脱位。主要原因是椎间盘退变和增生骨刺导致颈椎的僵硬和强直,随着颈椎活动度的降低,相邻椎间盘和小关节的应力增加。应力增加可使椎间盘和韧带松弛,从而发生滑移。

有学者提出有以下 2 种类型的退变性滑脱。①Ⅰ型是从强直僵硬的脊柱节段到更有活动性的脊柱节段过度。认为这可能是"代偿性半脱位"。在该亚型中,所涉及节段的椎间盘通常比相邻的下一节段退变更少。②Ⅱ型发生在病变节段内,而且通常并发更严重的颈椎间盘退变。

这两组之间在症状或治疗中没有任何临床上的区别。然而,在第 1 型中,严重脊髓病的发病率更高,可能归因于Ⅰ型患者的动态狭窄。

有学者将退变性滑脱分为以下 3 个亚型:①伴有小关节退变的滑脱。②伴有小关节和椎体退变的滑脱。③伴有严重颈椎畸形的滑脱。

1.诊断

临床表现与颈椎退行性脊髓病变的表现非常相似。许多患者仅表现为轴性疼痛,但也有相当一部分患者表现为脊髓神经根病。在最近一篇回顾性研究 102 例患者临床表现的文章中,51% 的患者表现为轴向颈痛,52.9% 的患者表现为脊髓受压的脊髓病变的症状或体征；只有 22.5% 的患者表现为与神经根病变一致的体征和症状。在滑脱节段，T_1 相 MRI 扫描可看到严重的脊髓压迫，T_2 相 MRI 扫描可看到脊髓高信号改变。

同样的回顾性文章发现，退行性颈椎滑脱最常见的节段是 $C_3 \sim C_4$ 和 $C_4 \sim C_5$。研究中涉及的 176 例患者的 222 个节段中，46% 涉及 $C_3 \sim C_4$，49% 涉及 $C_4 \sim C_5$。

在侧位 X 线片或矢状位 MRI 或 CT 扫描观察到椎体半脱位后，建议采用过伸过屈位片进行评价。在过伸过屈位片上，不稳定的客观诊断通常为发生超过 2 mm 的水平位移。在一项对 79 名患者的研究中，有学者将颈椎退行性滑脱症患者根据过伸过屈位的最大水平位移程度分为 3 个等级：①重度，水平位移达到 3.5 mm 或更多。②中度，水平位移 2.0~3.4 mm；③轻度，水平位移小于 2 mm。

有学者建议将位移 3.5 mm 或以上作为颈椎不稳定的标准。还有证据表明，用脊髓诱发电位检查位移超过 3.5 mm 的患者，脊髓信号传导阻滞的可能性增加，且传导阻滞常发生在半脱位的部位或水平。

2.治疗

虽然没有既定的治疗指南，但较轻的脊椎滑脱（滑移 2 mm）可能很少产生症状，并且很可能不需要考虑手术问题。手术治疗只涉及那些有影像学证实的颈椎滑脱伴不稳定和（或）伴有脊髓压迫症状和体征的患者。手术治疗包括颈椎前路椎间盘切除和融合，颈椎前后路融合，在某些情况下还包括"双开门"椎板成形术。手术方法的选择取决于滑脱的分级、脊髓压迫的部位和程度以及通过撑开和固定矫正的可能性。

（二）创伤性颈椎滑脱

创伤性颈椎滑脱主要发生在枢椎上，被广泛称为"Hangman 骨折"。然而，下颈椎创伤性滑脱是罕见的，仅有少数病例报道。上颈椎具有独特的解剖学和生物力学基础，导致有在下颈椎中没有观察到的特定的损伤模式。外伤性枢椎滑脱约占所有颈椎骨折的 5%，占所有枢椎骨折的 20%，是继齿状突骨折之后第二常见的枢椎骨折类型。

1.损伤机制

创伤性枢椎滑脱涉及椎弓根和椎间关节共同部位的断裂，包括 C_2 椎体的分离、C_2 椎体向 C_3 椎体前方滑脱。头部的过度伸展或过度屈曲机制将导致上颈椎结构向后（或向前）倾斜，包括齿状突和枢椎体。这种运动引起枢椎椎体和椎弓根的弯曲力矩，从而在骨骼最薄弱的部分，也就是椎弓根和小关节连接的部分造成破坏。牵张型损伤可导致所有韧带结构的完全破坏，这通常将在 C_2 节段导致严重的不稳定和对脊髓产生致命的神经损伤。

2.症状和体征

任何将头部的伸展或屈曲力与轴向牵张或压缩力结合在一起的创伤机制都应怀疑是否造成创伤性枢椎滑脱。除了司法绞刑或上吊自杀,典型的伤害机制是跌倒时额头或下巴撞击障碍物。机动车事故,头部无论是撞击挡风玻璃还是仪表板,也可能造成这样的伤害。在事故现场仔细检查,可以为治疗医生提供有用的信息。

如果意识清醒,患者通常主诉颈部疼痛剧烈。由于椎体和椎弓根的分离,通常椎管是增宽而不是压缩的,所以据报道,神经损伤的概率很低。

曾有报道,约13%的患者表现为一过性神经损伤(不包括外伤性脑损伤),其概率取决于损伤级别(Ⅰ级11%,Ⅱ级19%,Ⅲ级11%)。由于椎动脉损伤的发生率很高,寻找典型的椎基底动脉症状,如眩晕、共济失调或跌倒发作是很重要的。

3.分型

埃芬迪(Effendi)分型是基于影像学侧位片上的表现。1985年,有学者发表了他基于Effendi前期工作的分型系统。两者都考虑到C_2椎体相对于C_3椎体的位移量和角度以及$C_2 \sim C_3$小关节位置。

莱文/爱德华兹(Levine/Edwards)分型如下。①1型:骨裂,无成角,脱位小于3 mm。②2型:显著成角,脱位大于3 mm。③2a型:显著成角,无移位(前纵韧带的"铰链"作用)。④3型:单侧或双侧小关节绞索。

4.影像学

传统的侧位X线片是大多数医疗系统中创伤患者的标准影像学检查之一。然而,在X线平片上检测颈椎骨折的假阴性率高达40%。

在任何使用常规X线检查不明确的诊断中,下一步都是进行CT扫描。CT在明确骨折线方面具有优越性,特别是如果骨折线不对称或椎体内骨折。椎体边缘的小骨碎片可以提示前纵韧带或后纵韧带的骨性撕脱,这是不稳定的明确征象。

CT扫描的另一个优点是它能够显示横突孔。椎动脉在横突孔中可疑的牵张或压迫将会在CT血管造影检查中有所表现。在X线片或CT扫描中没有明确的不稳定征象时,必须对稳定性进行明确验证,以防止保守治疗带来的不良结果。

在MRI中,重点是评估$C_2 \sim C_3$节段前纵韧带和椎间盘的完整性。椎体前方血肿是一种可能有助于诊断这种类型损伤的间接征象。

5.治疗方案

目前对于选择保守治疗和手术治疗尚无达成的共识。手术适应证通常取决于不稳定程度的判断,因此,不稳定程度的评估是确定骨折后决策的关键步骤。不稳定性的分级主要取决于$C_2 \sim C_3$节段的椎间盘一韧带复合体的损伤程度。所有分类方案均表明提供相关稳定性的信息。这些方案的不足在于它们都是基于静态影像,没有考虑到功能损害或软组织损伤。因此,有学者建议应该使用一种更加有鉴别力的诊断方法，包括在动态控制下使用 MRI 和（或）功能成像。

（1）非手术治疗：在有关 Hangman 骨折治疗的综述中，74％的病例采用保守治疗。保守治疗主要应用于 Effendi/Levine Ⅰ 型和 Ⅱ 型损伤，Effendi/Levine Ⅱa 和 Ⅲ 型损伤一般采取手术治疗。非手术治疗包括使用颈椎矫形器进行 6～12 周的半刚性固定。

（2）Halovest 治具或头圈牵引 Halo 牵引：在现代外科手术中，只有当不能进行手术治疗（由于患者的一般状况）或作为直到手术之前的桥接措施时，我们才能看到将患者进行 Halo 支具固定的适应证。所有过伸牵张型损伤均是 Halo 牵引的禁忌证。Halo 支具的稳定效果是肯定低于内固定融合术的。至少 25％的患者会发生牵引针松动的并发症，约 10％的患者会发生感染，而患者的总失败率高达 85％。此外，由于严重的不适症状，患者对此方法的接受率很低（39％）。在部分选择的病例中，Halo 牵引可以用于绞索小关节（Effendi Ⅲ 型）的闭合复位，从而为前路手术做准备。

（3）手术治疗：对不稳定损伤，建议采取手术治疗，因为这些病例的非手术治疗失败率较高。学者发现，在采取保守治疗的 Levine Ⅱa 和 Ⅲ 型病例中，有 50％的假关节发生率。然而，此研究并未涉及继发性神经损伤或功能不良（疼痛或僵硬），这两者都对患者的生活质量有巨大影响。因此，在这些病例中，估计需要手术的病例超过 26％。

有几种不同的手术策略，它们有各自的优点和缺点：①前路。②经口入路。③后路。④后路固定和（或）融合。⑤直接螺钉内固定术。

6.预后

一般认为，创伤性枢椎滑脱很少出现神经损伤。因此预后处理应集中在疼痛、颈椎活动及恢复功能上。在最近的文献综述和专家意见中，一年后无痛患者的比例预计能到达 75％左右。一年后恢复正常颈椎活动度的比例也是相似的。需要停工的时间为 9～16 周。约 40％的患者预期可以完全恢复运动能力，另外 40％仅受限于高强度运动，如接触性运动。有学者发现经过 C$_2$ 下关节突的骨折是颈部残余疼痛的主要决定因素，这支持移位损伤应采取外科治疗的趋势。

第二节　胸椎间盘突出症

一、流行病学与病因病机

（一）发病情况

胸椎间盘突出症（TDH）患者 80％的发病年龄在 40～60 岁，男女发病率为

1.5∶1。胸椎间盘突出引起症状的发生率远低于颈椎间盘突出和腰椎间盘突出。文献记载胸椎间盘突出发生率为每年人口的 1/1 000 000,仅占所有椎间盘突出的 0.25%～0.75%。近年来,随着对本病认识的不断深入及影像学诊断技术的不断发展,尤其是磁共振(MRI)检查应用的日益广泛,目前本病的诊断率有上升的趋势。采用 CT 扫描胸椎间盘突出的发生率为每年人口的 1/100 000,而 MRI 问世后,这一数字提高了 14.5%,从而证实胸椎间盘突出有相当高的发病率。

胸椎间盘突出的节段分布很不均衡,下胸段胸椎间盘突出明显多于上胸段。与无症状性胸椎间盘突出相比,有症状性胸椎间盘突出发生在下胸段的比例更高。国内文献报道资料的汇总分析显示,下胸段(第 10～11 胸椎)占 TDH 的 70.9%,上中胸段(第 1～9 胸椎)占 TDH 的 29.1%。脊柱的生物力学作用可能是造成这种差别的原因。胸椎结构有其独特性,上 10 个胸椎与肋骨和胸骨一道组成笼状结构,增加了结构内胸椎的稳定性,笼状结构内的椎间活动受到限制。而笼状结构外的下胸段活动度较大,且笼状结构内的脊柱作为一个整体运动容易使位于胸腰结合部的下胸段产生应力集中,使其容易遭受轻强应力的急慢性损害。其次,不同性别 TDH 的节段分布特点显示,在上中胸段 TDH 发生率女性与男性相近,而下胸段 TDH 发生率男性明显大于女性。由于在工作和生活中,一般来说,男性的劳动强度和脊柱的实际活动度均大于女性,因而在更容易遭受活动性损伤的下胸段,男性比女性遭受急慢性损伤的可能性更大。上述不同性别 TDH 的节段分布特点似乎也提示,TDH 的发生可能与椎间盘所遭受的急、慢性活动性损伤有关。

(二)发病机制与症状

同颈、腰椎间盘突出一样,椎间盘退变是其主要致病的因素。损伤在胸椎间盘突出发病机制中的作用尚不确定,有专家认为损伤在本病中起明显作用。胸椎间盘突出常出现于严重脊柱外伤后的患者,发展到出现明显的脊髓受压症状则需几个月或几年时间。此种情况多见于青年人。

脊柱畸形的患者易出现损伤性胸椎间盘突出,以脊柱呈锐角后凸畸形者多见。常继发于休门氏症(Scheuermann 病)、结核性脊柱畸形或其他原因出现脊柱后凸畸形的患者。

胸、腰椎退行性病变伴发 Scheuermann 病概率较高。研究指出,青少年的胸椎间盘突出常见于伴有明显胸椎后突的 Scheuermann 病患者,其突出常位于胸椎后突的顶点,同时其他椎间盘退变的发生率也明显高于无 Scheuermann 病患者。据报道,21 例 Scheuermann 病患者中 55% 的病例 MRI 显示其椎间盘异常,而对照组仅有 10% 出现异常。Scheuermann 病患者的流行病学调查发现,Scheuermann 病患者的胸椎椎间盘在早期即出现退行性改变,并继而出现椎体骨质增生,可能的致病原因为：①单纯由简单的压力性脊柱营养不良引起，即脊柱长期在屈曲位受静止负荷压力的作用，致使椎体终板生长停止，出现损伤；②椎间盘组织从椎体终板处疝入椎体，导致缺损区域的力学强度减少。③脊柱轴位压力导致施莫尔结节形成，椎体萎缩后椎间盘变得更干燥、易损。因此，Scheuermann 病是胸椎退行性变重要的致病原因之一，青少年患者表现尤为明显。

胸椎间盘突出的表现取决于所涉及的水平。大多数病例的临床表现为胸痛。颈痛和 Horner 综合征见于 $T_{4 \sim 5}$ 以上的病例。神经根和脊髓压迫分别表现为胁肋、腰带痛和脊髓病症状，如共济失调、下肢运动障碍、感觉异常、肠道和膀胱症状。按突出部位分为中央型、中央旁型、外侧型和硬膜内型，常伴有钙化和后缘骨赘形成。

二、治疗

（一）非手术治疗

如果患者在诊断时没有明显的神经缺陷的临床表现，那么应像治疗其他背部疾病那样，最初采用非手术治疗通常有效，但至今尚无一个科学的控制治疗程序。非甾体类的抗炎镇痛药物，改变体力的活动，低氧耗量锻炼、经皮电神经刺激器等，如果可能，这些治疗措施通常应持续 6～12 周。待症状缓解后，在指导下逐渐恢复活动，可重新开始剧烈运动。目前尚未证明牵引有治疗价值。

对于一些初期，症状较轻或者年迈体弱的患者来说，采用非手术治疗胸椎间盘突出症是最佳选择。

1.休息

视病情而选择绝对卧床休息、一般休息或限制活动量等，前者主要用于急性期患者或病情突然加剧者。

2.胸部制动

因胸廓的作用，胸椎本身活动度甚微，但为安全起见，对活动型病例可辅加胸背支架予以固定，这对病情逆转或防止恶化将具有积极意义。

3.对症处理

包括口服镇静药、外敷镇痛消炎药膏理疗、活血化瘀类药物及其他有效的治疗措施等，均可酌情选用。

总体来说，胸椎间盘突出症的早期治疗疗效还是比较满意的，胸椎间盘突出的类型不同，其治疗方法也有相应的差异。医生应该根据专业的检查、患者自身的状况，综合各种因素来分型，并采取治疗方案，不能单一地只看一个因素。只要方法得当，治疗及时，就可以很好地控制病情，抑制病情发展。

（二）手术治疗

与椎间盘突出相关的难以忍受的剧烈疼痛,神经功能障碍逐渐加重或出现脊髓病变症状是作为手术治疗的先决条件。

当疼痛成为外科手术的主要指征时,胸椎间盘造影有助于疼痛灶的定位。正如胸椎间盘疾病MRI矢状位影像见到的那样,在相邻为正常的椎间盘时,出现一单发的椎间盘突出。当决定手术治疗时,这类患者仅须切除单一节段椎间盘。胸椎间盘另一类疾病是Schenermann病,具有脊柱后凸畸形和相邻椎间盘多发性突出或退行性变,当选择手术治疗时,行前路椎间盘切除并广泛融合术和整个畸形节段后路内固定。介于上述两种情况之间者,是持续不断的胸背疼痛和MRI矢状影像上表现为数个节段的椎间盘退变、膨出或突出。MRI脊髓信号改变但没有神经系统受累的患者可以从早期手术中获益。除物理检查外,椎间盘造影诱发出与原来一样的疼痛症状,有助于骨科医生决定需手术的椎间盘。

通过椎板切除术来显露脊髓行椎间盘切除,其并发症发生率相当高,令人难以接受。据报道,在一组40例经椎板切除胸椎间盘切除的患者中,14例发生了医源性截瘫。故当需手术时,椎板切除很少作为胸椎间盘突出的主要手术入路。

有学者推荐了经肋骨横突切除途径行脊柱髓核减压的方法。有学者首先提倡采用这种方法对胸椎间盘突出进行减压。其他学者也报道了经后外侧或经椎弓根途径切除椎间盘取得了令人满意的疗效。虽然经椎弓根或肋横突切除显露途径进行脊髓减压收到令人满意的结果,但这些途径更适合椎间盘侧方突出者。有学者最先对胸椎间盘突出进行前外侧减压。对中央型胸椎间盘突出或对须手术切除超过一个节段的胸椎间盘突出症,选用这种途径。经胸膜外显露方法行前路间盘切除和椎体融合术。如果是单一节段的椎间盘切除,那么胸膜外解剖显露创伤较小,且不需要闭式引流。有专家推荐在前路胸椎间盘切除术之前,用动脉造影来确定脊髓主要的营养血管。手术暴露过程中,如必须结扎椎节段动脉和静脉,那么应在远离神经孔的前方结扎,因为此处的脊髓血供有重要的侧支循环。

鉴于胸段脊髓特有的解剖学特点,该节段的手术风险相对较大。胸椎管与脊髓的比例较低,齿状韧带固定脊髓较牢以及胸后凸将脊髓向前推,胸椎脊髓是脆弱的。因此,建议使用术中神经监测来避免任何非预期的脊髓损伤。另外,选择最佳的手术途径,尽可能地减少对脊髓和神经根造成的牵挂刺激,显得格外重要。具体而言,手术途径的选择主要取决于以下几个方面内容:椎间盘突出的节段、突出的病理类型、与脊髓的相对关系以及术者对该手术途径的熟悉途径等。

1.经胸腔途径

该手术入路包括经胸膜内和经胸膜外两种方式。两种方式大体相同,但是前者具有手术野开阔清晰、操作简便，对脊髓无牵拉，相对安全等方面优点。而后者较前者创伤小、干扰小且术后无须放置胸腔闭式引流管。两者均为目前临床上最常被采用的术式。

（1）适应证：广泛适用于第4～12胸椎的胸椎间盘突出，尤其是在切除中央型椎间盘突出及伴有钙化、骨化时，优点更为突出。

（2）麻醉：气管内双腔插管全身麻醉。

（3）体位：患者取侧卧位。对于中、下段胸椎，为避免对下腔静脉和肝脏的干扰，建议从左侧切口进入；而对上段胸椎，可以从右侧切口进入，以避免对心脏及颈部、锁骨下血管的影响。对侧于上胸壁腋部垫以薄枕，使腋动脉、腋静脉和臂丛神经避免受压。体位固定后，检查上肢有无色泽变紫、静脉充血现象，动脉搏动是否正常。

（4）操作步骤

①显露：经胸腔手术途径，主要适用于第4～10胸椎椎间盘突出，切口一般以病变间隙上位第2肋。切口沿肋骨方向后侧开始于竖脊肌外缘，前至腋前线，在所定肋骨上切口，切开皮肤皮下组织和深筋膜，然后依次切开肌肉。第一层切开背阔肌，高位沿肩胛骨内缘者，同时切开斜方肌和大、小菱形肌。第二层切开前锯肌、腹外斜肌起点及竖脊肌外缘。低位者则切断部分后下锯肌。

显露所需切除的肋骨。用肩肋骨拉钩，向上提肩胛骨，在肩胛骨下用手摸到的最上的肋骨即第2肋，以此为准即可确定需切除的肋骨。切开肋骨骨膜，用骨膜剥离器分离切开的肋骨骨膜。从肋骨下缘由前向后剥离肋间内肌及肋床。从肋骨上缘由后向前剥离肋间外肌。剥离肋骨前端时，不要露出肋软骨。然后用肋剪，在肋骨前、后两端剪断取出。若从肋间入路，即直接由选择的肋间，由外向内切开肋间外肌和肋间内肌。避免损伤位于肋骨下缘的肋间神经和肋间动、静脉，显露胸膜壁层。此时，根据术者习惯或手术操作方便，选择经胸膜内或胸膜外，以下按经胸膜内叙述。将肋骨床和膜壁层或仅胸膜壁层切开一小口，空气随即进入。肺组织即逐渐完全萎陷。若肺组织与胸壁有粘连，用剪刀剪断带状或膜状粘连，使肺完全萎陷。用盐水纱布垫保护胸壁，置开胸器，逐渐将胸廓撑开，显露胸腔内手术野。

用盐水纱布垫覆盖肺组织并将其牵向中线。即显露胸椎体的侧前方及后纵隔。若需要显露椎弓根部，则需将与病椎相邻的肋骨近段5 cm，从肋椎关节和肋横关节处分离切断取出。

纵行切开纵隔胸膜，即可见位于左侧的胸主动脉和半奇静脉，位于右侧的奇静脉以及肋间动、静脉，将肋间动、静脉或左、右侧半奇静脉、奇静脉予以结扎切断。切断肋间动脉要远离椎间孔，并且不要超过3根，以免损害脊髓的血液供应。然后于胸膜外用骨膜剥离器，将纵隔中的食管或主动脉从椎体前方推开，即显露椎体正前方、椎间盘和前纵韧带。依据手术要求,在此处进行手术。若手术需要探查椎管,则应保留肋间神经近端,以此为引导,切除一侧椎弓根,扩大一侧椎管探查脊髓。

②手术定位:能否确定正确的手术节段至关重要,直接影响到手术的成败。确定方法包括参照切除的肋骨和对应的椎节来确定正确的手术节段;还可以进行术中透视或拍片,根据第 5 腰椎、第 12 胸椎或第 1～2 颈椎影像标志来进行手术定位。通常情况下,需将上述方法结合起来进行判断;有时尚需根据局部的解剖学特点,如某一椎节的特殊形态、骨赘大小或局部曲度情况等,结合术中所见进行反复推断。尤其在有移行椎的情况下,更应提高警惕。

③切除椎间盘组织:先切除椎间盘大部,然后使用长柄窄骨刀楔形切除相邻椎体后角,即上位椎体的后下角和下位椎体的后上角,深达椎管对侧壁,然后逐层由前向后切削至椎体后缘。用神经剥离子探及椎间盘后缘及椎体后壁,以指导骨刀切骨的方向及进刀深度。于椎间盘纤维环在椎体上、下缘附着点以远切断椎体后壁,用窄骨刀或配合应用长柄刮匙将部分后壁连同椎间盘组织由后向前撬拨切除或刮除,用刮匙刮残存椎管内的椎间盘及骨赘,直至胸脊髓前部硬膜囊完全清晰地显露出来。也可以先咬椎弓根,显露出硬膜囊和椎体后壁,再用刮匙逐步将椎间盘刮除。

④植骨融合和固定:椎间盘切除和胸脊髓减压后,是否需要同时进行椎间植骨融合内固定,对此问题目前尚有争议。考虑到有利于早期功能锻炼,提高植骨融合率以及避免椎间隙狭窄带来的远期问题,建议同时行植骨和内固定。

⑤切口引流及闭合:经胸膜途径或经胸膜外途径但胸膜已破者,均须放置胸腔闭式引流。用常规方法逐层闭合切口。

⑥术后处理:预防感染应用抗生素 3～5 d;密切观察胸腔引流量和性状,若 24 h 内引流量少于 60 mL 时,摄 X 线胸片核实无误后可去除胸腔闭式引流管。术后 7 d 复查胸椎 X 线片,了解椎体间植骨和内固定情况,并开始下床行走。

⑦并发症及处理

a.术中出血,若为节段血管出血,需立即重新予以结扎或电灼止血。若为椎管静脉丛出血,可以用双极电灼止血或用吸收性明胶海绵填塞压迫出血。如果是骨壁渗血,则可用骨蜡涂抹进行止血。

b.术中硬脊膜破裂脑脊液漏:若裂口较小,可填以吸收性明胶海绵;若破损较大,则应尽可能地进行缝合修补(6-0 尼龙缝线)。有时需扩大骨性结构的切除,以便有必备空间进行破损硬膜的缝合修补。

c.术中脊髓或神经根损伤:术中仔细辨认、松解神经粘连以减少神经损伤的发生。一旦发生,可予以脱水、激素和神经营养药物等。术后积极进行有关康复功能练习。

d.肺部并发症:诸如术后气胸、胸腔积液或乳糜胸等,可行相应处理。

2.经胸骨切开前方显露径路

该术式适用于其他术式难以显露的第1～4胸椎的胸椎间盘突出。

颈胸联合切口,切开胸骨,经上部纵隔可显露第7颈椎～第4胸椎前方,是比较困难的显露途径。切开胸骨有3种不同方法:一是纵向劈开胸骨;二是倒T形切开胸骨上段;三是切除一侧胸锁关节及胸骨柄的半侧。3种方法都曾被应用。

一侧胸锁关节与胸骨柄半侧切除显露途径:仰卧位,头偏向对侧。气管内插管全身麻醉。根据显露需要,可选择左或右侧。以左侧为例进行介绍。下颈横切口,连接胸骨中线纵切口,切开皮肤、皮下及颈阔肌。在颈阔肌深面游离皮瓣,显露胸骨柄、左侧胸锁关节与锁骨内1/3段。骨膜下剥离,将上述深面结构的深面与上、下侧面游离。在骨面附着点上切断胸锁乳突肌的胸骨头与锁骨头,并向上推开。切除胸锁关节、胸骨柄半侧、第一肋的胸骨端、第2肋软骨,进入上纵隔。在儿童的胸骨后侧有胸腺,成年人已萎缩,其深面为气管、食管、主动脉弓、锁骨下动脉与静脉、喉返神经、胸导管等。在气管、食管侧面,与血管之间向深处钝性分离,轻柔解剖至椎体前面,并用平滑拉钩向两侧拉开,加以保护。将椎体前面筋膜切开,可见颈长肌在椎体前面的两侧部。第1～4胸椎椎体前面显露于手术野。

3.经肋横突关节切除径路

该术式为侧后方经胸膜外的一种显露方法。

(1)适应证:可广泛地用于第1～2胸椎外侧型胸椎间盘突出。但对于中央型和旁中央型的胸椎间盘突出来说,由于术野和视野角度的限制,若要彻底切除椎间盘,则难以避免对脊髓造成牵拉和干扰,即存在着损伤神经的风险,故建议不选用此入路。

(2)麻醉:气管内插管全身麻醉。

(3)体位:患者取侧卧位,患侧在上,对侧胸部垫枕。

(4)操作步骤

①切口:根据胸椎间盘突出的节段不同,所取皮肤切口略有变化。通常为脊后正中线旁开2 cm的纵切口;若突出节段在第7胸椎以上,其切口远端应拐向肩胛骨的下缘顶点并向前下。

②显露:使用电刀切开上方的斜方肌和菱形肌,切开下方的斜方肌外侧缘及背阔肌内侧缘,此时便可见到清晰的肋骨。将椎旁肌牵向背侧进而显露肋横突关节和横突。切开肋骨骨膜,并沿其走向行骨膜下剥离接近肋横突关节处。切断肋横突间的前、后韧带,然后将该段肋骨和横突分别予以切除。上述操作始终在胸膜外进行。通常需在椎体水平结扎肋间血管,并可借助肋间神经走行来确定椎间孔的

位置。用撑开器撑开肋骨,用"花生米"或骨膜剥离器将胸膜壁层及椎前筋膜推开,使用拉钩将胸膜和肺牵向前侧,显露出椎体的侧方。将椎旁肌向背侧进一步剥开,显露出同侧椎板,将同一侧椎弓根、关节突切除后,即可显露出突向外侧或极外侧的椎间盘,小心剥离硬脊膜与椎间盘之间的粘连,切除突出的椎间盘组织。冲洗切口后,用胶海绵覆盖硬脊膜囊。

③切口闭合及引流:留置负压引流管,常规方法逐层关闭切口。

4.胸膜外、腹膜后径路

(1)适应证:本入路可显露第11~12胸椎。通常采用左侧入路。

(2)麻醉:宜采用气管插管全身麻醉。

(3)体位:患者侧卧,左侧在上。双上肢向前平伸,置于双层上肢托架上,右侧腋下垫薄软枕,以免右侧肩部及腋下的神经血管受压。腰下垫枕或摇起手术床的腰桥,使患侧脊肋与髂嵴分开。骨盆前后置卡板。手术中可根据显露需要,使床位向一侧倾斜而改变患者卧姿(对地面而言)为斜俯卧位或斜仰卧位。

(4)操作步骤

①切口:先从第10胸椎棘突旁开5 cm处向下做短段直线切开,然后沿第11肋向前下方斜行,切口下端止于第11肋软骨前段。

②手术方法

a.切开皮肤和浅筋膜:沿第11肋行走方向切断背阔肌,切断下后脊肌及竖脊肌的外侧部(髂肋肌)。将竖脊肌由第11肋骨剥离并向后牵拉,切除第11胸椎的横突。

b.切除第11肋骨:沿第11骨中轴线切开其骨膜,仔细做肋骨的骨膜下剥离。注意肋骨上缘由后向前剥离、肋骨下缘由前向后剥离的原则,保持肋骨肌膜的完整性。在第11肋骨大部分游离后,即可切断肋骨头上附着的韧带而切除第11肋骨。

c.胸膜的剥离:用利刀仔细在肋骨床上做小切口,只切透肋骨骨膜,提起肋骨骨膜切缘,用弯止血钳夹住"花生米"样小纱布球,推开其下的胸膜。顺肋骨床中轴线逐步剪开肋骨骨膜并逐步推开胸膜,操作必须轻揉,勿使胸膜破裂。

到达腹膜后,为了显露第1腰椎椎体,常需扩大手术野,切口前端在第11肋骨尖端向前下方顺延3 cm,用中号止血钳在第11肋软骨前方分开腹侧壁的三层肌肉和腹横筋膜,推开其深面的腹膜,术者的示指深入达肋软骨深面,然后沿其中轴线切开第11肋软骨。在此处,胸膜外间隙与腹膜后间隙已相通。

切开膈肌的内侧弓状韧带,进一步做胸膜外和膈肌下的腹膜后分离时,膈肌的肋部起点常随之与第11、12肋骨深面分离。将胸膜囊推向上、向前,剪断膈肌起点(膈肌在此处通过内、外侧弓状韧带起于第1腰椎,第2腰椎横突),剪开内侧弓状韧带即到达椎体旁。在使用胸腔自持拉钩撑开切口之前,还需在胸膜外向上多分离5～6 cm,使胸膜囊充分游离,以免撑开时撕破胸膜。

d.椎旁的解剖:切开膈肌的内侧弓状韧带后,即可分离腰大肌前方的筋膜;把肾周脂肪连同肾脏向中线推开,到达第1腰椎椎体侧方,即可用胸腔自持拉钩向前上方与后下方向撑开切口。摸清第11胸椎、第12胸椎椎体,在椎体侧方结扎肋间动、静脉,然后可经骨膜下剥离椎体;为显露第12胸椎椎体后部,还需切除第12肋骨头颈部分。切断并向后分离腰大肌的起点,直到显露椎体后部、椎弓根及横突前面。追踪第12肋间神经(肋下神经),到达相应的神经孔,作为进一步手术操作的指标。

e.缝合:将弓状韧带与相应膈肌做几针间断缝合。在胸膜外间隙放置引流管,由切口下方另做小戳口引出体外,术后负压吸引2 d,缝合第11肋骨床,分层缝合肌肉、皮下、皮肤。

f.注意事项:术中若发现胸膜破裂已成气胸,则宜常规安放胸腔闭式引流管。尽可能缝合胸膜破口,然后逐层缝合切口。

5.经胸、腹膜后径路

(1)适应证:本途径可显露第10胸椎到第4腰椎椎体。适用于胸腰椎多节段病变切除和椎体重建及胸腰段脊柱侧弯或后凸畸形的前路矫正术。

(2)麻醉:气管插管全身麻醉。

(3)体位:采用胸侧卧位,腋下垫软枕。用卡板及沙袋把患者固定在端正的侧卧位上,不使躯干前俯或后仰。摇起手术台的腰桥,使腰椎平直。

(4)操作步骤

①切口:手术入路宜选在椎体破坏严重的一侧或下肢瘫痪较重的一侧或脊柱侧弯的凸侧或椎体一侧病变压缩而继发的侧凸畸形的凹侧。

②手术方法

a.经第10肋的切口可以显露第9～12胸椎及第1～2胸椎椎体;若将切口前端顺腹直肌外缘向下延长5～6 cm,则可以同时显露第3～5胸椎椎体。

顺第10肋做切口,后方达棘突旁开5 cm,前方达肋缘下。切开皮肤和浅筋膜,并沿第10肋浅面切断背阔及腹外斜肌。沿第10肋中轴线切开骨膜,行骨膜下剥离,切除第10肋骨后,切开肋骨床开胸。

b.切开膈肌:在第10肋软骨的前下方分开腹壁三层肌肉,做腹膜外分离,到达第10肋软骨深面,用锐刀顺其中轴线将第10肋软骨切开,使分为上、下两半,分离其深面的腹横肌纤维,即到达腹膜后。在腹膜后,向后方钝性分离,使腹膜后脂肪组织及肾脏等与膈肌分开。此时经胸腔及腹膜后可以从上、下两方看清膈肌的肋部起点,沿胸壁上的膈肋肌部附着点旁1 cm逐步剪断膈肌。

c.椎旁的解剖:在第1腰椎椎体旁,切开膈肌的内侧弓状韧带,在第10～12胸椎椎体侧方纵行切开壁层胸膜。将椎旁疏松组织稍向前后分离,向前暂且达到椎体前面,向后要显露出相应的肋骨头。紧贴椎体分离,食管、胸导管和迷走神经等均连同椎前组织一并推向前方,并自然向对侧移位,不必逐一寻找这些结构。

d.寻找结构:扎节血管在胸椎椎体侧方可清楚看见肋间血管,而在腰椎较难寻找腰动、静脉。腰血管紧贴第1~2腰椎椎体中部横向行走,经膈肌脚深面向外后行达腰大肌之下。在第1~2腰椎椎体侧方切断腰大肌起点并从腰大肌前缘将肌肉向后外拉开,即可见到椎间盘的膨隆、其色白,摁之有柔韧感,而椎体相对凹陷。在椎体侧方分离血管,然后钳夹切断,逐一结扎。清楚地显露术区的椎体侧壁和椎间盘后,按该手术要求做进一步操作。

e.缝合:经第8肋间隙腋中线安放胸腔引流管。先间断缝合椎旁的胸膜壁层,若因植骨与骨固定器占位而不能缝闭,可牵开切口上方皮肤与皮下组织,切取一薄片背阔肌筋膜缝补胸膜裂口处。缝合内侧弓状韧带,然后由深到浅地缝合膈肌。按常规关胸。

6.后路经椎板切除和椎弓根切除改良"蛋壳"术式

经后路椎板切除或椎弓根切除径路曾因为牵拉脊髓加重脊髓损害而被运用得很少,经过改良"蛋壳"术式,能有效避免气胸、肺炎、肺不张、乳糜胸、胸腔感染等并发症和大血管损伤。

(1)用揭盖法切除椎板,注意探查是否与硬膜有粘连,咬除双侧小关节突,充分显露脊髓与硬膜,确认突出的椎间盘的部位范围。

(2)通过椎间隙的前外侧去除椎体后缘骨赘和椎间盘组织。

(3)清空椎间隙,在硬脑膜前部分离突出的钙化椎间盘与硬脑膜之间的粘连。用带角度的反向刮勺将硬化的椎间盘组织推入前方椎间隙内,如果骨化组织与硬脑膜粘连非常紧密,可以通过摩擦将骨化组织缩小,使其与周围组织游离,使其"漂浮",从而有效避免硬脑膜损伤,减少脑脊液漏的发生。这一术式的优点:仅后路手术即可实现全椎板切除术,并切除肥厚的黄韧带、双侧小关节和受影响的椎间盘,实现360°减压,降低术中脊髓损害的风险,尤其是当突出的椎间盘与硬膜粘连,经前路取出困难时。

7.经胸腔镜径路

胸腔镜手术开始于20世纪初,当时有学者用局部麻醉在床边进行了胸腔镜下的诊断性操作。现代胸腔镜手术,必须使用全身麻醉、在手术室进行。胸腔镜下椎间盘切除术是一种安全、可靠、并发症少的术式。

胸椎椎间盘突出,若位于椎管的侧方或椎间孔内,特别是"软性突出"时,适于采用后路或后外侧入路。后路或后外侧入路的缺点是不能显露硬膜腹侧。对钙化的胸椎椎间盘突出、巨大椎间盘突出、中央型突出、横跨整个椎管基底部的宽大椎间盘突出,需采用前路手术。这样,医生才可能在直视下保护脊髓腹侧面。没有暴露硬膜腹侧,试图盲视下切除胸椎椎间盘,这是非常危险的。与开胸术相比,胸腔镜可清楚看到脊髓前侧,并发症较少。

(1)适应证:胸腔镜能广泛适用于第1~12胸椎间盘突出的切除术。

(2)麻醉:气管内双腔插管全身麻醉。

(3)患者体位的摆放:手术开始前,患者先仰卧在手术台上。麻醉师插好双腔气管内导管。麻醉完成后,患者改为侧卧位,术侧在上,一旦患者处于侧卧位,就应该在非手术侧的腋窝处放置一个泡沫垫衬垫好。非手术侧大腿屈曲,患者双膝和骨突部位均用靠垫或泡沫垫垫好。臀部应该牢固地绑在手术床上,以保证术中手术床向前倾斜时的安全。在胸腔镜手术操作过程中,往往要采用向前倾斜的方法来使萎陷的肺从脊柱表面移开。在被动造成气胸和肺不张的情况下,依靠重力作用可以增加术野显露。利用重力作用牵开肺叶,可以避免机械性牵拉肺叶。

靠近手术床的上肢通常放在一个垫好的上肢板上,术侧的上肢放在一个靠垫上抬高或将其用悬带保护起来,也可以将其放置在乙醚过滤器上。将术侧上臂外展,使肩胛骨向背侧移动,可以给胸壁提供更多的显露空间。如果要在中、下胸椎水平入路进行手术,将上肢放到一个靠垫上抬高,提供的显露空间就足够了。但是如果需要显露上胸椎(第1~5胸椎),则上肢就需要外展,并且用带子绑到乙醚过滤器上,这样,可以为在腋部的上方肋骨间隙选择套管提供空间。

接下来,放置C形臂X线机的位置,要保证能够提供清晰的胸椎前后位图像。通过透视下数患者的肋骨,确定患者的病变部位。第7肋骨发自第6~7胸椎椎间盘平面,第8肋骨发自第7~8胸椎椎间盘平面,依此类推。在透视下确定好病变的部位后,用不褪色的墨水在术侧皮肤上做标记,这样可以帮助在术中进行定位以及规划套管的位置。除了套管入口的位置、肩胛骨的位置要标记好外,还要标记好万一需要开胸操作的手术切口位置,以备开胸使用。

如可能,所选择的1~2个套管入口应该位于拟进行开胸操作的手术切口线上。这样,一旦术中中转开胸手术,可以将手术切口的数目减至最少。如果在内镜下进行螺钉钢板内固定,那么套管的位置就要与计划固定的螺钉、螺栓的走行在同一条轴线上。进行前后位或侧位透视,可以确定套管的位置。

患者的整个胸部、腋窝、上肢的近端、背部及腹部都要进行消毒。如果准备行自体骨移植,髂嵴的皮肤也要做同样的准备。将无菌单及无菌巾铺好,以保证胸部手术的进行。无菌区域范围要够大,以保证能够进行可能的开胸手术。C形臂机要用无菌单包好,放置到合适的位置以供术中透视使用。

术者和助手应该都站在患者的前方,正对着患者胸廓的前侧。在这个位置,术者辨认脊柱解剖和进行脊柱部位的分离操作较为容易。如果助手站在患者的背侧,也就是和术者面对面,这种情况下,助手的分离及移动操作与监视器内见到的运动方向刚好相反。

(4)操作步骤

①套管摆放原则:胸腔镜套管位置的选择和摆放是胸腔镜手术的关键,术前需要制定相应方案。如摆放错误,手术将难以顺利进行。正确摆放套管位置,可使镜下操作容易进行。

各套管必须均匀分散摆放在胸廓的大部分表面,防止术者的双手相互靠得太近或离内镜太近。进行精确暴露过程中,如各套管太过于集中,则会影响术者操作。

因为术者在术中常面对患者胸腔,所以各种器械(如牵开器、吸引器)用的套管最好位于患者的前侧方向,在腋中线及腋前线之间。内镜用套管最好放在腋后线与腋中线之间,即所谓脊柱的可视区内。胸腔镜套管插入部位与术者双手活动范围分开,可使术者操作自如,有利于术者无阻碍、无限制地进行分离和暴露操作。前外侧摆放操作套管可使术者在分离、暴露时双手及上臂能自然垂放。

胸腔镜进入胸腔后,首先使用 0°胸腔镜,该套管必须直视脊柱病变节段。如使用 30°内镜,套管必须上下偏离病变椎体节段,这样内镜才可有一定倾斜角度而直视脊柱。使用 30°内镜可使其镜头远离操作套管,使术者在胸廓表面有更多的操作区域。

如胸腔镜镜头术中不经意转换方向,30°镜头视野的方向和范围可能改变,这样会影响手术操作。因此,在置入胸腔镜前,术者应仔细检查 30°胸腔镜的角度,必要情况下,还要将胸腔镜取出重新置入。

操作套管的摆放呈三角形,理想的位置是在病变部位的上下等距离摆放。在分离暴露的过程中,术者应调整自己的位置使其舒适,其双手等距向内。这种形状类似于垒球场,术者位于本垒,病变部位位于二垒,操作套管位于第一垒及第三垒。如操作套管均位于术野直线的上下,术者必须扭转患者身体,这种姿势使术者操作困难。如操作套管太靠后方,术者必须抬高自己的肩膀,这种姿势不稳定且易疲劳。自然舒适姿势是术者在前后方向操作器械,而患者位于向前倾斜 30°~40°的位置。

如需用扇形肺拉钩挡住肺脏暴露脊柱,牵开器可放于腋前、中线之间,位于操作套管前后。牵开器斜向置入胸腔,即可遮挡住肺脏且不影响术者的操作。一旦肺脏被轻柔地牵开,可将患者向前旋转,借重力使肺脏离开脊柱。

②套管的选择:一般选择软性而不是硬质套管,以防止肋间神经受压,导致术后肋间神经痛。套管多为保护性塑料衬管,以维持通往胸腔的路径。在内镜插入部位需摆放套管,可使内镜不被血液及术中从套管带出的切除物质干扰,还可在操

作区内摆放套管,便于反复置入或移出器械。如仅为单个器械置入的部位(如吸引器或牵开器),多不用套管。这些器械可直接通过小切口经肋间隙进入胸腔。

软性套管的直径需要能容纳器械和置入物,一般直径为 11 mm 或 15 mm 的导管适合进行胸腔镜下的多种操作。直径为 7 mm 的套管可用来置入吸引灌洗装置。如需要植骨或置入内植物,则需直径为 20 mm 的套管。置入直径较大的物体,则需要扩张套管或延长胸廓切口 2.54~5.08 cm(小切口开胸手术)。直径为 7 mm 和 11 mm 的套管是圆形的。直径为 15 mm 和 20 mm 的套管为扁椭圆形,不会压迫肋间神经。

③套管放置:安装套管前,用 1‰布比卡因加肾上腺素,于皮肤、肌肉、肋间神经行局部浸润麻醉。局部麻醉可减少套管插入部肋间神经痛的发生。

置入第一个套管时,平行于肋骨上缘,做 10~15 mm 长切口,注意勿损伤血管神经束。用止血钳于肋骨上缘穿过肋间肌。闭合止血钳的尖部,穿过壁层胸膜,到达胸腔。然后张开止血钳的尖部,尽量分开肋间肌肉,让套管通过。术者可用手指穿过切口,探查有无肺脏粘连。除套管不必做斜形隧道式切口外,套管置入的方法与胸腔引流管的置入方法无明显差别。套管在皮肤切口内,经肋间隙插入。

术者确认无胸膜粘连后,将套管置入胸腔。第一个套管和内芯就置于胸腔内,从套管内拔出内芯,将软性套管留于胸壁内。套管的长度可因患者情况而定。如有必要,可将套管的尖端剪去。套管的外部可缝于皮肤上,保证术中套管稳定。

放置完第一个套管后,将内镜置入胸腔,检查肺萎陷情况及胸腔内各脏器情况。其他所有套管可按第一个套管置入方法在胸腔镜直视下完成。胸腔镜直视下操作可防止膈肌穿孔或损伤脏器。如套管置入位置低于第 7 胸椎,术者必须防止膈肌穿孔。尽量避免方向靠前置入套管,以防止损伤大血管或纵隔组织。避免于第 1 或第 2 肋间隙置入套管,以防止锁骨下动、静脉损伤。

④各胸段套管位置的选择:要方便地进行胸腔镜脊柱手术,最重要的就是正确放置套管。套管的位置不好,就会妨碍医师的操作,干扰手术的进行。

上段胸椎第 1~5 胸椎的入路可选择在腋窝下缘。上臂外展固定,维持腋窝入路,肩胛骨旋向后,使其远离套管。不可进入腋窝,以免损伤腋动、静脉及臂丛神经。不可经第 1 或第 2 肋间隙进入,以免损伤锁骨下动、静脉。操作套管选择在第 3 和第 5 肋间隙。内镜套管选择在第 4 或第 5 肋间隙稍后,位于背阔肌前缘。中段胸椎第 5~10 胸椎位于胸腔中部,且不需牵开膈肌暴露脊柱,该入路是最容易的一种。下段胸椎第 9 胸椎~第 1 腰椎接近膈肌,在脊柱暴露过程中需要牵开。反向 Trendelenburg 体位(手术床的头部抬起)可利用重力将肝脏、脾脏和其他腹腔内脏器向尾侧移位,减少膈肌的牵拉。在暴露第 12 胸椎及第 1 腰椎椎体时,需要剥离肺韧带。

在进入胸膜后间隙时也需要将胸膜游离。切除膈肌时,使膈肌向尾侧牵引。这些方法可使术者经胸腔内暴露第12胸椎及第1腰椎而无须在腹膜后间隙内用附加套管。如需进行脊柱重建手术,往往需要一些附加的腹膜后套管。通常情况下,可应用"L"形或"T"形套管设计。

⑤胸椎的显露:进行胸腔镜脊柱外科手术,医生要非常熟悉胸椎、脊髓、胸腔和纵隔的解剖,到底是取右侧入路,还是取左侧入路,取决于多种因素,包括病变位置、侧别、范围。大动脉的位置也是非常重要的因素,这可通过术前CT或MRI来决定。大多数情况下,脊柱的表面,在奇静脉之后的部分比在主动脉之后的部分要多,所以,对于中线的病变,使用右侧入路较多。如果病变偏向左侧,使用左侧入路更加合适。如果病变位于第9胸椎以下,左侧入路更可取,这是因为膈肌右侧的位置较高。通常情况下,胸腔镜可以暴露到第1～2胸椎和第12胸椎～第1腰椎椎间隙。

阻断通气后,不通气的肺脏几分钟内就会萎缩。肺脏上可能会有影响脊柱显露的粘连存在,用钝性分离、剪刀或电凝剪可以非常容易地分离纤维性粘连,推开肺脏。然而,对于广泛、致密的粘连(硬化疗法、肺炎、支气管哮喘、血胸、开胸手术、胸腔镜检查造成),它可以造成肺脏大面积的僵硬瘢痕,妨碍内镜进入胸腔,这种情况下必须中转开胸手术。但是,要避免进入肺实质,防止肺脏漏气。然后,可以用工具牵开肺脏,也可向前转动患者,通过重力作用将肺脏牵开。要机械性牵开肺脏的话,需要小心进行,避免损伤肺实质。要进入下胸腔的椎间隙,还需要牵开膈肌。

⑥脊柱定位:术中要确保暴露的椎间隙正确,需要在直视和电透下仔细确定椎间隙的水平,这样就可以避免定位错误。

正确确定椎间隙的水平比较困难。在胸腔内,内镜下数肋骨是一种非常好的定位方法。通常,在胸腔顶,第1根可以看到的肋骨为第2肋,下面的每一根肋骨都可以直接看到、触摸到,这样就能够数清楚。接下来,可以将一根长而钝的针插入椎间隙,进行电透。对于确定肋骨的水平,前后位图像比侧位图像更加可靠。要首先确定第12肋,然后,依次向上记数,确定相邻的肋骨。

⑦胸膜切开:切开壁层胸膜,将胸膜从手术部位向外翻,暴露椎骨表面、血管、交感干。

可以使用剪刀和单极电凝切开胸膜,切口要位于肋骨头或椎间隙水平,这样能避免损伤节段血管。可以使用内镜剪或胸膜分离器掀起胸膜,将胸膜从脊柱表面推离节段血管,然后,将胸膜从术野中推开。

手术结束后,有时可以缝合壁层胸膜(如果患者年轻而且胸膜较厚),以减少脊柱表现的出血。然而,对大多数患者来说,胸膜较薄,切开后就会回缩,这种情况下,术者无法闭合胸膜。

⑧分离结扎血管：在椎体中分的凹陷有节段血管，它直接与主动脉以及奇静脉、半奇静脉相连，中间没有其他结构来缓冲血管内压。在侧方，节段血管分出分支，穿过神经根孔，供应神经根和脊髓。节段血管向外侧走行时，有肋间神经伴行。节段血管和肋间神经组成神经血管束，走行于肋骨尾侧面的神经血管沟内。

如果可能，应该保护并保留节段血管，但是大多数情况下，必须分离并结扎节段血管。分离节段血管时，用血管阻断钳轻轻地抓起节段血管，用直角钳分离。节段血管一旦分离清楚，可以用血管夹来结扎。通常情况下，沿着椎体侧面的中点分离节段血管最容易，该部位在大血管和神经根孔的中间。对于这些血管，需要用血管夹来安全地进行永久性止血。血管夹之间的距离要足够大（1 cm），这样才能在两个血管夹之间锐性横断血管。没有确定性结扎前，不要横断血管。

为了暴露椎弓根和椎管，切除近端肋骨的时候，要与肋间神经一起保留节段血管。用科布(Cobb)分离器、弯刮勺、肋骨切断器将血管和神经小心地从肋骨上分离开。在分离神经血管束时，如果发生出血，为了避免损伤肋间神经，需要用双极电凝进行止血。

为了暴露脊柱，偶尔需要分离主动脉和奇静脉，通过结扎几支相邻节段血管，用海绵棒轻轻地向前牵拉，可以分离这些血管。为了维持血管和脊柱之间的空隙，可以将纱布海绵置于其间。左侧入路椎间盘切除术、椎体切除术、前路松解术中，可能需要分离奇静脉。右侧入路的前路松解术中，必须分离奇静脉，但是，右侧入路椎间盘切除术和椎体切除术很少需要分离奇静脉。前路松解术中，需要分离的血管范围更为广泛，因为术中需要暴露脊柱的整个腹侧面。为了松解方便，需要在多个节段横行切断前纵韧带。

如果要结扎多支节段血管（特别是下胸腔左侧），就有根最大动脉（Adamkiewicz动脉）和其侧支血管阻塞，造成脊髓坏死的危险。因为动脉对脊髓的血供具有多节段的侧支循环，所以，如果只结扎一或两根节段血管，脊髓发生坏死的机会并不常见。脊髓坏死的并发症，更常见于前路松解需要结扎多支节段血管时。结扎、横断节段行之有效管前，暂时性阻断节段血管，如果诱发电位消失，则恢复血供并保留节段血管，这样，就会将脊髓坏死的危险降到最低的程度。

⑨暴露椎管切除椎间盘：切除椎间盘之前先暴露椎管十分必要。神经根孔内有韧带、神经根、大量血管丛、硬膜外脂肪，通过神经根孔并不能清楚地暴露椎管。要暴露椎管，最可靠的方法就是从硬膜侧面切除肋骨和椎弓根。

为了暴露椎弓根，需要切除肋骨近端2 cm和肋骨头。首先，从肋骨下壁小心地将神经血管束分离出来，用骨膜剥离器和直角肋骨切除器将肋间肌肉从肋骨上分离开。用直角肋骨切除器将肋横突韧带切断。将Cobb骨膜剥离器平行于关节软骨面插入肋椎关节，切断肋椎韧带。如果能看到肋椎关节发亮的关节面，就能确定已经完全切除了肋骨头。

神经血管束、韧带、软组织都从肋骨上分离开后，切除肋骨近端 2 cm，暴露椎弓根和椎管。近端肋骨的切除，可以使用骨钻或咬骨钳等一块一块地进行，也可用骨钻、骨刀、肋骨切除工具、咬骨钳或者摆锯等先横断，然后再整块切除。如果需要的话，可以将切除的肋骨作为植骨来源。

切除近端肋骨后，辨认椎弓根。用骨膜剥离器暴露椎弓根的侧面，用小的弯微创刮勺探清椎弓根的上侧面。为了暴露硬膜外间隙，从椎弓根的上侧面切断神经根孔韧带。一旦确定上椎弓根的上侧面，可以用咬骨钳来切除椎弓根，从而暴露硬膜外间隙。如果椎弓根较宽，可以用骨钻将其侧壁打薄，然后用咬骨钳将椎弓根的内侧部分切除。

切除椎弓根的过程中，硬膜外静脉可能会发生小的出血，需要使用吸引器来清理术野。切除椎弓根后，可以使用双极电凝或脑棉来达到硬膜止血的目的，这与开放手术中使用的方法相同。如果使用脑棉，应当在套管外用止血钳将脑棉的线头抓住，防止丢失到胸腔内。清楚辨认硬膜外间隙，可以使减压过程在直视下安全地进行。

为了从硬膜外腔取出致压物，在椎间隙背侧和相邻椎体，必须先咬出一空腔，空腔需足够大，才能保护神经功能。此操作空间应能允许医生将器械伸入压迫处的硬膜外腔，用小显微外科器械将椎间盘组织取出。此空腔需足够深，应能显露整个椎管的硬膜腹侧面和对侧椎弓根内侧面。若胸椎椎间盘突出较小或中等大小或为软性突出物，为了安全显露脊髓腹侧和减压，在椎体上做一锥形空腔。操作空腔可做成锥形。如需显露较大的突出椎间盘、骨化椎间盘或硬膜内椎间盘，则需做更大的操作空腔，常需做部分椎体切除术。

⑩关闭套管：脊柱暴露及止血完毕后，仔细冲洗胸腔，清除残余物质，检查肺脏有无损害，随后移除套管。内镜仍需留在胸腔，从内向外检查套管。如套管处有明显出血，可用胸腔镜找到出血血管而止血。胸腔手术完成后，于原胸腔镜套处插入胸腔闭式引流管并用粗丝线缝合固定。术者可用一单独切口斜形经皮下插入胸腔闭式引流管，其余套管可直接紧密关闭。为减轻术后疼痛，可用 1% 布比卡因局部封闭。皮下及真皮需分别间断缝合以保持密闭。

术后胸腔闭式引流 1～2 d，待引流量＜60 mL/d 时，拔管。

胸腔镜下椎间盘切除术后的临床和神经学的结果均非常满意。与胸椎的后外侧入路相比，胸腔镜可更加直观地观察和显露脊柱和脊髓的腹侧面。另外，还可更加彻底地切除位于中线和已钙化的椎间盘。与开胸术相比，除了可更直观地观察和显露脊柱和脊髓外，胸腔镜手术的并发症明显减少，患者痛苦小、住院时间短且恢复快。

8.经皮椎间孔镜下椎间孔成形胸椎间盘突出切除术

经皮椎间孔镜下胸椎间盘突出髓核切除术是近年来开展的微创术式,适用于软性、旁位或侧位症状性的胸椎间盘突出。①手术采用俯卧位,全麻。皮肤入口点是从椎弓根与椎间盘交界处到小关节突关节外侧缘画一条虚线,规划皮肤进入点,通常距中线约 6 厘米。②18号针穿刺针插入行硬膜外造影,然后行硬膜外麻醉浸润,在椎间盘造影。③换导丝,通过钢丝对上关节突进行连续扩张,以扩大神经椎间孔窗口。④将 7.5 mm 斜面工作套管放置于椎间盘后间隙,使用 4.7 mm 脊髓内窥镜直接可见蓝色的突出碎片。切除后纵韧带(PLL)显露腹侧硬膜外间隙,射频消融后纤维环。充分减压后,用皮下缝合和无菌敷料缝合皮肤。鼓励患者术后第二天走动。

第三节　胸椎管狭窄症

与颈椎或腰椎管狭窄症相比,胸椎管狭窄症(TSS)是一种相对罕见的疾病。通常被定义为胸椎管容量的减少,导致脊髓和(或)神经根受压,引起各种临床症状。很显然,椎间盘突出和脊柱关节病是造成狭窄的潜在因素,这点类似于颈椎和腰椎管狭窄,但大多数有症状的胸椎管狭窄是继发于黄韧带骨化症和(或)后纵韧带骨化症。在 20 世纪 20 年代,胸椎管狭窄症才被首次描述。直到 21 世纪初,美国和欧洲文献报道常集中在胸椎间盘疾病,关于黄韧带骨化症和(或)后纵韧带骨化症的文献报道很少。大多数病例及文献报道都来自日本。

一、解剖因素

胸椎的许多解剖特征使它成为独特的中轴骨,特别是在活动功能方面。胸椎与肋骨关节面呈水平,正是这些肋椎关节限制了脊柱的整体屈曲。肋骨与胸骨和椎体的连接限制了胸椎的旋转和侧屈。此外,因为胸廓和胸椎垂直关节面的稳定作用,使得相对于腰椎而言,对椎间盘的压力减少了。这些特点使得胸椎运动,尤其是屈伸运动,在下胸段比在中、上胸段大。

众所周知,椎体高度不同形成胸椎后凸,胸椎后凸产生"弓弦"效应,导致脊髓覆盖在后纵韧带、椎间盘和椎体上。脊髓腹侧受压就与这些结构的病理密切相连。除此之外,胸椎管的直径小于颈椎管或腰椎管,为脊髓提供的空间更小。颈脊髓约占椎管截面积的 25%,而胸脊髓约占椎管截面积的 40%。胸椎后凸和较小的椎管空间可能会因压迫性病变而引起更快速和更严重的影响及脊髓损害。

胸椎管的末端既包含腰骶脊髓膨大,也包含部分下胸段的第一骶神经根。这一区域的压迫可由于圆锥神经和马尾神经的病理损害造成上、下运动神经元的混合病变。

最后,胸椎的血供有限。胸中段脊髓血供主要由单个胸椎分支(通常来自 T_7)提供,而这些分支的代偿很差。上胸段脊髓血供由椎动脉和腰椎动脉提供。血供少、分流多,导致该区域更易受压迫影响,并可能抑制减压后的恢复。

二、病因学

黄韧带骨化症是胸椎管狭窄症的主要病因。其他局部的脊柱病变,如后纵韧带骨化症、椎间盘突出和脊柱关节炎也是其病因。有学者对 427 例胸椎管狭窄症患者的流行病学研究发现:309 例患者为黄韧带骨化症,其次是椎间盘突出,再次是后纵韧带骨化症。

除了局部的脊柱病变,胸椎管狭窄症也可以由一些骨病引起,比如软骨发育不全、骨软骨营养不良、肢端肥大症、氟骨症、家族性低磷维生素 D-难治性佝偻病、Paget 病、弥漫性特发性骨肉瘤、肾性骨营养不良。此外,肿瘤占位、小关节囊肿、血管畸形和骨折也与此相关。

三、诊断标准

(一)症状和体征

各种原因导致的胸椎管狭窄症都表现为胸脊髓或神经根受累的相应的症状和体征,相互间并无显著区别。胸椎黄韧带骨化症(OLF)和后纵韧带骨化症(OPLL)是由于韧带逐渐肥厚、骨化而引起的慢性脊髓压迫性疾病,因而疼痛症状不突出。大多数胸椎管狭窄症患者年龄在 40 岁以上;隐匿起病,逐渐加重;早期仅感觉行走一段距离后,下肢无力、发僵、发沉、不灵活等,休息片刻又可继续行走,称之为脊髓源性间歇性跛行,这与腰椎管狭窄症中常见的以疼痛、麻木为主要特征的神经源性间歇性跛行有显著不同。随病情进展,出现踩棉花感,行走困难,躯干及下肢麻木与束带感,大小便困难、尿潴留或失禁,性功能障碍等。临床查体可见以脊髓上运动神经元性损害为主的表现,即躯干、下肢感觉障碍,下肢肌力减弱,肌张力升高,膝、跟腱反射亢进,病理征阳性等。但当病变位于胸腰段时,则可能表现为以下运动神经元性损害为主的征象,即广泛下肢肌肉萎缩,肌张力下降,膝、跟腱反射减弱或消失,病理征不能引出或者同时存在脊髓上下运动神经元性损害的特征,如肌张力下降,病理征阳性等。

(二)影像学检查

1.胸椎 X 线平片

由于胸椎结构复杂,仅能发现不到 50% 的 OLF 或 OPLL 病变。但是作为一项基本检查,仍能提供许多重要信息。如发现有椎体楔形改变或 Scheuermann 病,则可能有椎间盘突出;发现特发性弥散性骨肥厚症(DISH)、强直性脊柱炎、氟骨症,则可能有 OLF;如发现有下颈椎连续性 OPLL,则可能有胸椎 OPLL 等。

2.MRI 检查

可清楚显示整个胸椎病变及部位、病因、压迫程度、脊髓损害情况,是确诊胸椎管狭窄症最为有效的辅助检查方法。此外,临床上有 10% 以上的胸椎管狭窄症的病例是在行颈椎或腰椎 MRI 检查时偶然发现了 OLF 或胸椎椎间盘突出。

3.脊髓造影检查

因其有创性、只能间接反映胸椎病变及脊髓的压迫,在不具备 MRI 设备的医院可以选择此方法。

4.CT 检查

可以清晰显示骨性椎管及骨化韧带的结构,对手术治疗提供有效信息,多用于病变局部重点检查。

四、治疗

(一)手术治疗综述

1.继发于黄韧带骨化的胸椎管狭窄症手术选择

(1)后路椎板和黄韧带骨化全切除术。

(2)部分椎板切除术。

(3)椎板成形术。

2.继发于后纵韧带骨化的胸椎管狭窄症手术选择

(1)上胸椎:全椎板切除减压术。

(2)中或下胸段的孤立型后纵韧带骨化:前外侧入路或后路经椎间孔切除并固定或融合术。

(3)短节段后纵韧带骨化(2 个或 3 个节段)

①环形减压并融合术。

②后路单纯全椎板切除术。

(4)长节段后纵韧带骨化(3 个以上节段)

①平坦的骨化:向上和向下各延长 1 个节段的后路全椎板切除术。

②凸起的骨化。

a.后路全椎板切除术和选择性环形减压术。

b.先后路全椎板切除术,再前外侧入路切除融合术。

3.继发于椎间盘相关因素的胸椎管狭窄症手术选择

(1)中央型椎间盘突出:前外侧入路椎间盘切除术(胸腔镜,开胸)。

（2）旁中央或外侧椎间盘突出:后路椎间孔入路椎间盘切除术。

（3）其他

①前外侧胸膜腔后入路。

②双侧小关节切除术。

③微创手术

a.胸腔镜下椎间盘切除术。

b.经胸外侧入路向后经胸膜椎间盘切除术。

c.胸椎后路显微镜下椎间盘摘除术。

d.胸椎后路内镜下椎间盘摘除术。

4.继发于脊柱关节病的胸椎管狭窄症手术选择

（1）关节突肥大:全椎板切除术合并内侧小关节突切除术。

（2）腹侧穿刺,前路减压。

（二）保守治疗

胸椎管狭窄症比较罕见。主要病因为黄韧带骨化、后纵韧带骨化、胸椎间盘突出、胸椎脊柱关节病。其他次要病因如肿瘤占位性病变和血管畸形。这些疾病症状通常表现为疼痛和神经症状,通常是选择手术治疗。轻度的胸椎管狭窄症在术前可能适合保守治疗(如非甾体抗炎药、神经营养药物、物理治疗)或介入疼痛治疗,并进行密切随访。针对黄韧带骨化和后纵韧带骨化,关于介入疼痛治疗的文献非常缺乏。胸椎间盘突出和胸椎脊柱关节病引起的胸椎管狭窄症似乎是介入疼痛治疗最常见的疾病。

症状性胸椎间盘突出是不常见的,约每1 000例椎间盘突出症中有5例。很少患者需要侵入性治疗,因为大多数通过保守治疗可以恢复到以前的活动水平。虽然从2000年到2011年,在每10万名美国医疗保险受益人中,胸椎硬膜外注射量增加了123%。然而,只有两篇报道描述了通过胸硬膜外注射类固醇药物减轻患者疼痛。有学者进行了一项随机、双盲、主动对照试验,包括40名因椎间盘突出、神经根炎或椎间盘源性疼痛所致的慢性中、上背部疼痛患者,并比较了仅用局麻药和类固醇药进行胸硬膜外注射的结果。在12个月后,接受局麻药治疗的80%的患者和接受类固醇和局部麻醉药治疗的85%的患者都显示出疗效(超过50%的疼痛缓解),这证实两种方法都是有效的。有学者对110例胸痛(椎间盘突出或椎间盘源性)患者进行了类似的随机双盲主动对照试验,其中55例仅接受局部麻醉药治疗,55例接受局部麻醉药和类固醇治疗。他们发现有80%接受了局部麻醉的患者和86%接受了局部麻醉加类固醇治疗的患者获得显著疗效。他们得出结论,非小关节源性慢性胸痛可通过硬膜外注射保守治疗,使用或不使用类固醇药物均有效。

　　脊柱关节病导致的胸椎管狭窄症是一种罕见的疾病,常继发于小关节突肥大,这些患者的典型表现是脊髓损害。小关节痛是已知的胸椎痛的来源。在一项对局部胸痛人群的研究中,胸椎小关节疼痛的发生率为42%,而颈椎的发生率为55%,腰椎的发生率为30%。关节突关节疼痛通常由关节退变引起,可累及关节突关节的任何结构,如关节囊、滑膜、透明软骨和骨。因此,不管是脊髓损害发生前后,提出由小关节突肥厚引起的小关节疼痛都是合理的。

　　有学者在针对胸椎小关节疼痛回顾中,建议用射频消融术(RFA)治疗胸椎小关节疼痛,在阻滞了受胸椎小关节影响的神经后获得症状暂时减轻。有学者将这一治疗方式归为2C+,表明这一治疗方法是可以考虑的,而这一治疗的数据支持仅在观察性研究中得到证明。事实上,对于胸内侧支神经的射频消融还没有任何大型的对照研究,只有两项观察性研究报道。有学者在一项回顾性分析中评估了40例胸椎小关节疼痛患者,这些患者接受了内侧支神经射频消融治疗以控制疼痛:治疗31个月后,83%的患者诉疼痛症状减少了50%以上。有学者在一项前瞻性观察研究中指出,在接受一次射频治疗的患者中,有41%的患者疼痛减轻超过50%。

第四节　腰椎管狭窄症

一、概述

　　(1)一般50岁后常见,男性多于女性,常与椎间盘退变有关。

　　(2)定义:椎管、侧隐窝、椎间孔狭窄引起神经结构受压,并引起神经源性跛行或神经根性症状,分别称为中央椎管狭窄、侧隐窝狭窄及椎间孔狭窄。

　　(3)需注意:只有在具有临床症状的前提下,影像学上的腰椎管退变性狭窄才有意义。

二、分型

(一)先天性

通常为发育性,主要为中央型椎管狭窄。

(1)特发性。

(2)侏儒症(软骨发育不全)。

(二)获得性

(1)退变性狭窄

①中央型椎管狭窄:下关节突关节、黄韧带肥大,椎间盘膨出引起中央椎管

狭窄。

②侧隐窝狭窄：上关节突关节和黄韧带增厚肥大，主要引起侧隐窝狭窄。

③椎间孔狭窄：椎间孔变窄。

（2）退行性滑脱：L_4～L_5节段多见，L_5神经根被L_4的下关节突及L_5椎体后缘卡压。

（3）综合性：退行性、先天性椎管狭窄情况下再出现腰椎间盘突出。

（4）医源性：椎板切除术后、脊柱融合术后、椎间盘手术后。

（5）脊柱创伤后椎管狭窄。

（6）其他原因，如派杰氏病（Paget病）、氟中毒。

三、发病机制

（1）某些形态的椎管容易发生椎管狭窄，腰椎管约有三种形态：圆形、卵圆形、三叶形（15%）。其中三叶形椎管好似拿破仑帽样，容易出现侧隐窝狭窄。

（2）椎间盘退变是重要的发病基础：椎间盘老化或退变，其内胶原含量、蛋白、多糖和含水量改变。

（3）关节突关节亦受累：椎间盘退变后即会出现，发生关节软骨破坏、关节突关节肥大、骨赘形成及半脱位。

（4）脊柱为三关节复合体结构，在退变发展过程中，后方的两个关节突关节及前方的椎间盘均发生病理改变。

①反复的旋转和压应力会引起三关节复合体的退行性变。

②椎间盘会出现环状或辐射状的撕裂，并伴有高度丧失。

③后方关节突关节将出现滑膜炎症、软骨破坏、骨赘形成，将引起关节囊松弛、黄韧带肥大或膨出以及关节失稳或半脱位。

④三关节退变还能引起脊柱节段不稳，可出现脊柱退行性向前滑脱、向后滑移、退行性脊柱侧凸以及旋转半脱位，进一步加重病情进展。

（5）L_4或L_5神经根最常受累。主要因为下腰椎所受压力及剪切力更大，椎间盘退变常发生在L_4～L_5和L_5～S_1节段，同时下腰椎椎弓根的下缘为凸面，而上腰椎为凹面，因此L_4、L_5神经根最易受累。

四、神经受压的解剖基础

中央椎管内有马尾和硬膜囊，侧隐窝内有上位神经根，椎间孔内有背根神经节（椎间孔）、椎间孔外有脊神经。

（一）马尾最常于椎间盘水平在中央椎管内受到前后方向上压迫

（1）前方致压因素为膨出的椎间盘。

(2)后方致压因素为黄韧带及关节突关节。

（二）神经根的压迫可能发生在多个解剖部位

1.入口区受压

(1)后外侧椎间盘突出压迫神经根。

(2)上关节突肥大压迫神经根。

2.中间区受压

峡部裂情况下,椎弓峡部增生的骨赘压迫神经根。

3.出口区(椎间孔)受压

解剖毗邻关系:前方为椎体、椎间盘,上方、下方为椎弓根,后方为椎板峡部、黄韧带及上关节突尖部。

(1)极外侧型椎间盘突出将压迫椎间孔内的神经根。

(2)上关节突关节半脱位可能会将神经顶挤至椎弓根、椎体或膨出纤维环上引起压迫。

4.椎间孔外受压

(1)可见于极外侧型或椎间孔外椎间盘突出症。

(2)远外侧卡压综合征:腰椎滑脱时,L_5 的横突和骶骨翼引起 L_5 神经根的卡压。

(3)横突的横行骨折或植骨块进入横突前方,可能引起脊神经受压。

五、腰椎管狭窄的影像诊断标准

（一）中央椎管狭窄

绝对狭窄:腰椎管中央矢状径<10 mm,相对狭窄:10~13.5 mm。

（二）侧隐窝狭窄

矢状径<3~4 mm。

（三）椎间孔狭窄

(1)椎间孔高度<15 mm。

(2)椎间盘后部高度<3 mm(神经根受压的可能性为80%)。

六、神经根损伤的病理生理机制

（一）机械压迫和炎症反应共同作用

单纯机械压迫不会引起疼痛,疼痛症状主要因炎症反应引起,炎症递质主要有磷脂酶 A_2、神经肽等。

（二）脊柱动态不稳

脊柱不稳引起椎管和椎间孔内神经组织反复损伤。

（三）神经营养缺乏

脑脊液流动异常、梗阻引起神经营养缺乏。

（四）马尾神经受能承受压力的临界值

硬膜囊缩窄 25％没有影响，但硬膜囊缩窄≥50％将出现运动障碍、体感诱发电位完全消失。

七、临床症状

（一）疼痛

（1）疼痛症状多种多样

①单根神经根症状。

②双腿神经源性跛行。

③不典型的腿痛。

④马尾综合征。

（2）疼痛一般位于腰部、臀部以及下肢。

（3）站立及行走时疼痛加重。

（4）休息、弯腰及坐下时疼痛缓解。

（5）患者的病史对腰椎管狭窄症的诊断最为关键。

（二）50％患者中有跛行症状

（1）必须排除血管源性跛行。

（2）血管源性跛行的特点。

①血管源性跛行其症状休息后缓解更为迅速。

②弯腰动作血管源性跛行的症状不会减轻；骑车和爬山时由于腰椎处于屈曲状态，是不会发生神经源性跛行的。

③但需要注意的是，有时血管性和神经源性跛行可能会同时并存。

（三）体格检查

（1）客观体征往往缺乏。

（2）坐骨神经紧张的体征常为阴性。

（3）神经功能障碍可能存在，也可能没有。

（4）最重要的体征是腰痛及腰椎活动度降低。

（5）应常规进行腹部及血管情况的彻底检查。

(四)辅助检查方法

1.X 线片

(1)可发现椎间隙狭窄或椎间盘退变表现。

(2)终板骨赘生成和硬化。

(3)关节突关节肥大或骨赘形成。

(4)骨性椎管或椎间孔狭窄。

(5)腰椎前凸减小或消失。

2.CT 扫描

有助于椎管特别是侧隐窝和椎间孔的观察;脊髓造影检查有时会因椎管狭窄、造影剂显影阻断,阻断部位下方的部位无法显影观察,而 CT 检查亦能清楚观察到。

3.MRI 检查

(1)是检查腰椎管狭窄最好的方法。

(2)对软组织的观察非常清楚,但对骨组织的观察不及 CT。

八、鉴别诊断

(1)创伤(软组织扭伤、拉伤、脊柱压缩性骨折)。

(2)感染(脊椎骨髓炎)。

(3)风湿性炎性疾病。

(4)先天性疾病(软骨发育不全)。

(5)代谢性疾病(骨质疏松、Paget 病)。

(6)其他退行性疾病(腰椎间盘突出症、腰关节突关节综合征)。

(7)肿瘤(脊髓内肿瘤、骨肿瘤以及转移瘤)。

(8)神经疾病(周围神经疾病)。

(9)循环系统疾病(腹主动脉瘤、血管源性跛行)。

(10)肌筋膜综合征。

(11)精神问题。

九、治疗

由于大多数关于腰椎管狭窄症(LSS)保守治疗的文献都是从对椎间盘突出、神经根病或非特异性腰痛的受试者的研究中得出的结论,因此很难做出明确的治疗建议。然而,LSS 的保守治疗可能包括药物治疗、物理治疗、矫形支具、脊椎按摩治疗和针灸治疗。

对乙酰氨基酚(Tylenol)、非甾体抗炎药(NSAIDs)、肌松药、曲马朵、神经性镇痛药、三环类抗抑郁药和阿片类药物都经常用于治疗 LSS。然而,它们的真实疗效尚不清楚,因为研究并不是针对 LSS 的。泰诺、NSAIDs 和肌松药通常被认为是一线治疗,而三环类药物可能在慢性疼痛患者中发挥更重要的作用。与标准治疗相比,添加加巴喷丁比对 LSS 单纯的标准治疗具有更好的疗效。必须权衡药物治疗的风险和不良反应,尤其是老年患者。

多项研究已证明物理治疗对 LSS 的益处。物理治疗应首先关注基于屈曲运动的项目,强调恢复脊柱活动、神经支配和避免诱发症状的姿势。然后再对髋部屈肌、内收肌和臀肌的肌紧张进行治疗。接下来,增加在偏向屈曲运动中的体位稳定性训练,包括臀肌和下腹肌锻炼。解决功能缺陷,如行走耐受性,也是物理治疗的主要目标之一。

已经提出将 LSS 的手动治疗作为治疗选择。偏向伸肌的治疗配合康复训练和部分自重跑步机行走的治疗方案疗效好于单纯的偏向伸肌的治疗以及传统跑步机上行走疗法。LSS 患者通常由脊椎按摩治疗师提供理疗,但缺乏支持治疗效果的文献。

在急性期或在症状突然发作期间,可考虑应用腰部矫形器。虽然它们可能对于老年患者群体来说很笨重而且不舒服,但它们可以减轻疼痛并改善腰椎功能。LSS 患者应避免长期使用脊柱矫形器,因为它可能会使现有的腰部肌肉强度降低。虽然在 LSS 患者中使用矫形支具的证据有限,但它可以减轻疼痛并增加行走耐受性。

传统针灸在 LSS 治疗中尚未显示具有显著临床疗效。然而,电针灸治疗 LSS 可能有助于增加步行距离,减少疼痛。

十、硬膜外类固醇注射

LSS 的硬膜外类固醇注射被广泛使用,并且在医疗保险患者人群中越来越受欢迎。硬膜外腔中的类固醇药物被认为可以减少局部炎症和相应的疼痛。此外,LSS 的硬膜外注射治疗可缓解疼痛,理论上可以辅助增进物理治疗计划的疗效。

有关硬膜外类固醇注射治疗神经根病和椎管狭窄的 Meta 分析,几乎没有显示出长期裨益。然而,这些数据严重依赖于过时的注射技术、不同的纳入和诊断标准以及不统一的疗效检验方法。现推荐使用透视引导穿刺并成为标准方法,因为在不使用透视引导的注射中常见注射点出错的问题。

有许多进行硬膜外类固醇注射的途径,包括尾椎、椎板间和经椎间孔的技术。虽然没有比较 LSS 中每种技术疗效的研究,但有证据表明经椎间孔入路在缓解症状性椎间盘突出症引起的根性疼痛方面的疗效更为确切。研究表明,经椎间孔内注射类固醇激素 LSS 患者可获得长达 1 年的患侧肢体镇痛、延长行走和站立耐受性的疗效。一项独立研究证实，使用利多卡因联合糖皮质激素或单用利多卡因进行经椎间孔注射后，疼痛减轻，功能增加。另外，研究证实，经椎间孔硬膜外类固醇注射可延迟手术长达 28 个月或更长时间甚至规避手术减压的需要。

十一、经皮穿刺技术

在过去几年中，以经皮穿刺为特征的一类独立的介入手术已经普及。这些手术要么通过在有限的暴露部分切除黄韧带来直接减压硬膜外腔，要么通过置入机械装置以牵开棘突，这决定了手术操作的节段有限。

通常将微创腰椎减压术（MILD）作为 LSS 患者手术的替代方案，特别是如果出现明显的中央型狭窄和黄韧带肥厚。在手术操作中，使用透视引导和穿刺针及套管进行黄韧带减压，为脊柱神经结构提供更多空间。这是在没有开放切口的情况下进行的。到目前为止，疗效乐观、并发症少，但目前的应用很少。

棘间撑开装置可作为椎板切除术和椎板切除融合术更微创的替代方案。这些装置可增加脊柱屈曲，间接减压椎管。通过非常严格的纳入标准，应用椎间融合器的疗效更好，并发症更少。此外，使用下一代设备的再次手术率也在减少，并且已有文献报道疗效长达 4 年。有关棘突间牵引装置置入与传统术式进行比较的试验正在如火如荼地开展中。

十二、手术

LSS 是老年患者中接受脊柱手术最常见的疾病之一。手术的目的是减压椎管、侧隐窝或神经根孔，以缓解疼痛和改善功能。治疗 LSS 的术式众多，但还没有就哪种术式为最佳达成共识。有研究称手术治疗 LSS 较非手术治疗的疗效更好。但是，这些研究中提供的保守的非手术治疗的方式不是最理想的，并且手术治疗的获益往往会随着时间的推移而减少。

腰椎椎板减压切除术是 LSS 最常用的手术方法。大数据研究表明，椎板减压切除术后 LSS 患者可获得显著地功能改善和疼痛缓解。

尽管椎板减压切除术是 LSS 的首选手术方法，但伴有腰椎滑脱时，椎板切除减压融合术更为优选。另外，对于多节段腰椎管狭窄以及伴有 LSS 的脊柱侧弯患者，椎板切除减压融合术可能也更适用。当症状存在 15 年或更长时间时，置入融合器可能是首选方案。尽管融合术增加了手术的复杂性和费用，但是单纯椎板切除减压术存在脊柱不稳定的可能性。

十三、总结

LSS 是所有脊柱外科临床医生必须熟悉的常见病症。虽然确切的诊断标准尚存在相当大的争议,诊断有赖于详细的病史采集、详细的体格检查以及影像学的辅助。尽管缺乏确切证据,治疗方案应首先考虑保守治疗。手术治疗可使保守治疗无效的严重病例获得更大受益。最佳诊断标准和治疗方案仍有待研究。

第五节 脊柱侧凸

脊柱侧凸是指脊柱的一个或数个节段向侧方弯曲形成的脊柱畸形,包括结构性脊柱侧凸和非结构性脊柱侧凸。非结构性侧在病因去除后,脊柱侧凸即能自行矫正。

一、临床表现

幼年及少年患者多见,女性占多数。多数患者无明显不适症状,多因发现背部不平、双肩不等高等就诊。部分患者可有腰痛或行走困难、下肢麻木等神经症状。检查时可发现脊柱侧凸畸形,脊柱前屈时可出现"剃刀背"畸形。可有双肩不等高、骨盆倾斜、躯干偏倚等。部分患者可合并胸廓畸形。重症患者可出现内脏压迫症状及神经刺激或受压体征。有明确病因者可有相应临床表现。

二、青少年特发性脊柱侧凸

(一)病因

1.神经肌肉方面的原因

(1)已发现患儿存在肌纤维种类及肌梭的改变。

(2)青少年特发性脊柱侧凸患儿发现有钙调蛋白(该蛋白调控肌肉收缩)水平上升、褪黑素(钙调蛋白拮抗药)水平降低。

2.结缔组织原因

(1)弹力纤维及胶原纤维是支持脊柱的基本成分。

(2)已发现患儿椎间盘胶原纤维或蛋白多糖存在异常。

3.遗传因素

角度 >10°的脊柱侧凸中,女孩多见,发病率女:男为 5:1。存在家族发病倾向(有家族史者,发病率增高 20 倍),同卵双生一方患病,另一方患病概率为 73%。有基因遗传因素(性染色体连锁遗传,不完全外显,表型多样)。

(二)解剖学特点

(1)冠状面畸形——侧凸。

(2)矢状面畸形——胸椎后凸角度减少。

上述畸形的出现可能与患儿较正常小儿脊柱提早、过快发育有关。

(3)横断面畸形——椎体旋转:棘突旋转指向凹侧,肋骨突出。

(4)胸弯分型(通常使用 King 分型,但该分型没有涵盖所有的胸弯类型)。

①双主弯、右胸弯左腰弯(King Ⅰ):腰弯大于胸弯。

②右胸弯、代偿性左腰弯(King Ⅱ):胸弯大手腰弯。

③右胸弯(King Ⅲ):代偿性左腰弯没有越过中线。

④胸腰椎右弯(King Ⅳ)。

⑤双胸弯(King Ⅴ)。

(5)新出现的 Lenke 分型 D 基于侧凸种类、腰弯修正型、胸椎矢状面角度三方面进行分型,更为全面。

(三)自然史和预后

1.流行病学

侧凸角度>10°的脊柱侧凸发病率为 25/1 000(2.5%),超过 20°发病率为 4/1 000(0.4%)。

2.侧凸进展的有关因素

(1)角度大小:侧凸角度及旋转度数越大,进展的风险越高,如 20°侧凸进展的可能性为 20%,但 40°进展可能性为 60%。

(2)年龄:低龄发病是比性别或家族史更为重要的进展因素,脊柱 90%的生长发育发生在青春期,该年龄段进展风险最高。

(3)反映骨骼发育成熟程度的 Risser 评分:1 分或更低者进展的风险很高。

(4)侧凸包含的脊柱节段范围越短,越容易进展。

(5)部位:侧凸的部位越靠下,越容易进展(胸椎<腰椎)。

(6)柔韧度:未成年人侧凸越僵硬,成年人脊柱侧凸越柔软,进展的风险越大。

(7)性别:女孩更容易患脊柱侧凸,特别是度数较大的侧凸。

(8)家族史阳性者。

(9)脊柱较为细长者。

(四)诊断

1.筛查

主要对象为 10~14 岁的在校学生。

(1)需要进一步检诊的患儿数量较多。

（2）其中约有 1/3 患儿具有不同程度的侧弯。

2.询问病史

年龄、性别、初潮时间、有无疼痛、家族史。

（1）30％的特发性脊柱侧凸患儿存在疼痛。

（2）女孩生长高峰期为 11～12 岁,男孩为 13～14 岁。

3.体格检查

（1）视诊

①双肩高度、乳房、腰或骨盆不对称。

②肩胛骨或肋骨突出。

③胸椎后凸消失。

④亚当斯（Adams）前屈试验:患者弯腰至 90°,在弯腰过程中,注意脊柱两侧不对称及胸弯、腰弯的旋转畸形（剃刀背畸形）。

（2）测量

①使用脊柱侧凸计测量肋骨突出程度（脊柱前屈时旋转畸形的大小）。

②经 C_7 放一铅垂线,观察是否通过臀沟,以此判断冠状面平衡情况。

③有无双下肢不等长。

（3）神经功能检查

①腱反射（深反射）。

②腹壁反射（浅反射）:从外向内轻划两侧腹壁,检查肚脐的移动是否对称。肚脐向两侧移动不对称,提示可能存在神经中枢病变。

4.X 线检查

（1）头侧端椎上缘的垂线与尾侧端椎下缘垂线的交角（Cobb 角）:测量侧凸大小。确定侧凸的上、下端椎,沿上端椎的上终板或两侧椎弓根的上（下）界画一条线,再沿下端椎的下终板或椎弓根画另一条线,做两条线的垂线,其交角即为 Cobb 角。

（2）骨盆髂骨棘发育过程中钙化的程度（Risser 征）:提示髂骨骨骺的骨化程度,该处骨骺从髂前上棘向后逐渐骨化,骨骺与髂嵴完全融合 Risser 征为 5,Risser 征为 4 表明脊柱生长已结束。

（3）标记骶中线、判定稳定椎。

（4）观察脊椎环形骨骺影,如已经融合,提示脊椎生长完全停止。

（5）测量骨龄:摄左腕和左手 X 线片,使用腕骨龄图谱法评定骨龄。

5.肺功能测试

侧凸＞70°会引起肺活量降低,特别是合并有胸椎后凸减小的侧凸。

6.进行 MRI 检查的指征

(1)神经功能受损。

(2)脊柱先天性畸形。

(3)儿童、婴幼儿脊柱侧凸。

(4)脊柱侧凸快速进展。

(5)存在脊柱裂的皮肤表现。

(五)治疗

1.治疗目标

(1)阻止侧凸进一步发展和维持脊柱平衡。

(2)维持呼吸功能。

(3)减少疼痛和防止神经功能损伤。

(4)畸形矫正。

2.非手术治疗

(1)大多数脊柱侧凸患者没有严重到需要治疗的程度。

(2)非手术治疗适用于未成年人侧弯<25°以及成年人侧凸<50°的患者。

①第一次就诊 3 个月后复查 X 线片,侧弯<20°的患者,此后每 6~9 个月复查一次;侧弯>20°的患者,复查间期为每 4~6 个月。

②侧凸进展的标准:侧凸<20°者度数增大超过 10°,侧凸>20°者度数增大超过 5°。

(3)锻炼:只能作为其他治疗方法的一种辅助措施,主要适用人群是肥胖、腰背痛、腰椎前凸加大、后凸柔韧度较好但躯干和肢体肌肉紧张的患者。

(4)佩戴矫形器:主要用于 Risser 征为 3 或更低的发育未成熟患儿,初诊时侧弯>30°~45°或侧凸>25°且有明显进展者。

①不能用于颈胸段侧弯和胸椎后凸减小者。

②目的是防止进一步进展:依从性好的患儿中 85% 治疗后侧凸会停止发展并有纠正(矫正率约为 50%),但是支具治疗停止后大多数患儿侧凸角度会反弹回原有度数±5°左右。

③支具佩戴方法:必须每天佩戴 23 h,直到初潮后两年或 Risser 征达到 4 级,此后 1 年逐步去除(也有间断佩戴的报道)。

④支具类型:胸腰骶支具(Boston 支具):适用顶椎最高为 T_8 的侧凸、所有侧弯类型、依从性中等患者。

Charleston 支具:适用于胸腰弯和腰弯(25°~35°),依从性较高。

颈胸腰骶支具(CTLSo)(Milwaukee 支具):适用于顶椎在 T_7 以上的胸弯,依从性很差。

(5)电刺激疗法已被摒弃。

(六)特发性脊柱侧凸的手术治疗

1.手术适应证

(1)生长期儿童,侧凸进展>40°～45°。

(2)支具治疗失败。

(3)成年人侧凸进展>50°。

2.治疗目标

(1)维持脊柱和骨盆的平衡比侧弯矫正更重要。

(2)防止呼吸功能减退。

(3)防治腰背痛。

(4)美容考虑。

3.后路手术融合节段的选择

(1)各种侧弯类型(按 King 分型)融合节段选择

①Ⅰ型(S 形弯曲,腰弯较大且柔韧性较差):胸、腰弯均融合,但是不能低于 L_4。

②Ⅱ型(S 形弯曲,胸弯较大且柔韧性较差):只融合胸弯,向下至稳定椎。

③Ⅲ型(胸主弯,腰弯没有超过中线):只融合胸弯,向下至稳定椎。

④Ⅳ型(长胸弯且 L_4 倾斜亦在侧凸内):融合整个侧凸,向下至稳定椎,为 L_4 或 L_3。

⑤Ⅴ型(双胸弯):融合双弯,从 T_1～T_2 至稳定椎,特别是左肩高于右肩时。

(2)远端融合节段的选择

①应到达哈灵顿(Harrington)稳定区,该区域是经由骶骨椎弓根两条垂线内的范围。

②应到达中立椎,即没有旋转的椎体。

③一般来讲,远端融合节段选择稳定椎,骶中线平分的椎体即为稳定椎。

④如果可能,向下融合不要超过 L_4,以保留远端运动节段。

⑤对Ⅰ型和Ⅳ型侧凸来说,如果 Bending 像上显示下端椎无旋转并进入 Harrington 稳定区之内,远端融合节段可终止于稳定椎的上一节段。

⑥如果术前 T_{12}～L_1 交界区有后凸存在且融合向下止于 T_{12},那么术后很容易出现交界区后凸畸形。

⑦为防止术后出现冠状面失代偿,特别是在Ⅱ型侧弯,应避免对胸弯进行过度矫正。

⑧对Ⅳ型侧凸,下方融合节段可选择稳定椎的上一节段。

(3)上方融合节段的选择

①如果术前存在胸椎后凸角度减小,上钩放置的节段要高一些以纠正矢状面畸形。

②如果上胸弯是结构性的,T_1不平且左肩较高,那么上胸弯要进行融合。

4.前路矫形融合手术适应证

(1)孤立的、柔韧性较好、元后凸畸形、短的胸腰弯或腰弯可以进行前路矫形融合内固定术。融合节段只包括结构性侧弯范围内的椎体。进行腰椎前路融合时,保留腰椎前凸很重要。

(2)下述情况的胸弯可以应用前、后路联合手术。

①超过90°的严重侧弯、僵硬且失平衡。

②存在发生曲轴现象的高危因素:Risser征为0、Cobb角>60°和顶椎旋转>20°。

③术式一般为前路椎间盘切除融合、后路融合内固定术。

5.各种矫形内固定系统

(1)Harrington棒矫形原理是撑开凹侧、压缩凸侧,但对矢状面矫形效果不好。

(2)Drummond技术是Harrington和Luque技术的结合,将Harrington棒放在凹侧,将Luque棒放在凸侧,两棒均使用棘突钢丝进行节段固定。

(3)Luque技术是使用椎板下钢丝进行节段性固定,对麻痹性脊柱侧凸或胸椎前凸畸形明显的患者仍有用(Luque-Galveston技术可用来矫正骨盆倾斜)。

(4)多钩矫形技术,如Cotrel-Dubousset、TSRH、Isola、Moss-Miami系统等。

①畸形矫正能力更强,纠正冠状面、矢状面失平衡的效果更好。

②可使用旋棒技术,也可使用悬臂梁平移技术进行矫形,再使用多钩或螺钉进行节段性内固定。

③无论使用何种脊柱内固定矫形技术,手术本身的目标必须牢记,那就是要获得坚固的融合及脊柱平衡。

④进行坚强的内固定具有很多优点,比如能多保留脊柱远端运动节段、术后不需佩戴支具,也有利于促进术后康复。

(5)胸或腰椎椎弓根螺钉系统:脊椎的三柱都能够控制,能纠正脊椎的旋转畸形。

(6)前路内固定矫形系统有Zielke、TSRH、Moss-Miami、前路ISOLA及Kaneda系统。

①大多数用于胸腰弯或腰弯的矫形。

②与后路手术相比,前路矫形内固定能多保留一到两个活动节段。

③可以进行内镜下前路手术。

④降低了手术并发症率。

6.手术技术

(1)使用术中自体血回输系统。

(2)进行脊髓功能检测并进行唤醒试验或运动诱发电位监测。

(3)融合技术。

①骨膜下剥离直到横突尖。

②去皮质、清除关节突关节软骨。

③取髂骨进行自体骨移植或使用胸廓成形术所切除的肋骨。

(4)内固定技术:目前大多数矫形内固定系统使用椎弓根螺钉,因此要掌握椎弓根螺钉技术。

7.术后处理、疗效及并发症

(1)术后不需要佩戴支具。

(2)患者循序渐进进行功能锻炼,直到 6～12 个月完全康复。

(3)根据使用的矫形内固定系统不同,畸形的矫正率从 50％～75％不等。

(4)融合节段低于 L_3,增加术后腰背痛的风险。

(5)后路手术有 5％～19％的翻修率。

(6)其他并发症。

①迟发性感染:感染率为 1％～7％,要取出固定物并抗感染治疗。

②迟发手术部位疼痛:发生率 5％,要取出内固定。

③假关节形成:发生率 3％,需进行假关节形成部位加压并植骨。

三、特发性婴幼儿脊柱侧凸

(一)预后

(1)60％～70％会自行消失。

(2)根据侧凸发展情况可分为两种。

①良性侧凸:起病时一般＞1 岁、双弯、柔韧性好。

②恶性侧凸:1 岁后发病、胸弯、侧凸僵硬。

(3)如果 Mehta 角(肋-椎角)＜20°且后前位片上顶椎凸侧的肋骨头与椎体无遮叠(Ⅰ期),那么预后较好;如果顶椎凸侧肋骨头遮叠椎体(Ⅱ期),那么预后较差。

(二)治疗

超过 30°的侧凸需要佩戴支具治疗。如果侧弯进行性发展,建议手术治疗,术式包括皮下延长棒或可抽出棒非融合手术治疗或进行前后路联合融合术。

四、特发性儿童脊柱侧凸

（1）最常见为右胸弯。

（2）根据侧凸是否进展选择治疗方法：1/3 观察、1/3 佩戴支具治疗、1/3 需要手术。

（3）如果超过 30°需要佩戴支具，支具治疗无效侧弯进展＞45。需要手术治疗，特别是进入青春期。

五、先天性脊柱侧凸

病因为脊柱分节障碍、形成障碍或两者均有。可能并发其他畸形，如泌尿生殖系统矫形。

六、成人脊柱侧凸

（一）概述

（1）成人脊柱畸形僵硬度高。但即使侧凸角度已超过 50°，侧凸仍可能会进展，每年可能加重 1°～2°。腰椎侧凸进展的危险因素包括：

①腰椎向侧方滑移或旋转滑移。

②顶椎旋转畸形重。

（2）可能合并有椎管狭窄、椎间盘疾病及骨质疏松症：椎间盘及椎体两侧高度的不对称丢失会增大 Cobb 角。

（3）成人脊柱侧凸引起疼痛的原因可能是多因素的。

①由于肌肉疲劳，疼痛通常位于侧弯的凸侧，然后会因为凹侧关节突关节退变引起凹侧疼痛。

②如果腰弯超过 45°，腰痛发生的可能性增加。

③需要排除其他引起疼痛的疾病，例如腹主动脉瘤、肾结石、肿瘤及椎间盘疾病和椎管狭窄。

④单纯疼痛而无侧凸进展，极少成为手术指征。

（4）凹侧可能因神经根受压引起坐骨神经痛。

（5）侧凸引起的呼吸功能受累可能会引起呼吸困难、肺性高血压、肺心病。

（6）成年人往往存在其他内科疾病，使得手术风险增大。

（二）评估

（1）仔细询问病史并查体，并与既往的检查结果对照。

（2）X线检查：站立位脊柱全长正位片和侧位片来测量侧凸角度，所拍摄的X线片应与以前的X线片结果进行对照，以了解侧凸进展情况，弯位（Bending）片检查对术前判断脊柱的柔韧性很有帮助。如患者有神经受压临床症状，可进一步行CT脊髓造影检查或MRI检查。

（3）某些病例可进行椎间盘造影检查确定疼痛来源。

（4）Ferguson位X线检查：检查腰骶交界区特殊体位的X线检查，检查时射线头侧倾斜30°并对准$L_5 \sim S_1$交界区。

（三）治疗

（1）非进展性侧凸引起的局部腰背痛可使用非手术治疗，治疗方案与腰痛的常规治疗原则相同，包括短期休息、非甾体类抗炎药、肌肉拉伸运动、锻炼和神经阻滞治疗。

（2）佩戴支具有时对缓解腰痛有用，但不能用于坐骨神经痛、侧凸进展及患者存在呼吸功能受累的情况。

（3）手术适应证：进展性胸弯或胸腰弯超过50°～60°侧凸伴持续腰背痛及坐骨神经痛、呼吸功能受损进行性加重。

（4）手术技术

①柔韧性相对较好的胸弯或平衡的双主弯可行后路内固定矫形及融合术。

②僵硬及严重失平衡的胸弯（超过80°）需要进行前路松解和融合，然后再行后路矫形融合内固定。

③柔韧性相对较好的胸腰弯或腰弯可行前路融合固定（无后凸畸形、侧凸范围限于$T_{10} \sim L_4$）。

④超过75°的严重、僵硬并存在后凸的胸腰弯或腰弯需行前路松解、融合，再联合行后路融合及内固定。

⑤合并有神经根性症状的退行性脊柱侧凸需行后路椎板切开探查减压，椎弓根螺钉内固定融合，伴或不伴前路融合。

（5）并发症

①发生率较青少年脊柱侧凸高，特别是肺部并发症。

②前后路联合手术假关节形成的发生率低于单纯后路手术。

③对腰椎来说，如果后路手术矫形使用牵张力量或者前路手术过度加压，有可能引起术后平背综合征（腰前凸丧失）。维持腰椎的前凸及脊柱矢状面平衡非常重要。

④感染：发生率0.5%～8%，后路手术更常见。

⑤神经并发症：发生率1%～5%，前后路联合手术更多见。

⑥肺栓塞:发病率 1%～20%。

七、神经肌肉型脊柱侧凸

(一)概述

(1)支具治疗不能阻止此型脊柱侧凸的自然进程。

(2)比较小的该型侧凸往往需要很长节段的融合。

(3)往往需要多钩、多螺钉固定,也可行椎板下钢丝节段性 Luque 手术。

(4)并发症发生率较高。

(二)脑瘫

(1)由于两侧椎旁肌力量不平衡而引起脊柱侧凸。

(2)手术指征:侧弯超过 50°。

(3)手术融合节段。

①对可行走的患者,从近端稳定椎融合至远端稳定椎。

②对不能行走的患者,从 T_2 融合到骨盆。

(4)通常行后路手术,但侧弯超过 100°者可能还需行前路手术。

(三)脊髓脊膜膨出

(1)先天缺陷引起脊膜和脊髓暴露在外,可能存在大小便及肢体运动和感觉障碍。

(2)发病率 1/1 000,与怀孕期缺乏叶酸有关。

(3)15%的患者对乳胶过敏。

(4)由于患者往往存在神经功能受损,需行 MRI 检查。

(5)手术:坐姿维持困难或压疮进行性加重的患者需要手术治疗脊柱畸形,往往需要前后路联合手术。

(6)出现脊柱畸形原因:先天性、肌力不平衡、脊髓栓系、脑积水。

(四)脊髓性肌肉萎缩

(1)由于脊髓前角神经元功能病变引起进展性肌肉无力。

(2)分三型。

①Ⅰ型[韦德尼希-霍夫曼病(Werdnig-Hoffmann 病)]:新生儿期即发病,2 岁死亡。

②Ⅱ型:5～6 个月发病。

③Ⅲ型:3 岁前发病,15 岁时由于进行性肌肉萎缩无力,患者丧失行走能力。

(3)手术:脊柱侧凸进行性发展可考虑手术,侧弯大的年轻患者应行前后路联合手术,侧弯小的老年患者仅行后路手术。

(五)杜氏(Duchenne)肌营养不良

(1)为 X 连锁的隐性遗传疾病。

(2)一般在患者因疾病进展丧失行走功能,需要坐轮椅之后才由于肌肉力量失去平衡出现脊柱畸形。

(3)手术进行全身麻醉时发生恶性高血压的可能性很高。

(4)术前需要仔细检查肺功能及心脏功能。

(5)手术:进展超过 25%～30%的患者需要手术,使用后路 T_2 到骶骨融合术。

第五章

骨关节疾病

第一节　肩关节疾病

一、肩关节周围炎

肩关节周围炎是肩峰下滑囊、冈上肌腱、肱二头肌长头腱及其腱鞘以及盂肱关节囊等不同部位炎症的总称，临床上好发于 50 岁左右的中老年人，故又称"五十肩"。另因本病急性期可出现肩关节周围疼痛、肌肉痉挛，又称"冻结肩"。中医传统上又称为"凝肩"或"漏风肩"。

（一）大体解剖

1.第一肩关节（肩肱关节）

第一肩关节又名肩肱关节的第一关节，是由肩盂与肱骨头组成的杵臼关节。肱骨头关节面较大，呈圆形，但呈卵圆形的肩盂仅为肱骨头关节面面积的 1/3。由于肩盂小而浅，加之关节囊较松弛、富有弹性，在使肱骨头具有最大活动范围的同时，肩肱关节也是人体大关节中最不稳定的关节。

肩肱关节的滑膜关节囊在腋部形成皱襞，具有较大的面积，可使肩肱关节能充分地外展及上举。当发生"冻结肩"时，因滑膜腔粘连、皱襞消失、关节容量明显减少及关节僵硬而使活动范围明显受限。

正常情况下，肩肱关节滑膜腔与肱二头肌长头腱腱鞘相通，并通过关节囊前壁的肩肱上韧带和中韧带之间的 Weitbrecht 孔与肩胛下肌下滑囊相通。"冻结肩"常常是多滑囊病变，肩肱关节滑膜粘连，关节腔容量明显减少，可由正常的 20～35 mL 降至 5～15 mL，滑膜皱襞闭锁，肱二头肌长头腱腱鞘充盈不良或闭锁，肩胛下肌下滑囊因炎症粘连及 Weitbrecht 孔闭锁，造影时肩胛下肌下滑囊不显影。这些都是"冻结肩"的典型特征，也是诊断的主要依据。

2.第二肩关节（肩峰下结构）

（1）组成：有学者提出把肩肱关节称为"第一肩关节"，而肩峰下的解剖结构具

有近似典型滑膜关节的构造,并参与肩部运动,因此主张将其命名为"第二肩关节"。其构成包括以下部位:

①喙突:肩峰及肩喙韧带所组成的穹窿状结构,类似关节的臼盖部分,起关节盂作用。

②肱骨大结节:类似杵臼关节的髁突部分,大结节在肩关节前举及后伸活动时,是在肩峰下方弓状结构下呈弧形轨迹运动。

③肩峰下滑液囊:位于肩峰下及冈上肌腱的表面,其能缓冲大结节对肩峰的压力和减少冈上肌腱在肩峰下的摩擦,具关节滑囊作用。

④冈上肌腱和肱二头肌长头:前者在肩峰与大结节之间通过,后者位于关节囊内,在肩喙韧带下移动。

(2)临床意义:第二肩关节的临床意义主要是参与肩部运动,因此肩峰下结构易发生损伤、退变和炎症。肩峰撞击综合征和肩峰下滑囊炎是肩关节周围炎诸病变中的重要组成部分,在临床诊断和治疗方面不可忽视。现将两者分述于下。

①撞击综合征:多见于老年人,主因肩峰外侧端退变及增生,肱骨大结节硬化及骨赘形成。使位于两者之间的肩峰下滑囊、冈上肌腱、肱二头肌长头腱因上臂的上举、外展,造成大结节和肩峰反复挤压,肌腱及滑囊经常受到碰撞以致发生损伤、炎症及退行性变。此种使肩关节外展及上举受限、伴肩痛及肩峰下间隙压痛者,临床上称为"撞击综合征"。

冈上肌腱可因外伤或退变发生断裂,患肩在上举 60°～120°时出现疼痛,此称"疼痛弧综合征"。完全性断裂使肩肱关节腔经冈上肌腱的破裂口与肩峰下滑囊相通。造影时可显示造影剂经破孔溢入肩峰下滑囊内。

②肩峰下滑囊炎:在肩峰下滑囊炎急性期,因滑囊内积水,穿刺可抽得积液。慢性期滑膜壁层粘连,甚至囊壁层钙盐沉着而影响冈上肌的滑动。冈上肌腱炎常因反复损伤或随年龄增长而加速退变,且急性期冈上肌腱水肿,渐而钙盐沉着并形成钙化性肌腱炎。临床表现为肩三角肌周围剧烈疼痛,上举、外展及旋转均受限。X线摄片见肩峰下区域有致密的钙化影。

3.肱二头肌长头腱的滑动结构

肱二头肌长头腱起始于肩盂上方的粗隆部,当上臂自然下垂位时,该腱在肱骨头的外侧呈直角走向肱骨上部的大、小结节间沟,该沟构成了肌腱内、外、后侧壁;而前壁则由坚韧的纤维组织——横韧带所覆盖,并在此骨纤维鞘管中滑动。肱二头肌长头腱自起点至骨纤维鞘管道入口的近侧段称为关节内段,其中位于鞘内的部分称为鞘内段,并随上肢的外展、上举或下垂使肱二头肌长头腱不断滑动,鞘内段和关节内段不断转变长度。从下垂位至最大上举位鞘内滑动达 4 cm。上臂自然下垂位,关节内段和鞘内段呈 90°状。

肱二头肌长头腱炎或腱鞘炎是肩周炎中较常见的病变,在肩周炎中占 15% 左右。主因该肌腱易发生劳损、变性,亦可部分断裂或全断裂。当肌腱和腱鞘发生粘连或鞘管狭窄时,肌腱的滑动机能会丧失以致肩的外展、上举及旋转等功能均受限。由此可以看出肩关节周围炎的病变部位、发病特点与解剖结构有密切的关系。对肩关节解剖及功能的了解有助于更深入地探讨肩关节周围炎的发病规律、临床特点及防治方法。

(二)各型肩关节周围炎

为便于阐述,现将各型肩关节周围炎按其病理解剖特点及临床诊断分专题专段分述于后,并提出治疗方案。

(三)冻结肩

1.基本概念

冻结肩又称五十肩,指中年以后约在 50 岁突发性肩关节痛及挛缩。病变范围波及冈上肌腱、肱二头肌长头腱及腱鞘、肩峰下滑囊、肩喙韧带及肩肱上韧带等,亦可累及肩肱关节腔。本病为一种多滑囊及多部位病变。

在急性期,即冻结进行期,主要表现为剧烈疼痛及肌肉痉挛,尤以夜间为剧;关节镜下可见滑膜充血及绒毛肥厚增殖,并充满关节间隙以致关节腔狭窄和容量减少,肌腱关节内段表面为血管壁覆盖。

2~4 周后即转入慢性期,此时疼痛减轻,关节囊增厚及纤维化,滑膜粘连,皱襞间隙闭锁及容量明显减少,以致关节挛缩及运动障碍日渐加重。由于肩的各方向活动度明显受限,可呈"冻结"状态,故名。此时梳头、穿衣、举臂及后伸系带解带均感困难。压痛范围广泛,如喙突、肩峰下、结节间沟及四边孔(间隙)部位,且三角肌、冈上肌和冈下肌出现萎缩。关节镜下可发现关节内有小碎片漂浮于腔内。

普通 X 线片可显示肩峰和大结节骨质稀疏及囊样变;关节造影显示肩胛下滑囊消失、盂下滑膜皱襞闭锁及长头腱鞘充盈不全,关节腔内压力增高,但容量降至 5~15 mL(正常的 1/3)。

本病主要与根型或混合型颈椎病相鉴别,临床上有 1/4~1/3 的肩周炎是由 $C_{3\sim4}$、$C_{4\sim5}$ 脊神经根受压所致。

2.治疗

(1)非手术疗法:主要目的是缓解疼痛和恢复功能两大主题。

①急性期:患肢休息、制动、局部封闭或理疗、针灸及药物治疗使症状缓解。

②慢性期:以促进功能恢复为主,按摩、针灸、体疗或在麻醉下行粘连松解术等,均有利于肩关节功能恢复。

③自愈:本病有自愈倾向,自然病程长达 6 个月至 3 年,合理的治疗可使肩关

节功能及早得到康复。

（2）手术疗法：主要是第二肩关节松解术。

①手术病例选择：适用于少数粘连和挛缩严重且经正规保守治疗无效的病例；术前务必与颈椎病相鉴别，笔者曾遇到多例误诊者，甚至已行关节镜或手术松解者。

②术式：多在关节镜下行粘连松解术，切断束带样组织，操作仔细，反复用冰盐水冲洗，减少和避免出血与渗血。

（四）肱二头肌长头腱炎或腱鞘炎

1.基本概念

肱二头肌长头腱炎常和腱鞘炎并存，两者难以区分。临床上较为多见，主要表现为肩前方疼痛及结节间沟压痛，在外展 90°或外旋肩关节时加重。屈肘 90°使前臂做屈曲抗阻力收缩、肩关节被动外旋，长头腱因收缩并在外旋位受到牵拉而在结节间沟出现疼痛，此为 Yergason 试验阳性，具有诊断意义。此外用力向后做摆臂运动出现肩前方结节间沟部疼痛，也是肱二头肌长头腱及腱鞘炎的特征。

X 线摄片偶可发现结节间沟的钙化影。结节间沟切线位片可以了解沟的深度及是否有骨赘形成。关节造影能显示腱鞘的充盈情况而有助于诊断。

2.治疗

（1）非手术疗法：对急性期病例，以休息、制动为主，鞘内封闭及物理疗法等均可使症状减轻或缓解。对慢性期者可做按摩和体疗，促使功能早期康复。

（2）手术疗法：可采用肱二头肌长头腱结节间沟内固定术或肌腱移植到喙突之术式。但此手术的疗效及必要性尚存争论。

（五）冈上肌腱炎

1.基本概念

冈上肌对上臂外展、上举的起动及稳定肩肱关节等具有重要作用。由于冈上肌腱的力臂短，使冈上肌在上肢外展和上举时以肱骨头中心点作为旋转轴心，须发出巨大的力方能完成，以致冈上肌腱易发生劳损、变性及损伤。

当臂上举时，冈上肌被夹挤于肱骨大结节和肩峰之间，反复冲撞易使变性的肌腱发生破裂。冈上肌腱炎又常常和其表面的肩峰下滑囊炎并存。肩峰下滑囊急性炎症可发生肿胀、渗出和积液。如有钙盐沉积则形成钙化性冈上肌腱炎或钙化性肩峰下滑囊炎。退变的冈上肌腱与肩峰反复碰撞则易发生完全（或不完全性）破裂。临床上出现肩痛、冈上肌萎缩，大结节内侧压痛，被动伸展运动可扪及肩峰下区摩擦音，上举及外展受限；在上举 60°～120°范围内出现疼痛（疼痛弧综合征）；臂坠落实验阳性。

肩肱关节或肩峰下滑囊造影可发现冈上肌腱破裂。本病之诊断除依据临床特点外,关节镜观察亦有助于冈上肌腱病变的确认。B超和CT扫描等无创性方法也被用于本病的诊断。注意排除肩峰下撞击征。

2.治疗

(1)非手术疗法:对于单纯性冈上肌腱炎,可多采用休息、制动、理疗、局部封闭及口服消炎镇痛剂等使症状缓解。急性期滑囊炎亦可行穿刺抽吸或行冲洗疗法以缓解疼痛。可疑冈上肌腱破裂,可行"零度位"皮肤牵引或肩人字石膏固定。

(2)手术疗法:对于保守治疗无效病例或有广泛撕裂者,应行手术修补术,常用的方法为Melaughlin修复法,对小型撕裂也可行关节镜内缝合法,对钙化性肌腱炎也可手术摘除钙化斑块。

(六)肩锁关节病变

1.基本概念

肩锁关节在剪切应力作用下最易使关节软骨面损伤。职业性反复劳损或运动损伤喙锁韧带引起松弛或撕裂,肩锁关节可出现松动和不稳定(又称半脱位)。微小累积性损伤、职业体位性劳损、运动损伤及退变性骨性病变是肩锁关节炎的病因。

早期,关节的不稳定导致关节软骨面损伤和退变,由于软骨面磨损及软骨下骨硬化,渐而在肩锁关节的上方或前方边缘形成骨赘。锁骨端和肩峰侧均可被累及,但锁骨端更为明显。疼痛常局限于肩锁关节顶部两侧,不放射,患者能指出疼痛部位。肩锁关节肿胀,局部压痛,上举达120°以上疼痛加重;当上肢高举超过150°时出现的肩上方疼痛者称为肩锁关节疼痛弧。肩关节被动极度内收时也使疼痛加重。

根据上述的症状和体征即可诊断。X线摄片应以肩锁关节为中心,球管由垂直位向尾端旋转20°～25°,由下往上投照。摄片可显示关节面不规整,边缘骨质增生及硬化,关节面下骨吸收或囊性变及半脱位等变化。

2.治疗

(1)非手术疗法:减轻患肢负荷及活动频度;肩峰关节封闭,超声波、短波透热均可使症状减轻或缓解。

(2)手术疗法:对肩锁关节不稳定及顽固性疼痛经保守治疗无效者,可采用锁骨外侧端切除。对半脱位者亦可用人造韧带或阔筋膜张肌筋膜对肩锁关节行"8"字缝合术,笔者曾行多例,效果良好。

(七)喙突炎

1.基本概念

喙突是肩部肌腱和韧带的重要附着点,包括喙锁韧带、肩喙韧带、喙肱韧带、肱二头肌短头、喙肱肌及胸小肌均附着于喙突。喙突与肌腱间有滑液囊组织。附着其上的肌腱、韧带、滑囊发生损伤、炎症和退变均可累及喙突。喙突炎常见的原因有：肱二头肌短头的肌腱炎或喙突部滑囊炎、喙肱韧带炎。除局部疼痛、压痛及肩外旋受限外，上举和内旋功能一般正常。

2.治疗

首先应减少患臂的活动，局部封闭疗法有显效，针灸理疗和按摩亦有疗效。一般预后良好。

二、肩袖损伤

（一）肩袖的解剖与功能

1.肩袖的解剖

肩袖是由冈上肌、冈下肌、肩胛下肌、小圆肌的肌腱在肱骨头前、上、后方形成的袖套状结构，因在肩部，故称"肩袖"。肩袖肌群在近肱骨大结节止点处融合为一。喙肱韧带在冈上肌、冈下肌之间的深浅两面使肩袖的联结得以加强。

冈上肌起自肩胛骨冈上窝，经盂肱关节上方止于肱骨大结节近侧，由肩胛上神经支配，主要功能是上臂外展并固定肱骨头于肩胛盂上，使盂肱关节保持稳定。此外，冈上肌还能防止三角肌收缩时肱骨头的向上移位。

冈下肌起自肩胛骨冈下窝，经盂肱关节后方止于肱骨大结节外侧中部，也由肩胛上神经支配，其功能在上臂下垂位时使上臂外旋。

肩胛下肌起自肩胛下窝，经盂肱关节前方止于肱骨小结节前内侧，受肩胛下神经支配，在臂下垂位时具有内旋肩关节功能。

小圆肌起自肩胛骨外侧缘后面，经盂肱关节后方止于肱骨大结节后下方，由腋神经支配，功能是使臂外旋。

2.肩袖的功能

肩袖的功能是在运动或静止状态使肱骨头与肩胛盂保持稳定，使盂肱关节成为运动的轴心和支点，维持上臂各种姿势和完成各种运动功能。其中冈上肌和肩胛下肌的肌腱位于第二肩关节（肩峰下关节）的肩喙穹下，掌握肩关节的内收、外展、上举及后伸等活动，此两组肌肉在肩喙穹下往复移动，易受夹挤、冲撞而受损；冈上肌及冈下肌肌腱在止点近侧末段1～1.5 cm处为无血管区（又称危险区）。因此，其是肌腱退化变性和断裂的好发部位。

（二）病因学

对肩袖损伤的病因与发生机制尚有争议，目前主要有以下四种学说：

1.创伤说

目前公认创伤是肩袖损伤的重要病因，包括劳动作业时劳损性损伤、运动伤、生活伤及交通事故意外伤等,均构成了肩袖创伤的常见原因。在临床上,凡盂肱关节前脱位复位后患肩仍不能外展者,100%为肩袖损伤,并有7%左右伴腋神经损伤。在老年人中,无骨折或脱位的外伤也可以引起肩袖撕裂。任何移位的大结节骨折都表明存在肩袖撕脱性骨折。反复的微小创伤对肩袖损伤的发生更常见,包括日常生活、运动中反复微小损伤所致肌腱内肌纤维微断裂;如无足够时间修复,则将发展为大部或全层肌腱撕裂。此病理过程尤其多见于从事投掷运动的职业运动员和军人。

急性损伤常见的暴力作用形式是:

(1)上臂直接牵拉:可致冈上肌腱损伤。

(2)上臂突然极度内收:使冈上肌腱受到过度牵拉。

(3)关节盂下方受到自下方的对冲性损伤:使冈上肌腱受到相对牵拉并在喙肩穹下受到冲击而致伤。

(4)来自肩部外上方的直接暴力对肱骨上端产生向下的冲击力而使肩袖呈牵拉性损伤。

(5)锐器刺伤及火器伤:较为少见。

2.退变学说

因本病多发生于中年以后,因此大家认为退变为其另一主要病因。病变的肌腱组织表现为:肩袖内细胞变形、坏死、钙盐沉积、纤维蛋白样增厚、玻璃样变性和部分肌纤维断裂以及小动脉增殖和肌腱内软骨样细胞出现。尤以肩袖止点处退化更为明显,局部原有的四层结构(固有肌腱、潮线、矿化的纤维软骨和骨)呈不规则状或消失,甚至可出现肉芽样变,并随年龄增长呈逐渐加重趋势。

因肌腱的退化、变性,肌腱部分断裂,甚至完全性断裂是老年患者常见的病因。

3.血运学说

有学者发现缺血的"危险区",其位于冈上肌腱远端1 cm内,这一无血管区域是肩袖撕裂最常发生的部位。尸体标本亦证实了"危险区"的存在,即滑囊面血供比关节面侧好,与关节面撕裂高于滑囊面侧相一致。有学者发现冈下肌腱远端1.5 cm内也存在乏血管区。但冈上肌的撕裂发生率远高于冈下肌腱,因此除了血供因素外,应当还存在其他因素。

4.撞击学说

有学者提出肩撞击征的概念,其认为肩袖损伤是由于肩峰下发生撞击所致。这种撞击大多发生在肩峰前1/3部位和肩锁关节下面喙肩穹下方。依据撞击征发生的解剖部位分为冈上肌腱出口撞击征和非出口部撞击征。学者认为95%的肩袖断裂是由于撞击征引起。临床研究表明,肩袖撕裂的病例中有相当部分与肩峰下的撞击无关,单纯由于损伤或肌腱退化所致,此外,存在肩峰下撞击的解剖异常的病例中也并非都会发生肩袖破裂。因此,撞击征是肩袖损伤的一个重要病因,但不是唯一的因素。

(三)病理改变、临床特点及体征

1.病理改变

视受损情况不同一般分为局部挫伤、不全性断裂及完全断裂;当暴力迅猛、强度过大时则引起肩袖完全断裂,小于此种暴力则引起浅层断裂、深层断裂和肌纤维撕裂。

2.临床特点

(1)一般症状:

①外伤史:有急性损伤史、重复性或累积性损伤史者,均对本病的诊断有参考意义。

②疼痛与压痛:常见部位是肩部三角肌前方及外侧,尤以急性期为甚,多呈持续性;慢性期则呈钝痛。肩痛可在肩部活动后或增加负荷后加重;肩关节被动外旋或内收过度也会加重。夜间症状加重是临床特殊表现之一。压痛多见于肱骨大结节近侧或肩峰下方间隙处。

(2)活动受限、肌肉萎缩及关节挛缩:肩袖断裂者肩上举及外展功能均受限,其活动范围多小于45°。病程持续3周以上者,肩周肌肉可有不同程度的萎缩,尤以三角肌、冈上肌及冈下肌较常见。病程持续超过3个月者,肩关节活动范围可有程度不同的受限并继发关节挛缩征,其中尤以外展、外旋及上举更为明显。

3.特殊体征

(1)疼痛弧征:几乎80%以上病例为阳性,即当患臂上举60°~120°时出现肩前方或肩峰下区疼痛,其对肩袖挫伤和部分撕裂者有一定的诊断意义。

(2)盂肱关节内摩擦音:在肩关节主动或被动活动中,盂肱关节可出现摩擦声或砾轧音,其常由肩袖断端的瘢痕组织引起。

(3)撞击试验:在向下压迫肩峰并被动上举患臂,如肩峰下间隙出现疼痛或上举不能时则为阳性。

(4)肩坠落试验:将患臂被动上举至90°~120°范围时撤除支持,如患臂不能自主支撑而发生坠落和疼痛即为阳性;因其可引起患者痛苦,诊断明确者无须做此检查。

(四)影像学检查

1.X线摄片

(1)常规X线平片检查:对本病诊断无特异性,但有助于鉴别和排除肩关节骨折、脱位及其他骨、关节疾患。平片上可显示肩峰下间隙狭窄;部分病例大结节部皮质骨硬化、表面不规则或骨疣形成,松质骨呈现骨质萎缩和疏松状态。此外,存在肩峰位置过低、钩状肩峰、肩峰下关节面硬化及不规则等 X 线表现,这些都提供了存在撞击因素的依据。

(2)其他体位摄片:在 1.5 m 距离水平投照时肩峰与肱骨头顶部间距应不小于 12 mm,如小于 10 mm,一般提示存在大型肩袖撕裂。

在三角肌牵引下可促使肱骨头上移。在患臂上举运动的动态拍片观察中,可以发现大结节与肩峰的相对关系,并确认是否存在肩峰下撞击征。

2.关节造影

对肩袖完全断裂诊断盂肱关节腔的造影是一种十分可靠的方法。因为肩胛下肌下滑液囊与肱二头肌长头腱腱鞘相通,但与肩峰下滑囊或三角肌下滑囊不相交通。若其隔断结构——肩袖已发生破裂,则会导致盂肱关节腔内的造影剂通过破裂口外溢,并进入了肩峰下滑囊或三角肌下滑囊内。但对于肩袖部分性断裂者,因隔断结构仍存在而不能做出确诊。

在做盂肱关节造影术前应先做碘过敏试验。

(1)CT 及 CTM:单独使用 CT 扫描对肩袖病变的诊断意义不大。目前多采用 CTM 或选择 CT 与关节造影合并使用,其对肩胛肌及冈下肌的破裂以及发现并存的病理变化有一定意义。

(2)磁共振成像:对肩袖损伤的诊断也是一种有效的方法。其优点是非侵入性检查方法,具有可重复性,而且对软组织损伤的反应灵敏,有很高的敏感性(达 95% 以上)。其能依据受损肌腱在水肿、充血、断裂及钙盐沉积等方面的不同信号显示肌腱组织的病理变化,但缺点是假阳性率较高,尚需进一步提高诊断的特异性。

(3)超声检查:超声诊断属于非侵入性诊断方法,简便、可靠,能重复检查。不仅对完全性断裂能显示断端和肌腱缺损范围,且对部分断裂的诊断也优于关节造影。采取高分辨率的探头能显示出肩袖水肿、增厚等改变,当肩袖部分断裂则显示肩袖缺损或萎缩、变薄。

(五)关节镜诊断

此种微创性检查方法,多用于疑诊为肩袖损伤、盂唇病变、肱二头肌长头腱止点撕裂(SLAP)病变及盂肱关节不稳定的病例。

(六)肩袖损伤的非手术疗法

依据肩袖损伤的类型及时间等不同,在治疗上差别较大。除手术适应证明确者外,对于一般病例,包括肩袖挫伤及部分性断裂者,大多采用非手术疗法。

非手术疗法主要包括:休息、三角巾悬吊(制动 2～3 周)、中药外敷及局部物理疗法等,以求消除肿胀及止痛。局部疼痛剧烈者可采用1%利多卡因加皮质激素做肩峰下滑囊或与盂肱关节腔内注射或痛点封闭,疼痛缓解之后做肩关节功能康复训练。对于肩袖断裂急性期,则多采取卧位上肢零度位牵引,其方法如下:

平卧位,上肢于外展160°左右,肩下垫软枕呈前屈30°～45°状,皮肤牵引,持续时间3周左右。

牵引同时做床旁物理治疗,2周后,每日间断解除牵引2～3次,做肩、肘部功能练习,防止关节僵硬。也可在卧床牵引1周后改用零位肩人字石膏或支具固定,便于下地活动。零位牵引有助于肩袖肌腱在低张力下得到修复和愈合。在去除牵引之后也有利于利用肢体重力促进盂肱关节功能的康复。

(七)肩袖损伤的手术疗法

1.手术适应证

影响肩袖自行愈合的主要因素是断端分离、缺损,残端缺血,关节液漏及存在肩峰下撞击等。因此凡具有此类病理解剖状态者,则应考虑施术。包括:

(1)肩袖大范围撕裂:肩袖大片撕裂一般对非手术治疗无效,尤以合并肩峰下撞击征者为甚。

(2)非手术治疗无效者:经正规之非手术疗法3～4周无效,当肩袖急性炎症及水肿消退、未愈合的肌腱残端形成瘢痕组织时,则需行肌腱修复和终(止)点重建。

2.术式

肩袖修复的术式较多,需酌情选择。

(1)Mclaughlin式:多用,即在肩袖原止点部位大结节近侧凿一骨槽,于患臂外展位使肩袖近侧断端植于该骨槽内。其手术适应证较广,主要为大型、广泛型的肩袖撕裂。为防止术后肩峰下间隙的粘连和撞击,肩袖修复时应切断喙肩韧带,并做肩峰前外侧部分切除成形术。

(2)肩峰成形术:主要用于肩峰下撞击征。术式同一般关节成形术,以清除多余组织为主,减少渗血。

(3)肩胛下肌肌瓣上移术:对于冈上肌腱和冈下肌腱广泛撕裂造成的肩袖缺损,可将肩胛下肌上2/3自小结节附着部位游离,固定于冈上肌腱和冈下肌腱的联合缺损部位。

(4)冈上肌推移修复法:用于冈上肌腱巨大缺损者,即在冈上窝游离冈上肌,保留肩胛上神经冈上肌支及伴行血管束,使整块冈上肌向外侧推移,覆盖肌腱缺损部位,并使冈上肌重新固定在冈上窝内。此种术式较为合理。

(5)合成织物移植修复术:主要用于大型肩袖缺损者。术后再配合物理疗法及康复训练,可使肩关节功能大部分恢复,疼痛缓解,日常生活近于常人。

总之,正确诊断、及早处理、术后良好的康复治疗是取得满意疗效的基本条件。反之,若不进行修复,顺其自然,最终会导致肩袖性关节病,可因关节不稳定或继发关节挛缩症而导致肩关节病变。

(八)肩袖间隙分裂

喙突外侧、肩胛下肌和冈上肌之间的肌间隙称肩袖间隙。内有疏松结缔组织,连结冈上肌和肩胛下肌,前方有肱韧带使之得到加强。在正常人群中有9%肩袖间隙呈开口状。在复发性肩关节半脱位患者中有半数肩袖间隙为开口状,两者具有相关性。本症多见于青壮年。肩袖间隙是肩袖结构的薄弱部位,如果发生分裂,冈上肌与肩胛下肌在上臂上举过程中的合力作用减弱,肱骨头在肩盂上的固定力量下降,易使盂肱关节发生松弛与滑脱。盂肱关节不稳定又可造成肩降下滑囊的炎症和粘连,进一步可继发关节挛缩。

1.病因

多由劳动作业损伤、运动损伤或多次重复的累积性损伤引起。投掷运动引起肩袖间隙分裂的损伤机制是由上臂的外旋、外展状态急速转变为内收、内旋状态,导致肌间隙疏松结缔组织破裂,冈上肌腱与肩胛下肌腱分裂。盂肱关节囊前壁可自该间隙疝出或同时发生撕裂。

2.临床表现

(1)疼痛位于肩前方,为持续性钝痛,肩关节运动后症状加重,在喙突外侧肩袖间隙部位有局限性压痛。

(2)肩关节不稳、乏力或有松弛感。

(3)关节内弹响。

3.影像学表现

(1)X线摄片:显示患臂最大上举位,有时出现盂肱间滑脱现象。

(2)盂肱关节造影:显示肩袖间隙部位造影剂溢出,在喙突外侧形成带状、乳头状或小片状不规则影。

(3)关节镜检查:可见肩袖间隙部位充血、渗出。

4.诊断

(1)肩部外伤史。

(2)肩前痛及肩部乏力、有疲劳感。

(3)喙突外侧有局性限压痛。

(4)盂肱关节不稳定。

(5)臂上举的前后位X线片存在盂肱关节滑脱现象,关节造影出现肩袖间隙异常显影。

5.治疗

(1)概述:新鲜损伤首先采用非手术治疗,如制动、口服消炎镇痛剂、物理疗法。也可采取卧床休息臂零位牵引3周或牵引1周后改用肩人字石膏或支具继续做零位固定。零位时肩胛冈和肱骨处于同一轴线,并在同一平面上。达到解剖轴与生理轴的一致性,肩袖处于松弛的休息状态,肌电位最低。低应力状态下有利于新鲜的裂隙重新愈合。固定期内可做物理治疗,去除固定后开始关节功能康复训练。

(2)病例选择:手术治疗的指征是①经两个月以上正规非手术疗法无效者。②盂肱关节明显不稳定或已有关节挛缩的陈旧性肩袖间隙分裂者。③并存肩弓下撞击因素者。

(3)术式:手术采用经肩峰前方入路,分裂三角肌,切开肩峰下滑囊,显露喙突及其外侧的冈上肌、肩胛下肌间隙,并在内旋位及外旋位分别向下牵引患者。检查关节盂内是否松动。观察肩袖间隙部位有无撕裂或出现指腹大小的凹陷。如前关节囊壁亦已破裂,切断肱韧带,适当扩大裂口,探查关节腔,包括关节软骨、滑膜、盂唇等。如关节囊前壁尚完整,则以7号丝线行冈上肌腱肩胛下肌腱边对边的间断缝合3~4针,修补完毕,应在内旋位与外旋位重复向下牵引,若肩袖间隙的凹陷不复出现,则修补已告完成。肩韧带切除及肩峰下间隙粘连的松解,有利于术后肩关节功能的康复。术后一般均能获得较满意的疗效。

三、肩峰下撞击征

有学者提出"肩撞击征",依据撞击征发生的解剖部位分为:冈上肌腱出口狭窄引起的"出口撞击征"和"非出口部位撞击综合征"。

撞击征的定义是肩峰下关节由于解剖结构原因或动力学原因,在肩的上举、外展运动中,因肩峰下组织发生撞击而产生的临床症状。

从病因学角度可把撞击征分成"解剖学"和"动力学"两类,前者主要指冈上肌出口部因骨或软组织结构异常,造成出口部狭窄而发生的撞击征,又可称为"结构性撞击征";后者主要指肩关节稳定结构被破坏或动力装置失衡而导致的肩峰下撞击征,又称"功能性撞击征"。

(一)肩部肩峰下解剖

肩峰下为近似典型滑膜关节的结构。其主要解剖包括:

1.喙突、喙肩韧带、肩峰

三者构成穹窿状结构,类似关节的臼窝部分,并起关节作用。

2.肱骨大结节

形成杵臼关节的髁状突部分。肩关节前举、后伸及内收、外展运动中,位于喙肩穹下的大结节做矢状面或冠状面的弧形轨迹运动。

3.肩峰下滑囊

位于肩峰和喙肩韧带下方,滑囊下壁紧贴冈上肌腱表面,具有缓冲大结节对肩峰的压力,减少冈上肌腱在肩峰下的摩擦,起了类似关节滑囊的作用。

4.冈上肌腱

在肩峰与大结节之间通过。肱二头肌长头位于冈上肌深面,越过肱骨头上方止于盂唇顶部或肩盂上粗隆。肩关节运动时,这两个肌腱在喙肩穹下移动。

(二)临床表现

撞击征可发生于自学龄期儿童至老年期的任何年龄段,部分患者有肩部外伤史,更多的人群与长期过度使用肩关节有关。因肩袖、滑囊受到反复损伤,组织水肿、出血、变性乃至肌腱断裂等而引起各组症状。早期的肩袖出血、水肿与肩袖断裂的临床表现相似,易使诊断相混淆。应当把撞击征与其他原因引起的肩痛进行鉴别,并区分出是撞击征的哪一期,这对本病的诊断和治疗是至关重要的。

各期撞击征共同症状:

1.一般症状

(1)肩部前方钝痛:肩前方钝痛较为多见,尤以上举或外展时加重。

(2)撞击试验:检查者一手向下压迫患侧肩胛骨,另一手使患臂上举,当肱骨大结节与肩峰撞击而出现疼痛即为撞击试验阳性。此检查对鉴别撞击征具有较大的临床价值;操作时手法不可过重。

(3)肌力减弱:在肩袖撕裂早期,因疼痛可致使肩外展和外旋力量减弱;如果肌力明显减弱,则与肩袖广泛性撕裂的晚期撞击征密切相关。

2.疼痛弧征

有部分患者当患臂上举 $60°\sim120°$ 范围时出现疼痛或症状加重。此种疼痛弧征亦可见于其他伤患,可能与撞击征并无直接关系。

3.砾轧音

一手握持肩峰前、后缘,另一手将上臂做内、外旋转及前屈、后伸运动,如扪及砾轧声(用听诊器听诊更清晰)则为阳性,此征多见于撞击征Ⅱ期,尤其是伴有完全性肩袖断裂者。

4.注射试验

以 $0.5\%\sim1\%$ 利多卡因 $10\sim20$ mL 于肩峰下方注入肩峰下滑囊。注射后肩痛症状得到暂时性消失,撞击征则可以确立。如注射后疼痛仅有部分缓解,且仍有关节功能障碍,则冻结肩的可能性较大。本方法对非撞击征引起的肩痛症可以做出鉴别诊断。

（三）病理学

1.第一期

又称水肿、渗出及出血期。见于任何年龄,凡从事手臂上举过头的劳作,包括各种运动,如体操、游泳、网球及棒球投手等竞技运动项目以及板壁油漆、绘壁画及装饰工作等,肩关节过度使用和累积性劳损是常见原因。此外,一次性单纯的肩部损伤史,如躯体遭遇撞击性剧烈运动或严重摔伤后,均可造成冈上肌腱、肱二头肌长头腱和肩峰下滑囊的水肿、渗出与出血。

2.第二期

为慢性肌腱炎及滑囊纤维变性期。多见于壮年患者,因肩峰下反复撞击使滑囊逐渐纤维化,以致囊壁增厚;加之肌腱反复损伤而呈现慢性肌腱炎;由于损伤持续,因此通常是水肿与纤维化并存。

3.第三期

为肌腱断裂期。由于冈上肌腱、肱二头肌长头腱在反复损伤、退变的基础上引发肌腱的主要病变已呈现部分性或完全性断裂。肩袖出口部撞击征并发肩袖断裂的好发年龄多在 50 岁后;完全性断裂者的平均年龄为 59 岁。

（四）影像学表现

1.常规 X 线检查

常规 X 线摄片应包括上臂中立位、内旋位、外旋位的前后(正)位投照及轴位投照,显示肩峰、肱骨头、肩盂及肩锁关节。X 线平片可以显示肩峰下钙盐沉积、肱骨大结节硬化、盂肱关节炎、肩锁关节炎、肩峰骨骺发育异常和其他骨关节疾患。

2.造影术检查

目前仍为诊断完全性肩袖断裂最实用、简便的方法。肩关节造影的指征:

(1)年龄＞40 岁,临床表现拟诊撞击征、合并肩袖损伤者。

(2)肩峰下冲撞性损伤伴突发性外展、外旋功能不全或完全丧失者。

(3)慢性持续性肩前痛伴肱二头肌长头腱断裂可能者。

(4)顽固性肩痛,伴盂肱关节失稳,经非手术疗法 3 个月以上无效者。

碘过敏试验阴性者方可施造影术。

肩关节造影若发现造影剂自盂肱关节溢入肩峰下滑囊或三角肌下滑囊,即可诊断肩袖完全性破裂。并观察肱二头肌长头腱形态及腱鞘的充盈度判断长头肌腱有无断裂。

轻型的肩袖断裂及不完全性肩袖断裂时,造影难以显示和判定。肩峰下滑囊造影也有助于对完全性肩袖撕裂做出诊断,但由于肩峰下滑囊形态变异,易使显影重叠致其真实性受到质疑。

3.CT 扫描及 MR 检查

目前已广泛用于本病的检查,CT 扫描及 MR 检查均可补充 X 线检查的不足,尤其是对软组织,包括关节囊病变的判定。

(五)关节镜检查

这是一种直观的诊断方法,不仅能发现肌腱断裂,且对其受损的范围、大小和形态均一目了然;并对冈上肌腱关节面侧的部分断裂及肱二头肌长头腱病变的诊断也有价值;并能从肩峰下滑囊内观察滑囊病变及冈上肌腱滑囊面的断裂。

在诊断的同时亦可进行治疗,如肩峰下间隙的刨(切)削减压、病灶清除和前肩峰骨赘切除,亦可进行前肩峰成形术。

关节镜检查是损伤性方法,需在麻醉下进行,需有一定的经验和技术设备,因此在开展上受到一定限制。

(六)超声诊断法

此种非损伤性检查具有可重复性,其对肩袖水肿、出血,腱内断裂及完全性断裂的诊断具有一定价值,并可进行治疗前后的对比观察,也许是今后诊断的一个方向。

(七)分期

依据病理学表现,撞击征主要发生在肩峰的前 1/3 处,即喙肩韧带和肩锁关节的前下部,根据病理学及临床特点,撞击征可以分为三期:

Ⅰ期:局部表现为水肿、渗出及出血,故又可称为水肿、出血期。

Ⅱ期:为慢性肌腱炎及滑囊变性期。

Ⅲ期:为发展的最终阶段——肌腱断裂期。

(八)非手术治疗

非手术治疗适用于Ⅰ期、Ⅱ期较轻的患者,其措施包括:口服非甾体类消炎药、三角巾或吊带制动、肩峰下封闭疗法等,均能促进水肿消退,缓解疼痛;同时可行针灸和理疗。

2 周后开始功能锻炼,主要为钟摆运动;3 周后练习抬举上臂;6~8 周后逐渐恢复体力活动。

(九)手术治疗

1.手术适应证

凡非手术治疗失败的晚Ⅱ期和Ⅲ期肩峰下撞击征患者可酌情选择手术。

2.术式

手术包括肩峰下减压和肩袖修复两部分,即同时对肩部上下两个方向同步进行减压为宜。

肩峰下减压术是首选,它包括清理有炎性反应及增殖的肩峰下滑囊,切除喙肩韧带、肩峰的前下部分和肩锁关节的骨赘等,甚或整个关节。临床上常用的方法有:

(1)喙肩韧带切断或切除术:自肩锁关节向下做 6～8 cm 长的纵切口,纵行劈开三角肌纤维,显露喙肩韧带,将其切断或在靠近肩峰附着处将其切除。手术操作简单,适用于保守治疗无效的Ⅱ期病变,由于减压不够充分,一般与其他手术同时进行。

(2)肩峰切除术:手术切除全部肩峰可同时减压 3 个间隙,减压充分。但手术破坏了肩锁关节,失去了三角肌和斜方肌肩峰附着处,使肱二头肌肌力减退。由于失去喙肩穹,若肩袖弱者,可发生肱骨头向上半脱位,且术后因肩峰缺失而引起肩部外观缺陷,现已少用。

(3)外侧肩峰成形术:切除肩峰外侧 2/3,并切除喙肩韧带可使肩峰下间隙前部得到充分减压。若对留下的肩峰和肩锁关节前下部分亦予切除,可使中部亦得到充分减压。本法保留肩锁关节是其优点,但术后仍将丧失三角肌部分止点,并造成肩部外观缺陷。

(4)前肩峰成形术:鉴于肩部撞击征病变部位主要在肩峰前 1/3 及肩锁关节前下部的病理解剖特点,有学者提出部分切除肩峰前上缘的前肩峰成形术,既消除了撞击因素,又保留了三角肌肩峰附着部,避免了肩峰外端切除或全肩峰切除所造成的肩部外观缺陷及对三角肌肌力的损害。手术创伤小,功能恢复快,是目前较为理想的治疗方法。

①手术适应证:

a.40 岁以上肩部撞击征患者,经半年以上保守治疗症状不减轻,且日益加重者。

b.肩关节造影显示肩袖完全撕裂,做肩袖修复术的同时行前肩峰成形术。

c.因肩部撞击征造成肱二头肌长头腱病理性断裂者,在将断裂肌腱固定的结节间沟行前肩峰成形术。

d.年龄在 40 岁以下的肩部撞击征Ⅱ期患者,切除肩峰下滑囊时,发现肩峰前缘及其下表面前部有明显增生病变者。

e.伴有喙肱韧带挛缩的冻结肩患者,经半年以上锻炼功能无效者,在切断喙肱韧带的同时做前肩峰成形术。

②手术方法:

a.麻醉:选用高位臂丛麻醉或全身麻醉。

b.体位:患者取平卧位,术侧肩部垫高。

c.切口:患侧上肢消毒后用无菌巾包裹,以备术中活动上肢,皮肤切口自肩峰后侧绕过肩峰至喙突呈"S"形,约长 10 cm。

d.部分切断三角肌:切开皮下组织和深筋膜即见三角肌,将三角肌前部纤维在离锁骨和肩峰附着处 0.5 cm 的地方切断,向外下方牵开,即显露喙突和喙肩韧带。

e.活动肢体:探查局部活动上肢,观察肱骨大结节与喙肩穹撞击情况,向下牵引上肢,检查肩峰下滑囊及冈上肌腱有无病变,用手指探查肩峰下缘有无骨赘或突起,并估计肩峰厚度,决定切除范围。

f.切除肩峰前下部:先在靠喙突处切断喙肩韧带,然后用薄形骨刀从前上向后下方将肩峰前下部突出部分连同附着的喙肩韧带一起楔形切除。

切骨时,术者一手扶持骨刀,一手扶持肩峰,由助手敲击骨刀,以防肩峰上部损伤。通常切除肩峰前下 1/3 以保留三角肌肩峰附着部。切骨面要光滑平整,切下的碎骨片要清除干净,以免残留形成骨刺,影响手术效果。进一步检查肩峰下间隙内组织。伴有慢性肩峰下滑囊炎者,切除肿大、增厚的滑囊;肩袖撕裂者,做相应修复;肱二头肌长头腱鞘炎或病理性断裂者,将长头腱固定在肱骨结节间沟或移至喙突;肱骨大结节有骨赘突起或其他不规则突起者,应切除或修整;冈上肌有钙盐沉积者,应予清除。

(5)肩锁关节切除术:

①手术病例选择:在探查肩锁关节时,如有下列情况应考虑做肩锁关节切除:

a.术前 X 线片证实肩锁关节有明显退行性变性并有临床症状者。

b.术中探查见肩锁关节下表面有骨刺,磨损冈上肌腱者。

c.需要更大范围显露冈上肌腱,以修补广泛撕裂的肩袖者。

②术式:一般是将锁骨外端切除,切除范围从其外端到喙肩韧带附着处,长 2.5 cm 左右。当出现第二种情况时,仅将骨刺切除或斜形切除肩锁关节下半部,以扩大肩峰下间隙,便于冈上肌滑动。术毕再次活动上肢,检查肩部撞击情况是否解除。对于术前肩关节活动受限者,应采用轻柔手术逐渐活动肩关节,松解粘连,增加肩关节活动范围。最后缝合三角肌,切口内放置负压引流。

③术后处理:用三角巾悬吊上肢,每天被动活动肩关节 1～2 次,3 周后开始肩关节主动功能练习,并辅以理疗。

(6)肩峰下滑囊切除术:肩峰下滑囊位于肩袖与喙肩穹之间,邻近肩峰下间隙区。当滑液囊发生炎症而肿大、增厚时,将明显增加肩峰下间隙内压力而产生肩部撞击征。手术切除病变的滑液囊,可减少肩峰下间隙的内容物,相对增加了肩峰下间隙,避免了肩峰下撞击。本方法主要用于因肩峰下滑囊炎而造成的肩部撞击征。

(7)肩胛盂缘切骨下移术:有学者主张做肩胛盂缘切骨下移,使盂肱关节下移,以达到增大肩峰下间隙的目的。手术方法为沿肩胛冈做后切口,向下牵开冈下肌暴露肩关节后面,确定盂缘上下界限,辨清肩胛盂关节面,在离盂缘 1 cm 处,将肩胛颈斜行切断,牵拉上肢,使其向前、内、下滑移,在其上方插入一枚骨钉,以阻止其向上移位,该手术可使肩关节向下移动 1.5 cm,术后不用外固定,可早期活动锻炼,功能恢复满意。

四、肩关节不稳定及复发性肩关节脱位

肩关节是人体活动范围最大的关节,也是最不稳定的关节之一,约占全部关节脱位的 50%。肩关节肱骨头与关节盂之间无内在稳定性,主要依靠其韧带组织、关节囊以及周围肌肉保持其稳定性。无论是发育不良还是损伤原因所致的骨结构缺损、盂唇病变、关节囊及韧带松弛,肩周围神经或肌肉麻痹等原因都可导致肩关节不稳定,在轻微外伤或日常活动中即可引起脱位。

(一)诊断步骤

1.病史收集

(1)相关病史:有无外伤史及外力大小,有无类似病史。

(2)症状及其特点:有无肩部疼痛、麻木,疼痛的部位、范围,与肩关节活动的关系,有无弹响及疲劳感。

2.体格检查

应充分暴露,双侧对比,注意有无畸形,有无肌肉萎缩,肩峰下是否空虚,有无压痛及其部位,肩关节活动范围及肌力,活动时有无弹响及震动感,有无关节过度松弛的体征,其他关节有无松弛的表现。

3.辅助检查

X 线检查可显示肩关节外形,前后位及穿胸位可显示脱位,患臂上举位及悬臂向下牵引位可显示有无关节松弛。盂肱关节轴位片有助于发现肩盂形成不良或后下缘缺损。CT 可显示肱骨头有无骨缺损、后倾角大小、肩盂的斜角及肩袖断裂。MRI 对显示软组织损伤敏感,可诊断肩袖损伤及关节囊松弛。关节镜检查可直接观察关节内不稳定的病理因素,对于神经或肌肉原因所致者,还应该行肌电图检查。

(二)诊断对策

1.诊断要点

对于急性脱位者,症状、体征典型,结合 X 线片,诊断容易。而对于仅有不稳,尚未脱位或慢性脱位者则应根据症状、体征结合病史及辅助检查做出诊断。

(1)病史及症状特点:本病好发于青年,25 岁以下多见,40 岁以上则少见,男女比为(4~5):1,右侧多于左侧,双侧者约占 10%,复发可有数次至数十次,少数患

者能自行复位。

平时主要以肩部钝痛为主，运动或负重时症状加重，部分患者可有肩部疲劳感及肩周麻木感。

(2)体征：急性脱位者的典型体征有肩峰下空虚、Dugas征阳性等。未脱位时肩关节主、被动活动范围可无障碍，部分患者活动时可有弹响感，肩前方及前下方或喙突外侧等处可有压痛，压痛部位常提示病变部位，前后方向推肱骨头或向下牵拉上臂，出现肱骨头明显移动者，可诊断肩关节不稳并可判断不稳的方向。

(3)辅助检查：急性脱位者，X线片可见肱骨头脱位，对于未脱位者，肩的前后位X线片，肱骨头略内旋，有助于显示肱骨头外后上方的缺损，如有则支持复发性脱位的诊断；患臂上举位前后位片，如有盂肱关节的滑脱现象，则提示盂肱关节不稳定；患臂下垂、向下牵拉位前后位片，如有肱骨头明显下移，则提示肩关节下方不稳定。盂肱关节轴位X线片有助于发现肩盂形成不良或后下缘缺损，并可了解肱骨头与肩盂的解剖关系，观察肱骨头中心点是否偏离肩盂的中轴线，关节造影可显示关节囊前后壁的松弛和膨胀，在前后位向下牵拉肩关节并内旋时，可见造影剂集聚于肱骨头上方。

CT可显示肱骨头的后倾角、肩盂倾斜角，肱骨头外后上方的缺损等骨性结构的异常，并能显示肩袖的完整性。MRI对显示肩袖断裂及关节囊松弛较好，B超能显示肩袖断裂，关节镜能直视下观察一些关节内不稳定的因素，如肩袖损伤、盂唇撕脱、Bankart病变以及肩肱韧带松弛、关节囊松弛等。也能发现继发性关节不稳的肱骨头软骨破坏、滑膜增生及血管翳等。

2.临床类型

根据病因及病理可分为先天性或发育性肩关节不稳定、外伤性肩关节不稳定、麻痹性肩关节不稳定、特发性肩关节松弛症及随意性肩关节脱位等。

根据脱位的程度可分为半脱位及完全性脱位两种。

根据脱位与外伤的关系可分为外伤性脱位及非外伤性脱位。

根据肱骨头脱出的方向可分为前后方向、上下方向、内外方向等不稳定以及轴向旋转不稳定。

(三)治疗对策

1.治疗原则

复位关节，消除症状，针对病因，重建关节稳定性。

2.非手术治疗

对非创伤性关节脱位及创伤性关节脱位发病时间不长的，可予复位后行三角巾悬吊3周，然后进行肩周肌肉锻炼。对于随意性脱位、一个以上方向脱位或有精神因素时,应视为手术的禁忌证,选择非手术治疗。

3.手术治疗

对于脱位频繁、影响工作或生活、保守治疗无效的患者可采用手术治疗。手术主要有:①修复缝合关节囊。②重叠紧缩关节囊及肩胛下肌。③骨挡手术。④恢复肌力平衡。⑤纠正发育畸形。手术方式的选择应根据不稳的原因及存在的病理因素而选择其中一种或结合使用。

第二节　髋关节疾病

一、弹响髋

弹响髋是指髋关节在做主动屈伸活动或行走时,髋后、外方的纤维条索状物在大转子上往复滑动而出现听得见或感觉得到的弹响或弹动。主要发病机制为阔筋膜张肌移行至髂胫束段变性增厚,屈伸髋关节时在大转子处滑过弹响。其他致病机制包括股骨大转子骨质增生或骨软骨瘤形成。

(一)诊断步骤

1.病史采集

(1)多为青壮年罹患,女性多见。

(2)一般无其他不适或仅有轻度局部酸胀感,主要症状为活动时髋部有弹响。

(3)如出现疼痛,可能并发大转子滑囊炎。

2.体格检查

(1)一般情况:全身情况良好。

(2)局部检查:

①髋关节主动屈曲、内收或内旋时,触诊股骨大转子部位有增厚腱性组织的弹跳感,有时大转子部触及隆起的骨软骨瘤。

②并发大转子滑囊炎时可有局部触痛。

③长期罹患可有肌萎缩,但肌力无减退。

3.辅助检查

(1)实验室检查:一般无异常。

(2)影像学检查:主要是骨盆 X 线检查,很少需要行 CT 或 MRI 检查,而 X 线检查的价值在于排除髋关节本身病变。

(二)诊断

1.诊断要点及依据

主要根据患者的病史、临床症状及体征确立诊断:

(1)既往反复出现主动活动时髋部弹响。

(2)体格检查结果是主要诊断依据,髋关节主动屈曲、内收或内旋时,触诊股骨大转子部位有增厚腱性组织的弹响,摸到或看到索状物在大转子上滑移即可确诊。

2.临床类型

暂未见报道相关分型或评分系统。

3.鉴别诊断要点

(1)臀肌筋膜挛缩症。

(2)髋关节骨关节疾病:骨盆 X 线检查可排除其他髋关节内病变及其他原因所致关节面粗糙摩擦而产生的弹响。

(三)治疗

1.治疗原则

以保守治疗为主,部分严重病例可手术治疗。

2.治疗方案

(1)无明显症状的轻微弹响患者或仅有活动时低调弹响并无疼痛不适者,一般无须治疗。

(2)非手术治疗:伴有疼痛或患者对弹响有精神负担时,应予适当休息、热敷、理疗、弹力绷带包扎或局部短期制动、限制屈髋运动,均为有效。用 1% 普鲁卡因 5 mL 加醋酸强的松龙 25 mg 做局部封闭,常获良效。

(3)手术治疗:

①手术指征:疼痛严重、条索状物增厚明显、保守治疗无效或大转子上有其他病变时可考虑手术治疗。

②手术方式:

a.将增厚的索状物切断或切除,直至弹响、摩擦完全消失为止。

b.伴有滑囊炎时应切除大转子滑囊。

c.髂胫束延长术。

d.若局部骨突较大,可切除大转子突出部。

e.其他需手术切除的病变如骨软骨瘤的手术。

(四)出院随访

1.出院带药

无特殊要求。

2.复查项目及时间周期

应对轻症患者定期复查了解保守治疗效果,根据病情进展情况决定复查期限。

（五）预后评估

绝大多数患者预后良好。

二、类风湿髋关节炎

类风湿关节炎为原因尚未搞清的慢性自体免疫性疾病,可累及全身多处关节,以腕、肘、膝、踝等多见,累及髋关节仅占一定比例。发病率约为 1‰,多见于 30～50 岁女性。男女比例为 1：3。有遗传倾向,多见 HLA-DR4 及 HLA-DR 抗原阳性,环境因素有一定关系。

（一）诊断标准

1.临床表现

关节滑膜炎阶段髋部疼痛,活动受限,其中以内旋活动受限最早出现。炎症期后关节软骨被破坏,可出现屈曲外旋畸形,关节活动进一步受限甚至完全消失。股骨头软骨大部分被破坏后可发生关节半脱位,此时行走困难。多数患者同时合并有腕、肘、膝等处关节病变,应同时检查。

2.影像学检查

X 线摄片可见滑膜肿胀,关节积液,关节间隙变窄或消失,股骨头及髋臼骨侵蚀。

3.实验室检查

血沉、C-反应蛋白增高,类风湿因子阳性,HLA-DR4 或 HLA-DR1 阳性。

4.按美国风湿病学会的标准,7 项中 4 项符合即可确诊

（1）晨僵至少 1 小时：≥6 周。

（2）至少 3 个关节肿胀≥6 周。

（3）腕、掌指及近端指关节肿胀≥6 周。

（4）对称性关节肿胀。

（5）皮下结节。

（6）类风湿因子阳性。

（7）X 线片显示骨质侵蚀及骨质疏松。

（二）治疗原则

类风湿关节炎为全身多关节病变,首选治疗为药物、体疗及康复治疗。

（1）药物治疗:包括消炎止痛、改善病情、免疫抑制及细胞毒性药物,根据病情及病期选择应用。

（2）体疗和康复:帮助关节活动,防止肌肉萎缩,防止关节畸形。

（3）细胞因子治疗。

（4）手术治疗：包括早期的滑膜切除（切开或关节镜）、晚期关节僵直或软骨完全破坏者行全髋关节置换术。

三、股骨头坏死

由各种原因引起的股骨头血供障碍导致股骨头骨细胞及骨活性成分死亡及随后的修复，称为股骨头坏死（ONFH）。

（一）诊断标准

1.分类

ONFH 分为两大类：创伤性和非创伤性。

（1）创伤性 ONFH：首位原因为股骨颈骨折，其次为髋关节脱位、髋臼骨折及髋关节挫伤后关节内血肿。

（2）非创伤性 ONFH：在我国主要原因为①肾上腺皮质类固醇的应用（激素）。据研究，应用激素总量（折合强的松龙）超过 2 000 mg，应用时间＞30 d，特别是应用静脉冲击治疗者为 ONFH 的危险因素。②长期酗酒。每周饮酒超过 400 mL（折合成 100％乙醇）超过 10 年为危险因素。③镰状细胞贫血、高雪病等易并发。

2.病理及分期

（1）病理可分为坏死期、修复期、股骨头塌陷期及骨关节炎期。

（2）目前国际上常用分期法为 ARCO（国际骨循环学会）及 Steinberg 分期。

ARCO 分期：

0 期：骨活检阳性，其他各项非侵入检查均为阴性。

Ⅰ期：MRI（＋），X 线片、CT（－）。根据坏死面积分为 Ⅰa（＜15％）、Ⅰb（15％～30％）、Ⅰc（＞30％）。

Ⅱ期：CT、X 线片阳性。亚型Ⅱa（＜15％）、Ⅱb（15％～30％）、Ⅱc（＞30％）。

Ⅲ期：股骨头塌陷，CT 及 X 线片显示新月征，MRI 骨髓水肿。根据塌陷深度分为Ⅲa（＜2 mm）、Ⅲb（2～4 mm）、Ⅲc（＞4 mm）。

Ⅳ期：股骨头塌陷，关节炎，关节毁损。

3.临床特点

（1）Ⅰ期：无临床症状。

（2）Ⅱ期：无临床症状，偶有轻度髋关节不适，强力内旋可出现腹股沟部疼痛。

（3）Ⅲ期：出现中至重度疼痛，特别是负重时，内旋活动受限，跛行。

（4）Ⅳ期：疼痛减轻，但关节活动障碍加重，跛行明显。

4.影像学检查

（1）对高危患者尽早行 MRI 检查，高危患者为：①应用激素 3 个月以内。②长期酗酒。③髋部外伤 6 个月以内。

（2）MRI 对诊断有高特异性（96％～100％）、高敏感度（99％～100％）。①T_1WI：带状低信号。②T_2WI：双线征。③T_2WI 压脂像：骨髓水肿和关节积液，提示股骨头开始塌陷。

（3）X 线：双髋正位、蛙式位可较清楚显示高密度影及囊变或新月征。

（4）CT 扫描：对观察病灶大小、位置、有无塌陷及修复情况有较大帮助。

（5）核素骨扫描：对早期坏死敏感度高，但特异性差。

（二）治疗原则

根据病因、年龄、分期等综合考虑，个体化综合治疗。

1.非手术治疗

非手术治疗包括药物治疗（促进骨修复、减少破骨、防止血栓、活血化瘀等中西药物）。免负重，提倡用双拐，不推荐用轮椅。

2.手术治疗

（1）髓心减压、浓集自体骨髓有核细胞移植。

（2）病灶清除、带血管或不带血管骨移植。

（3）各类截骨术：内翻、外翻、股骨头颈旋转。

（4）人工关节置换术：晚期选择，包括表面置换、股骨头置换、全髋置换术。

四、成人髋关节发育不良

成人髋关节发育不良（DDH）是儿童时期相同疾病的延续，是指由于髋臼发育缺陷导致髋臼变浅平，对股骨头的覆盖不良，髋臼和股骨关节面匹配度和关系不正常，早期可导致髋臼盂唇撕裂，引起疼痛症状；后期随着关节面的接触应力增高，关节软骨逐渐退变而引起骨关节炎。约 50％的髋臼发育不良者在 50 岁之前即发展为晚期髋关节骨关节炎。

（一）病理生理机制

髋关节发育不良解剖结构的异常包括髋臼、股骨侧及周围软组织异常，异常的程度决定了成人髋关节发育不良的严重程度。

半脱位患者的髋臼常常变浅，开口呈卵圆形，髋臼前壁变薄，但后方骨量较充足；高位脱位患者的髋臼小、浅、软（骨质疏松），臼窝内充满脂肪组织和纤维组织，前倾角增大。

股骨近端解剖异常包括股骨头小而扁平或形状不规则，股骨颈变短，颈干角和前倾角增大，股骨髓腔细、直，股骨前倾角随脱位程度的加重而增大，股骨大转子向后旋转。

继发性解剖异常包括软组织和肌肉挛缩。股骨头上移导致髋外展肌呈水平走行,在全髋置换术中易造成损伤。髋关节囊常呈沙漏样变,臼缘处膨大,缩窄,然后再次膨大包绕脱位的股骨头。关节囊增生肥厚,连同增生的髂腰肌腱,限制股骨头的活动,坐骨神经相应变短,术中肢体延长过度时极其容易损伤。

(二)临床表现

1.症状

成人髋臼发育不良在我国主要见于女性,男女发病比约为 1∶10。部分患者可无症状,在拍摄 X 线片时偶然发现。大部分患者往往在小儿时期无症状,至青年或成年后才逐渐出现髋关节的疼痛症状。有学者根据半脱位严重程度的不同,发现患者首发疼痛的时间呈现 3 个年龄高峰段:严重的半脱位者疼痛开始于 20 岁左右,中度半脱位者疼痛开始于 30~40 岁,轻度半脱位者疼痛开始于 50 岁以后。本病的临床表现和骨关节炎的程度明确相关,早期患者在髋关节出现疼痛以前常经历过一段时间的髋关节疲劳感,劳累或长距离行走后明显,休息后缓解。疼痛的部位常在腹股沟区和臀部深面,也有患者主诉患侧大腿前方疼痛或膝关节疼痛。髋关节半脱位或骨关节炎明显的患者可伴有不同程度的畸形。

2.查体

在出现髋关节疼痛症状早期,髋关节活动度正常,甚至可由髋关节本身的半脱位状态,使其活动范围较正常人大。随着发生骨关节炎并逐渐进展,髋关节活动逐渐受到影响且较小。最早发生内外旋转受限,后随着病情发展,髋关节各方活动均受限,伴有不同程度的屈髋畸形,严重影响患者的步态和日常生活。

(三)相关检查

本病诊断需要拍摄髋关节前后位、斜位以及外展位 X 线片。双髋前后位片可以明确髋臼和股骨近端的畸形程度,头臼匹配关系,是否存在股骨头半脱位,骨关节炎程度以及相关的测量;斜位片能够观察髋臼前缘骨缺损情况;外展位片有助于观察不同外展角度时股骨头臼的对合关系,找出髋臼最佳旋转角度。

1.髋关节前后位 X 线片上常见的测量指标

(1)CE 角:CE 角的测量为自股骨头中心点(C)至髋臼外上缘(E)画一条线,另一条通过股骨头中心做身体纵轴线,两线之间的夹角即 CE 角。正常值大于 25°。如果成人小于 20°即可诊断为髋臼发育不良,13~17 岁青少年 CE 角小于 15°为髋臼发育不良。

(2)臼顶倾斜角:即负重区髋臼指数,髋臼负重面(眉弓)两端连线与骨盆水平线之间的夹角,大于 10°为异常。

(3)Sharp 角:泪滴下缘和髋臼外上角的连线与骨盆水平线的交角。正常成人应在 40°以下。

(4)髋臼覆盖率:股骨头受髋臼覆盖部分的横径(A)除以股骨头的横径(B)的比值,正常大于 0.75。

(5)头臼指数(AHI):由股骨头内缘到髋臼外缘的距离 A 比股骨头的横径 B,其计算公式为 AHI＝A/B×100 d,表示股骨头大小与髋臼深度不相称的状态。其特点是随年龄的增长而头臼指数随之下降,正常值为 84~85。

(6)Shenton 线:是指正常骨盆 X 线中耻骨下缘弧形线与股骨颈内侧弧形线连成的连续的弧度,判断是否存在髋关节半脱位。髋关节脱位、半脱位时,此线完整性消失。

2.CT 扫描

三维 CT 可有助于判断髋臼缺损的位置和程度,对术前的准备有重要的意义。

3.髋关节骨关节炎 Tonnis X 线分期

(1)0 期,无骨关节炎特征。

(2)Ⅰ期,股骨头和髋臼有骨硬化,关节间隙轻度变窄,关节边缘轻度唇样增生。

(3)Ⅱ期,股骨头和髋臼出现小囊性变,关节间隙进一步变窄,股骨头明显变形。

(4)Ⅲ期,股骨头和髋臼出现大囊性变,关节间隙严重狭窄,股骨头严重变形。

(四)诊断

成人髋关节发育不良诊断与儿童相同,但成人多继发不同程度骨关节炎。

(五)临床分型

目前国内外最常采用的成人髋关节发育不良的分型方法是 Crowe 分型及 Hartofilakidis 分型。

1.Crowe 分型

有学者提出基于股骨头相对于髋臼的脱位程度分型。

单侧髋关节发育不良具体测量方法:正常髋关节的股骨头颈交界的下缘与两泪滴点下缘连线的垂直距离接近 0,当此垂直距离为对侧股骨头垂直直径的一半时,就可以认为髋关节不全脱位 50%。从而根据髋关节发育不良的程度分成四型:Ⅰ型,不全脱位小于 50%;Ⅱ型,不全脱位 50%~75%;Ⅲ型,不全脱位 75%~100%;Ⅳ型,不全脱位大于 100%,即完全脱位。

正常情况下,真臼高度占骨盆高度(髂嵴最高点至坐骨结节距离)的 20%。当双侧髋关节均存在发育不良时,股骨头脱位程度采用股骨头颈交界处距两侧泪滴下缘连线的垂直距离与骨盆高度百分比计算,即脱位程度＝泪滴下缘连线至股骨头颈交界处垂直距离/真臼高度×100%。股骨头的垂直高度以骨盆高度（髂嵴最高点至坐骨结节下缘的高度）的20%计算，当股骨头颈交界的下缘与两泪滴点下缘连线的垂直距离为骨盆高度的10%时，为Crowe I型；10%～15%为Crowe II型；15%～20%为Crowe III型；>20%为Crowe IV型。

2.Hartofilakidis分型

Hartofilakidis分型则更简洁地将DDH分为以下3组：半脱位组，股骨头半脱位，但是仍位于真臼内，髋臼窝变浅；低位脱位组，股骨头与假臼相关节，但假臼仍与真臼有部分重叠，股骨近段管腔基本正常；高位脱位组，股骨头常在后上方与髂骨翼相关节，真假臼完全分离，真臼臼环发育不良甚至未发育，股骨近段管腔明显狭窄。

比较两种分型方法，Crowe I、II型与Hartofilakidis分型的半脱位组相对应，III型与低位脱位组相对应，IV型与高位脱位组相对应，且轻度的重复性差异对手术方案选择的影响不大，为便于术式选择及临床交流，许多学者认为Hartofilakidis分型的临床意义更大。

（六）治疗方法选择

半脱位组患者，髋关节畸形程度轻，手术方案选择余地大，手术难度小。截骨矫形主要适用于病变早期、关节软骨无明显退变患者，通过矫正髋关节畸形，改善髋臼软骨覆盖，重建髋关节正常的力学关系，缓解症状，延缓甚至避免骨关节炎进程；关节置换适用于半脱位组病变晚期出现骨关节炎、疼痛明显患者，关节置换与常规置换无明显差异。

低位脱位组患者截骨矫形的效果不理想，继发性骨关节炎晚期患者多采用关节置换手术，根据其脱位程度，即假臼与真臼距离，手术难度存在一定差异，程度轻者，假臼与真臼位置接近，骨盆骨量仍充足，故此型DDH患者行人工关节置换时只需将重建的髋臼旋转中心适度上移或选用Oblong双球形臼杯即可；程度重者，假臼与真臼基本无重叠，假臼、真臼发育都差，需按高位脱位的原则处理。

高位脱位组患者的假臼离真臼距离远，真臼发育差甚至不发育，并不伴有继发性骨关节炎，不适合截骨手术，这类患者的关节置换手术指征是下腰椎退行性变（髋-脊柱综合征）或对侧膝关节骨关节炎。高位脱位组患者的髋臼局部骨量不足，臼侧置换难度十分大，目前各种特殊的髋臼再造方法主要针对此型DDH患者。

（七）治疗

成人髋关节发育不良的治疗目的是纠正髋臼和股骨近端畸形，加大髋关节承重面积，恢复髋臼透明软骨的覆盖，重建髋关节正常的生物力学结构。原则上治疗越早，效果就越好。由于绝大多数的患者在成年后才出现症状和发现髋关节畸形，此时期骨的弹性和再塑形能力会明显比儿童时期下降,手术效果也随之下降。但是,在成年时期对髋关节发育不良的患者充分重视,争取在髋关节骨关节炎出现或者恶化之前纠正畸形,可以延缓或阻止骨关节炎的发展,尽量推迟行人工关节置换的年龄。

1.髋关节截骨矫形

根据成人髋关节发育不良继发骨关节炎的不同进展期,髋关节截骨术可分为:及挽救性截骨术。

(1)重建性截骨术:适用于成人髋关节发育不良继发早期骨关节炎、关节软骨退变不明显的患者,通过截骨矫形改善头臼关系,增加髋臼透明软骨覆盖。手术方式包括骨盆截骨术、髋臼周围截骨术。

①骨盆截骨术:早期髋臼改向术主要通过对髂骨、坐骨及耻骨中的一个部位或多个部位进行截骨来实现髋臼的改向。根据截骨数目差异分为一联骨盆截骨术、二联骨盆截骨术及三联骨盆截骨术。一联骨盆截骨术,常见有 Salter 截骨术及 Pemberton 截骨术;二联骨盆截骨术,即 Sutherland 截骨法,它通过改进 LeCoeur 截骨术,将耻骨、坐骨支截骨改为耻骨联合处截骨来实现手术程序的简化;三联骨盆截骨术,最早由 LeCoeur 提出,但目前较为常用的是 Steel 截骨法,三联截骨术的矫形程度明显受骶骨骨盆韧带的限制。以上各种骨盆截骨术在骨盆及周围软组织顺应性好的儿童患者能起到一定的髋臼改向作用,但由于青少年或成人骨盆弹性及重塑能力下降,髋臼改向程度有限,加上上述截骨可造成骨盆环的破坏,遗留骨盆畸形,甚至影响女性的骨性产道,而成人髋关节发育不良又以女性多见,因而,在成人髋关节发育不良患者中,上述方法疗效有限,后遗症常见,不适用于未生育妇女。

②髋臼周围截骨术:包括 Bernese 髋臼周围截骨术和髋臼周围旋转截骨术。

a.Bernese 髋臼周围截骨术:该术式有以下优点:髋臼周围血液循环破坏少;骨盆机械完整性佳,内固定可靠;不影响女性骨性产道;明确增加外侧及前方 CE 角,改善髋臼指数及内移髋关节旋转中心。但以下因素常提示预后不良:术前关节炎较重、关节外侧唇样变、老年患者及术后前外侧覆盖不良等。此外,Bernese 截骨即使失败,也为 THA 进行补救创造了更好的条件,更有利于臼杯置入,同时能保证髋关节的旋转中心处于正常位置。

b.髋臼周围旋转截骨术:此类截骨术截骨后髋臼旋转范围大,可改善前外侧覆盖,但是对于前倾及髋关节中心外移的矫正作用有限。由于截骨线接近髋臼关节面,容易出现关节内截骨,影响髋臼骨块的血供,手术技术要求较高。

(2)挽救性截骨术:挽救性截骨术适用于成人髋关节发育不良继发中期骨关节炎的患者,此期患者髋臼透明软骨的破坏较重,截骨的目的是增加髋臼的骨性覆盖,增加关节稳定性,而非改善透明软骨的覆盖。包括 Chiari 骨盆内移截骨术和髋臼造盖术。

①Chiari 骨盆内移截骨术:该术式曾作为青少年和成人髋臼发育不良的主要矫正方法,其本质是通过臼顶截骨、骨盆内移增加股骨头的覆盖。该术式可对后续 THA 提供更好的臼杯覆盖。

②髋臼造盖术:髋臼造盖手术是一种在关节囊上方植骨的关节囊髋臼成形术,手术不改变头臼关系,经常与其他手术(如 Chiari 截骨术)联合应用。槽状髋臼加强术(SAA)由 Staheli 等设计用于 DDH 患者,术者通过髂骨取骨,在臼顶外侧、后方及前方造槽、植骨,在植骨表面缝上筋膜,术后行人字石膏固定。SAA 手术既往多用于儿童,也有学者用于成人 DDH 患者,SAA 术后初期症状缓解。

2.全髋关节置换术

THA 术适用于成人髋关节发育不良继发晚期骨关节炎的患者。它能迅速缓解晚期患者疼痛,恢复髋关节功能。但要实现臼杯的长期稳定,其核心在于以下两点:恢复正常髋关节的旋转中心;提供臼杯更好的覆盖,增加其稳定性。

(1)髋臼侧处理:

①臼杯安放部位:成人 DDH 骨关节炎患者接受 THA 手术时,恢复髋关节的旋转中心即真臼位安放髋臼假体,是取得良好长期疗效的有力保证。主要原因如下:

a.可以恢复髋臼正常的解剖关系,避免假体在非生理状态下的加速磨损。

b.有利于肢体的延长。

c.改善外展肌的功能。

d.大部分先天性髋关节脱位患者的假臼位于髂骨翼平面,此平面的骨板较薄,难以满足人工髋臼的深度要求。

②髋臼重建技巧:实现对臼杯充分覆盖、增加稳定性是保证 THA 长期疗效的关键因素。Crowe Ⅰ、Ⅱ型髋关节发育不良,可采用常规 THA,只要能保证宿主骨对臼杯的覆盖≥70%,就不需要刻意加深髋臼。对于程度较重的髋臼病变,可采用磨削加深髋臼或自体结构骨移植(通常为自体股骨头)、髋臼加强环、钽金属垫块等增加髋臼覆盖。

a.磨削加深髋臼:磨削加深髋臼是指用髋臼锉向内上方磨削髋臼至髂骨的内侧皮质或人为造成髋臼内侧壁部分骨折内移,从而加深髋臼安置小号假体,必要时颗粒植骨。其优点是手术操作相对容易,避免植骨并发症;髋臼旋转中心无上移或轻度上移,避免单侧脱位患者术后出现双下肢髋关节活动平面的不均衡。缺点是臼杯假体的内衬较薄导致聚乙烯易磨损,患者局部的骨量无增加。

b.自体结构骨(股骨头)植骨术:髋臼外上缘自体股骨头植骨加深髋臼是指用

切除的股骨头在原始髋臼后外上方植骨,并用松质骨螺钉固定,再用髋臼锉磨削成形,从而加深髋臼。其优点是提供臼杯良好支撑,有效增加髋臼侧骨量,为二次翻修手术创造条件。该方法的缺点是手术技术要求高,存在植骨块吸收后假体早期松动的可能。

c.髋臼加强环或钽金属垫块加强术:髋臼加强环或钽金属块在原始髋臼后外上方植入加深髋臼,增加臼杯覆盖及稳定性。其优点是提供臼杯的良好支撑,后期加强环或钽金属与宿主骨整合快。

(2)股骨侧重建:

①股骨柄假体选择:对于 Hartofilakidis 半脱位和低位脱位的 DDH 患者,通常采用常规小号柄即可。高位脱位的患者,股骨侧重建的困难在于髓腔细小,股骨形态不规则,前倾角大,既往可能有过截骨手术改变股骨解剖。细小的髓腔在扩髓时很容易导致皮质穿孔,引起股骨骨折。因此高位脱位患者可选择小号短直柄或组配式股骨柄。

②股骨截骨:当患侧肢体延长超过 4 cm,坐骨神经损伤的风险将成倍增加,此时需要股骨短缩截骨。常用的股骨短缩方法有转子间短缩截骨和转子下短缩截骨。目前多采用转子下短缩截骨结合组配式假体或非骨水泥假体。

3.全髋关节表面置换术

全髋关节表面置换术适用于年轻、活动量大、股骨头颈发育较好的半脱位及低位脱位患者。与普通 THA 相比,全髋关节表面置换术不切除股骨颈,应力通过股骨头假体与股骨颈之间的传递,尽可能地保持了髋关节的正常生物力学特性,避免股骨近端的应力遮挡。手术过程中基本不暴露骨髓腔,能最大限度地保留股骨侧骨质,便于将来的翻修手术施行。术后患者可以早期负重,活动度大,脱位率低。

第三节　膝关节疾病

一、盘状半月板

盘状半月板是一种先天性发育异常疾病,半月板呈盘状,垫在股骨髁和胫骨平台之间。以青少年常见,亦可见于 10 岁左右的儿童。多发生在外侧半月板,未损伤前无明显临床表现,损伤后出现弹响、疼痛、膝关节屈曲和伸直受限等症状。

(一)诊断步骤

1.病史采集

(1)有无膝关节损伤史。儿童无明显外伤史的膝关节疼痛和活动受限应首先考虑此病。

(2)有无膝关节疼痛、弹响,屈曲和伸直受限,疼痛位于关节哪一侧。

2.体格检查

(1)一般情况:全身情况良好。

(2)局部检查:

①外观:是否有关节肿胀;关节周围肌肉萎缩。

②外侧关节间隙有无压痛。

③关节活动度:检查膝关节最大屈曲和最大伸直情况,伸屈过程有无交锁和弹响,有无屈曲和伸直受限。

④特殊检查:麦氏试验,过伸、过屈试验,侧方应力试验,前、后抽屉试验,研磨试验。

3.辅助检查

无创检查中 MRI 检查准确率很高,在矢状位成像,半月板的前后角相连形成"领结"样改变;在冠状位成像,半月板中央部变厚增宽。部分患者 X 线照片可显示外侧胫股关节间隙较内侧宽。

(二)诊断

1.诊断要点

(1)有膝关节痛、关节交锁和弹响症状,膝关节屈曲和伸直受限。

(2)局部检查外侧关节间隙有压痛,股四头肌萎缩,在施加外翻应力情况下伸屈膝关节,可诱发弹响和疼痛。过伸或过屈膝关节也可诱发疼痛。需要进行前、后抽屉试验,侧方应力试验排除韧带损伤。

(3)无明显外伤史的儿童,膝关节不能完全伸直或屈曲,即使无弹响和疼痛,也应高度怀疑盘状半月板。

(4)影像学检查:部分患者 X 线照片可显示外侧胫股关节间隙较内侧宽。MRI 检查可诊断盘状半月板,确诊要靠关节镜检查。

2.鉴别诊断要点

主要与半月板损伤相鉴别。

半月板损伤与盘状半月板的症状相似,临床有时很难分辨。盘状半月板的弹响症状更明显,往往在膝关节疼痛症状出现以前已经存在。鉴别诊断要行 MRI 检查和关节镜检查。

(三)治疗

怀疑盘状半月板,需行关节镜检查和治疗。小儿只有弹响,没有疼痛和膝关节活动受限的盘状半月板,可暂不手术治疗。以往盘状半月板多行切开切除术,随着关节镜技术的发展和对半月板作用的深入研究,现在绝大多数医师建议行关节镜下盘状半月板成形术,保留边缘稳定部分,以减少膝关节退行性变的发生。

二、半月板囊肿

半月板囊肿是半月板囊性病变,多出现于外侧半月板前角,原因尚未明确。可能与外伤、退行性变和先天性因素有关。

(一)诊断步骤

1.病史采集

(1)多见于20~30岁的年轻人,有或无膝关节损伤史。

(2)膝关节周围有无小肿物,是否合并疼痛、关节活动受限,症状加重与剧烈活动是否有关。

2.体格检查

(1)一般情况:全身情况良好。

(2)局部检查:

①外观:侧副韧带与髌韧带之间是否有局部隆起。

②局部隆起有无压痛。

③关节活动度:检查膝关节最大屈曲和最大伸直情况,伸屈过程是否有交锁和弹响,是否有屈曲和伸直受限。

④特殊检查:麦氏试验,过伸、过屈试验,侧方应力试验,前、后抽屉试验,研磨试验。

3.辅助检查

MRI检查准确率很高。

(二)诊断

1.诊断要点

(1)20~30岁的年轻人,膝关节周围有小肿物,可有胀痛感,剧烈运动后疼痛加剧。合并半月板损伤可有关节交锁和弹响症状。

(2)局部检查在侧副韧带前方或后方、髌韧带两旁、关节间隙水平可扪及囊性小肿物。有或无压痛,界限不清,合并半月板损伤,麦氏试验阳性,可诱发弹响。

(3)影像学检查:MRI检查在 T_2 加权成像显示半月板周围囊肿呈高信号,外侧半月板囊肿多位于外侧半月板前角。

2.鉴别诊断要点

(1)腘窝囊肿:内侧半月板囊肿位于内侧关节囊和内侧副韧带的后方时,常常进入到关节囊和深筋膜之间,被误诊为腘窝囊肿,MRI 检查可显示囊肿位置,有助于鉴别。

（2）腱鞘囊肿：膝关节周围的腱鞘囊肿的表现与半月板囊肿相似，临床检查有时难以鉴别，有疑义时应该行 MRI 检查。

（三）治疗

半月板囊肿需行关节镜检查和治疗。当半月板囊肿较大，半月板损伤分离、不稳定时，应将囊肿和不稳定的半月板组织切除；当囊肿较小，仅累及小部分半月板组织时，可将半月板内的囊肿刮除干净，再将半月板分离部分与关节囊缝合。术后用支具保护。对半月板前角小囊肿，也可用射频消融和皱缩切除囊肿，保留半月板。

三、膝内外翻畸形

正常人的股骨和胫骨轴线之间有 5°～15°的生理外翻角，角度超过 15°为膝外翻，不足 5°甚至胫骨远端向内为膝内翻。膝内外翻畸形导致下肢力线异常，使膝关节提早出现退行性改变，需要及时矫正。

膝内外翻畸形由多种病因引起。小儿膝内外翻畸形多由缺钙、佝偻病引起，小儿麻痹症肌肉瘫痪致肌力不平衡也可致膝内外翻畸形。中老年人的膝内外翻畸形多由关节退行性变、骨关节炎等引起。膝关节周围外伤骨折处理不当、股骨内外髁发育不平衡也会造成膝内外翻畸形。

（一）诊断步骤

1.病史采集

（1）有无小儿麻痹、佝偻病或外伤史。

（2）畸形出现的时间，进展速度快或慢。

（3）畸形对行走有无影响，有无膝关节疼痛，膝关节伸屈活动是否正常。

（4）有无膝关节不稳定感。

2.体格检查

（1）一般情况：全身情况是否良好。

（2）局部检查：

①外观：膝关节内外翻畸形程度，关节周围肌肉是否萎缩。

②膝关节周围有无压痛，内外侧副韧带张力是否正常，膝关节周围肌肉肌力是否正常。

③关节活动度是否正常，关节稳定性如何。

④站立位时畸形程度比卧位时加重，提示侧副韧带松弛。

3.辅助检查

主要是 X 线平片检查，很少需要行 CT 或 MRI 检查。

下肢全长 X 线正侧位片可显示下肢力线,膝内外翻畸形程度和部位,膝关节间隙、骨质是否异常。有条件的医院应拍摄站立位下肢全长 X 线照片,可更准确了解下肢负重时膝关节畸形情况。

(二)诊断

根据患者的病史、膝关节的外观及 X 线所见,不难诊断。

1.小儿佝偻病性膝关节内外翻畸形

多发生于 5 岁左右的小儿,有或无囟门迟闭、漏斗胸等佝偻病表现。患儿行走、跑跳正常,无膝关节疼痛。局部检查膝关节内翻或外翻畸形,形成"O"型腿或"X"型腿表现,X 线照片显示膝关节内翻或外翻畸形,但无其他骨病。

2.小儿麻痹后遗膝关节内外翻畸形

小时有高热病史,此后有不同程度的行走无力,逐渐出现膝关节内外翻畸形。局部检查除有膝关节内翻或外翻畸形外,还有膝关节周围某些肌肉肌力下降,常见股四头肌和胫前肌肌力异常,但感觉正常。X 线照片显示膝关节内翻或外翻畸形,一般股骨侧为发生畸形的主要部位,股骨髁发育不良,股骨外踝低平或股骨内踝低平。

3.外伤性膝关节内外翻畸形

有膝关节周围外伤病史,后遗膝关节内翻或外翻畸形,多数由胫骨平台塌陷性骨折或股骨内外髁骨折处理不当、复位不良引起。患者一般有膝关节疼痛,活动受限。局部检查除有畸形外,还有膝关节压痛,膝关节活动范围减少。X 线照片显示膝关节内翻或外翻畸形,内侧或外侧膝关节间隙变窄,关节面不平和原来骨折的后遗表现。

(三)治疗

1.小儿佝偻病性膝关节内外翻畸形

若患儿 5 岁以下,畸形不严重,可用保守治疗。每天手法矫正,将患肢的远近端固定,凸侧用手施加适当的压力,每天坚持施行,畸形可逐渐矫正;或在晚上加用夹板矫正,将夹板置于肢体畸形的凹侧,两端固定后,用宽布带把凸侧拉向夹板。

若畸形明显,经 1 年左右保守治疗畸形无改善,可用凸侧骨骺阻滞,用"马钉"打入股骨和胫骨凸侧骨骺。

若畸形严重,内翻畸形时膝间距大于 5 cm 或外翻畸形时踝间距大于 5 cm,可在畸形最明显处行楔形截骨术矫正畸形。

2.小儿麻痹后遗膝关节内外翻畸形

一般需要手术矫正畸形。因为股骨侧为主要发生畸形的部位,多采用股骨髁上楔形截骨矫正畸形。

3.外伤性膝关节内外翻畸形

由于畸形由关节内骨折引起,多合并创伤性关节炎。若膝关节间隙存在,膝关节活动度尚好,可试用胫骨或股骨楔形截骨矫正畸形;若膝关节间隙明显变窄,膝关节活动差,单纯矫正畸形也不能改善膝关节功能,这时可考虑膝关节表面置换,在置换时纠正畸形。但若患者为年轻人,则要慎重选择人工关节置换。

四、髌骨软骨软化症

髌骨软骨软化症是髌骨软骨面的老化和退变,是膝骨关节炎的早期表现,表现为软骨变软、龟裂,严重时软骨毛糙、变薄,与之相对的股骨滑车软骨也可以发生相同的病理改变。多发于青壮年,女性较多见。最主要的病因是膝关节的过劳,比如体重过大,体力劳动者,过度的体育锻炼,尤其是爬山、太极拳、跳舞等,膝关节的先天发育异常,比如髌骨外侧倾斜、高位髌骨、股四头肌力量欠佳等。

(一)诊断标准

1.临床表现

主要表现膝前疼,上下楼和蹲起时疼痛明显,而走平路时疼痛不明显,疼痛不是局限于膝关节的内侧或者外侧,而是位于髌骨四周。

2.体格检查

按压髌骨疼痛(压髌试验),单腿下蹲时疼痛(单足半蹲试验),往往外侧膝眼处压疼,但这些体征缺乏特异性。

3.影像学检查

MRI检查有利于早期诊断和鉴别诊断。X线检查需要拍髌骨轴位片,也可发现髌骨外侧倾斜或者半脱位、高位髌骨,重者髌骨关节面的上下极可见小骨赘。

(二)鉴别诊断

包括跳跃膝、胫骨结节骨骺炎、内侧髌股关节滑膜嵌入、膝关节外侧疼痛综合征、疼痛性二分髌骨、脂肪垫肿物、半月板损伤等。半月板损伤的临床特点是疼痛位于膝关节内侧或者外侧。

(三)治疗原则

1.首选非手术治疗

肥胖者要减肥,避免负重下的膝关节伸屈和扭转活动,如上下台阶、蹲起,改变运动方式,加强股四头肌肌肉力量的练习,如仰卧位直抬腿或者静蹲练习。症状重时,口服非甾体消炎镇痛药。口服硫酸氨基葡萄糖理论上有助于软骨修复。

2.手术治疗

手术治疗效果欠佳,不推荐进行手术治疗。

五、髌骨不稳定

(一)临床表现与诊断

髌骨不稳定的临床表现主要为髌股关节骨关节炎症状,与膝关节其他骨关节病症状极为相似,而独特的客观的体征较少,因此诊断需综合分析病史及体检,并依靠影像学及各项辅助检查来做判断。

1.症状

(1)疼痛:疼痛为最常见的主要症状,通常其性质不恒定,但其位置均为膝前区,以膝前内侧为多见。疼痛可因活动过多而加重,特别是上下楼、登高或长时间屈伸活动时更为明显。

(2)打"软腿":当走路负重时,膝关节出现的瞬间软弱无力,不稳定感。有时甚至摔倒,此现象常由股四头肌无力或半脱位的髌骨滑出髁间沟所致。

(3)假性嵌顿:假性嵌顿是指伸膝时出现的瞬间非自主性的限制障碍。当负重的膝关节由屈至伸位,半脱位的髌骨滑入滑车沟时,常出现此结果,临床上常需与半月板撕裂或移位出现的绞锁或游离体引起的真性嵌顿相鉴别。

2.体征

(1)股四头肌萎缩:它是膝关节疾患的共同体征,当伸膝装置出现功能障碍时表现更为明显,以股内侧肌为重。

(2)肿胀:髌骨不稳定的严重病征,股四头肌无力,导致滑膜炎,出现关节肿胀。浮髌试验阳性。

(3)髌骨"斜视":膝外翻、髌骨高位、股骨前倾角增大、胫骨外旋过大等膝部畸形和力线不正,为了维持正常步态而引起的髌骨向内侧倾斜,是髌骨不稳定常见因素。

(4)轨迹试验:患者坐位于床边,双小腿下垂,膝屈曲90°,使膝关节慢慢伸直,观察髌骨运动轨迹是否呈一直线。若有向外滑动,则为阳性,是髌骨不稳定的特异性体征。

(5)压痛:多分布在髌骨内缘及内侧支持带处。当检查者手掌压迫患者髌骨,并做伸屈试验,可诱发髌下疼痛,临床上压痛点有时与患者主诉疼痛部位并不一致。

(6)轧音:膝关节伸直位,压迫髌骨并使其上、下、左、右移动,可感到或听到髌骨下面有压轧音,并伴有酸痛。主动伸屈活动时亦可感到或听到压轧音。

(7)恐惧征:膝轻度屈曲位,检查者向外推移髌骨诱发半脱位或脱位,患者产生恐惧不安和疼痛,膝屈曲时可使疼痛加剧。恐惧征亦是髌骨不稳定的特异性体征。

有研究显示,将髌骨向外诱发 5 mm 脱位时,患者的依从性和实验的敏感性最高。

(8)髌骨外移度增加或关节松弛:正常人膝关节在伸直位,髌骨被动外移范围不超过它自身宽度的 1/2,屈膝 30°髌骨外移范围更小。如关节松弛,可按髌骨向外侧移动程度分为三度:

Ⅰ度:髌骨中心在下肢轴线的内侧或轴线上。

Ⅱ度:髌骨中心位于轴线外侧。

Ⅲ度:髌骨内缘越过下肢的轴线。

(9)Q 角异常:Q 角是衡量髌骨力线的重要指标,股骨内旋和胫骨外旋可使 Q 角增大,导致髌骨倾斜。

3.X 线检查

髌股关节 X 线片检查是诊断髌骨不稳定的常用手段,通常包括膝关节正位、侧位及髌股关节轴位片。后者在髌股关节疾病诊断中更有意义。

(1)正位:患者仰卧位,双足靠拢,足尖向上,使股四头肌完全放松,摄前后位片,观察以下几点:

①髌骨位置:正常髌骨中心点应位于下肢轴线上或稍内侧。

②髌骨高度:正常髌骨下极刚好位于两侧股骨髁最低点连线之上,若下极在该连线近侧,其距离大于 20 mm 者为高位髌骨。

③髌骨及髁的外形:发育不良或畸形。

(2)侧位:侧位可以显示有无髌骨软骨下骨质硬化和骨关节病的征象,常用于判断有无高位髌骨。髌骨高度的测量,不同学者采用的计测方法不尽相同。

①Blumensaat 法:膝屈曲 30°,髁间窝顶部在侧位相所显示的三角形硬化线投影称 Ludloff 三角,在其底边向前做延长线,正常髌骨下极应与该线相交。若髌骨下极位于该线近侧超过 5 mm,则为高位髌骨。

②Labelle 和 Laurin 法:屈膝 90°,摄侧位相,沿股骨皮质前缘向远端引线,正常 97%的髌骨上极通过此线,高于此线为高位髌骨,低于此线为低位髌骨。

③Insall 和 Salvati 法(比值法):屈膝 30°位侧位相。测量髌腱长度(L_t),即自髌骨下极至胫骨结节顶点上缘的长度,再测量髌骨最长对角线的长度,两者之比 L_t/L_p,其正常值为 0.8~1.2。大于 1.2 为高位髌骨,小于 0.8 为低位髌骨。

④Blackburne-Peel 法:膝屈 30°侧位相,测髌骨关节面下缘至胫骨平台的垂直距离(A),再测髌骨关节面的长度(B),正常 A/B 的比值为 0.8,大于 1.0 为高位髌骨。

⑤小儿髌骨高位测定法(中点法):在侧位 X 线相中找出股骨下端髁线的中点(F),胫骨上端髁线的中点(T)及髌骨长轴对角线的中点(P)。正常膝屈曲 50°~150°时 PT 与 FT 的比值为 0.9~1.1,比值大于 1.2 以上者为髌骨高位,小于 0.8 者

为低位。

（3）轴位（髌股关节切位）：轴位相对髌股关节稳定性的诊断更具有重要意义。不仅可了解髌股关系是否适合，也可判明髌骨外侧面骨小梁方向改变，有无外侧过度压力综合征。

自 1921 年 Settegast 提出采用轴位相检测髌股关节之后，相继出现许多改良的检查方法和技术。但由于不同学者采用不同屈膝角度，因而其测量值不尽相同。有学者采用的方法是：令患者仰卧位，用特制的体位架，保持和固定膝关节屈曲 30°位，使股四头肌放松。将 X 线球管置于髌股关节远侧，使发出的射线光束平行髌骨长轴，胶片盒置于髌股关节近侧，使胶片和 X 线光束及髌骨面呈 90°角。检测项目及方法如下：

①沟角：在髌股关节切位 X 线片上，自股骨髁间沟的最低点分别向内、外髁的最高点画两条直线，其夹角称沟角或滑车面角（SA）。沟角的大小代表股骨髁间沟的深浅及滑车发育的情况。

②适合角：沟角的角分线和沟角顶与髌骨下极连线形成的夹角称适合角（CA）。该角位于角分线内侧为负角，位于外侧为正角，该角代表髌骨与股骨的相对位置关系，通常髌骨下极位于角分线内侧，即适合角正常为负角。

③外侧髌股角：股骨内、外髁最高点连线与髌骨外侧关节面切线的夹角为外侧髌股角，正常该角开口向外，若开口向内或两线平行表示髌骨有外侧倾斜。

④髌骨倾斜角：股骨内、外髁最高点连线与髌骨切位的最大横径延长线形成的夹角。该角增大，表示髌骨的倾斜度增大。

⑤髌骨外移度：经股骨内髁最高点做股骨内、外髁最高点连线的垂直线。该垂线与髌骨内缘的距离为髌骨外移度，髌骨内缘靠近垂线，位于垂线上或越过垂线为正常，远离垂线表示髌骨有外移。

⑥深度指数：髌骨横径长度与髌骨下极至横径轴线的垂直距离比为髌骨深度；股骨内、外髁最高点连线长度与由滑车沟最低点至连线的垂直距离比为滑车深度。根据 Ficat 测量髌骨深度指数正常为 3.6～4.2，滑车深度指数为 5.3±1.2。

有学者对 80 例（男 35 例，女 45 例）正常髌股关节（所有被测试者无膝痛病史，无阳性体征，年龄为 18～40 岁）测量的结果为：沟角为 138±6（x̄±s），适合角为－8±9（x̄±s）；外侧髌股角为 7.8±3.1（x̄±s）；髌骨倾斜角为 11±2.5（x̄±s）。髌骨外移度：92% 的髌骨内缘位于垂线内或垂线上；8% 位于垂线外侧，但距离不超过 2 mm。

髌股关节 X 线测量的目的在于确定髌股关节中髌骨与股骨相对位置关系，根据其不同改变对不同疾病做出判断，这些改变包括髌骨的偏移（髌骨外移度），髌骨倾斜（外侧髌股角，髌骨倾斜角），髌骨、股骨髁间沟的解剖改变及发育情况（沟角、适合角、深度指数）。这些指标不同程度地反映了髌股关节的稳定性。有学者在对正常髌股关节测量后认为：适合角测量标记清楚，它除反映髌骨偏移外，同时反映滑车沟深浅及沟角对髌骨适合性。另外，外侧髌股角重复性更好，故在诊断不稳定髌骨中，适合角及外侧髌股角更为实用。

4.关节造影检查

膝关节双重造影不仅能观察髌骨软骨的改变，还可对比检查髌骨两侧支持韧带及诊断滑膜皱襞综合征，除外关节其他病变造影和 CT，对不稳定髌骨的诊断，常需要与其他检查方法联合更为准确。

5.关节镜检查

关节镜检查是一种侵入性检查方法。检查者可在镜下直接观察髌骨与股骨的位置关系、运动轨迹，髌骨与股骨关节软骨损伤的范围、程度和部位，有助于选择适当的手术方式，预测手术成功的可能性，更重要的是判明有无合并的其他关节内紊乱病变，如半月板撕裂、滑膜皱襞、滑膜炎、剥脱性软骨炎、游离体等，在明确病变的同时也可做相应的处理。Jackson 根据关节镜下关节软骨改变的程度，将其分为三型：

Ⅰ型：髌骨软骨面有局限性软化灶。

Ⅱ型：髌骨软骨面有龟裂和侵蚀破坏，而股骨髁关节面正常。

Ⅲ型：除Ⅱ型变化外，股骨髁关节面也有破坏性改变。

6.CT 或 MRI 检查

计算机断层扫描或磁共振成像技术的应用，使髌股关节不稳定的诊断更加准确，避免了普通 X 线影像的重叠和失真。因髌股关节在 0～20°位（伸直位），髌骨大部分处在髁间沟最浅的滑车上凹，此位置股四头肌及内、外侧支持韧带放松，髌股关节处于相对不稳定状态，故在膝屈曲 20°内的位置拍摄髌股关节切位相，诊断髌骨不稳定的阳性率最高。但实际上膝屈曲 20°位摄髌股关节切位相存在投照技术困难。影像常显示不清，难于测量，而 CT 扫描或 MRI 在膝关节伸直位（0～20°），使四头肌放松，对髌股关节中部做横断面扫描，图象清晰，重复性好，便于测量与计算，是髌骨不稳定有力的诊断手段。

（二）髌骨不稳定的治疗

大多数轻度髌骨不稳定者常可经保守治疗取得一定疗效。

1.非手术治疗

(1)限制活动：限制患者日常生活中的某些活动如登高、爬坡等，可减轻髌股关节的负荷，减少髌股关节磨损，特别是当了解到某项活动与症状加重有明显关系时，采用限制某项活动的方式，以达到改善症状目的。

　　（2）股四头肌练习：亚急性或慢性病例，常伴有明显股四头肌萎缩、肌力减弱，特别是股内侧肌斜头肌力的减弱，进一步加重了膝关节的不稳定，使关节肿胀、症状加重，加强股四头肌练习可改善股四头肌与腘绳肌的肌力比值。最初可行等长性训练，先训练股四头肌收缩，即将患侧下肢伸直，用力收缩股四头肌，使髌骨上提，持续5 s，然后将肌肉完全放松10 s，再收缩肌肉，每回练30～50次，2～3周后，可行直腿抬高训练，即先行股四头肌收缩，再将足跟抬高离床15 cm左右，持续10 s（数1,2,3……10），然后放下，使肌肉放松，这样算一次，每日练习3回，每回练30次。当肌肉有一定恢复后，给足部加一抵抗的负荷，做上述直腿抬高训练。重量可逐渐增加（1～3 kg）以加强锻炼强度。

　　（3）支具治疗：髌骨支具有限制及稳定髌骨的作用，它适用于急性患者或参加某项运动或活动较多时使用，这是因为，长期佩带患者感到局部不适并易导致股四头肌萎缩。

　　（4）药物治疗：非甾体类抗炎止痛药物，可减轻髌股关节骨性关节炎症状。有实验研究证明关节液中有一定水平的水杨酸，可阻止关节软骨的纤维束改变，阻止软骨软化的发生，并建议长期服用阿司匹林治疗髌股关节病，但也有学者认为该药除减轻髌股关节骨关节炎症状外，其他治疗意义不大。

　　2.手术治疗

　　如患者症状较重，经上述保守治疗效果不明显，多项检查证明其症状与髌股关节结构异常或髌骨力线不正相关，可考虑选用手术治疗。治疗髌骨不稳定的手术方法很多。应根据患者不同年龄、不稳定程度、不同的病理因素选择不同的方法单独或联合应用。治疗髌骨不稳定的手术方式超过上百种，其中绝大多数结合髌旁支持带外侧松解、内侧紧缩、胫骨结节截骨移位等基本方法。目前还没有治疗髌骨不稳定的"金标准"。但手术目的核心是改善髌骨力线，恢复髌股关节正常的适合关系，重建伸膝装置。

　　（1）单纯髌骨倾斜或伴有外移：髂胫束及后外侧支持韧带挛缩牵拉使髌骨产生倾斜和外移。检查患者可发现其髌骨面向前外侧或骑跨于外侧滑车。髌股关节切位X线片可见外侧髌股角开口向内。由于倾斜髌骨的外侧关节面压应力增大，及膝关节运动时髌骨外侧关节面与外侧滑车的撞击，使外侧关节软骨受损。而压力减小的内侧，因废用直接影响软骨细胞的正常代谢，导致软骨细胞营养障碍及细胞变性。释放的软骨溶解酶破坏软骨基质，并诱发关节滑膜炎及关节液渗出，使关节产生疼痛。故髌骨倾斜或外移应早期积极治疗，以减少髌骨软骨发生变性。手术治疗的方法有：

　　①外侧松解术：髌骨力线不正与外侧软组织挛缩或紧张常为因果关系，当病变

不严重或不需要做较大手术时,单独髌股关节外侧软组织结构松解(包括外侧支持韧带和股外侧肌止点部松解)是最简单和最基本的手术。该术式是从髌骨外侧做微弧形纵切口,远端沿髌韧带外侧向下至胫骨关节,近端至股骨外侧肌止点及股直肌腱连接处,充分松解,切开支持韧带及关节囊,但要保持关节滑膜的完整。术后2~3 d可行关节主动练习。2~3周后恢复正常活动。轻型病例外侧松解术亦可在关节镜下操作,使术后创伤减小,以免术后遗留较大切口瘢痕,术后加压包扎1~2周,防止或减少关节血肿。

②外侧松解,内侧紧缩术:如上所述,外侧广泛松解的同时,将内侧支持韧带及关节囊充分切开,向下至髌韧带,上至股内侧肌止点与股中间肌交界处,将切开的关节囊及支持带两边重叠缩紧缝合,此亦为矫正髌骨力线不正的基本方法。

③股内侧肌前置术:将股内侧肌止点部稍做分离,将其止点切断并重建于髌骨前外侧。但通常的做法是在外侧松解、内侧紧缩的同时,行股内侧肌斜头前置术。

(2)单纯髌骨半脱位:大多数患者有一过性髌骨半脱位史,膝关节不稳定比疼痛更多见,髌骨被动外移度增大,髌骨轨迹试验及"恐惧征"常呈阳性,X线片显示适合角增大。髌骨轨迹不正常或反复发生髌骨半脱位,如不及时进行处理,必定会导致髌股关节骨关节炎的发生。手术目的除增强髌骨的稳定性外,更主要的是消除髌骨不稳定因素,如矫正膝外翻,使过大的 Q 角减小,抬高外侧滑车等。目前的文献证明,单纯外侧松解术对治疗髌骨不稳定是无效的,这可能是由于单纯外侧松解并不能使髌骨内移。所以,如果患者滑车-胫骨结节间距(TT-TG)在正常范围内(<20 mm),且髌股关节内侧关节面无明显退变,则可行外侧松解术结合内侧支持带紧缩术或内侧髌股韧带重建术。如果存在骨性畸形(TT-TG>20 mm),则还需行胫骨结节截骨移位手术。常用的手术方法有:

①Campbell 法:在髌骨外侧松解的同时,自松解的内侧支持带及关节囊做一宽 1 cm 以上的纽带,翻向近侧,将内侧切开的关节囊紧缩缝合后使纽带远端自股四头肌腱止点上方的内侧穿至外侧,再将纽带远端自外侧反折缝回至内侧。目的是改变股四头肌拉力方向,恢复正常的髌股适合性。

②上崎法:在髌骨外侧松解,内侧紧缩的同时,将半腱肌自止点切断,向近侧游离,然后自髌骨内上方向外下方做隧道,将半腱肌腱断端,自髌骨隧道由上向下穿出,断端反折缝回,同样,目的是改变及加强股四头肌内侧拉力,恢复或改善髌股关节适合性。

③Backer 方法:在髌骨外侧松解、内侧紧缩的基础上,将半腱肌距止点 10~15 cm 腱部切断,将髌骨自内下向外上做隧道,将半腱肌的远侧断头自髌骨远侧穿过隧道,将腱拉紧,使腱断端反折缝回髌骨边缘,以矫正髌骨力线,减小 Q 角。

④Roux-Goldthwait 法：该法是通过髌骨远端力线的改变，减小 Q 角，增加髌骨稳定性，治疗髌骨半脱位及膝前痛。将髌韧带外侧一半由止点切断，翻向内侧，将止点重新缝于内侧缝匠肌的止点鹅足部。

⑤Hauser 法：该法是将髌韧带在胫骨结节的止点，连同其附着的皮质骨向内侧及远端移行、固定，对骨骺已闭合患者的髌骨脱位，半脱位或不稳定有较好的效果，但其术后晚期髌股关节骨性关节炎的发生率较高，可能与髌韧带止点过多的向远侧移位、髌股关节内压增高有关，故单纯的 Hauser 法目前较少应用。

⑥内侧髌股韧带重建：内侧髌股韧带（MPFL）是内侧结构中对抗髌骨外移的最主要结构（作用占 60%），近年来其重要性逐渐被认识。如因外伤如髌骨脱位引起 MPFL 损伤，则易导致髌骨慢性不稳定，出现反复脱位、髌前痛及髌股关节炎。MPFL 的重建方法有很多，但要遵循等长重建的原则，即在其解剖止点重建，否则会使髌股关节在屈伸运动中出现应力异常。MPFL 在髌骨起于髌骨内侧缘上、中 1/3 交界处，向后走行，止于股骨内上髁内收肌结节下方，内侧副韧带止点稍上方。

(3)髌股关节骨关节炎：成人的髌骨不稳定大多伴有髌骨软骨软化或髌股关节骨性关节炎，手术目的除矫正髌骨力线不正外，应同时治疗骨性关节炎，常用的手术有：

①Maquet 手术：即将髌韧带止点连同胫骨结节及部分胫骨嵴掀起，尽可能保持远侧胫骨嵴皮质骨的连续性，小心使胫骨结节抬高 0.8～1 cm，防止远侧皮质骨折断，在胫骨结节底面植骨，最后用螺钉固定。这样，由于髌韧带的前置，有效地降低了髌股关节病灶区域接触压应力，使髌骨软骨软化或髌股骨关节炎症状得到缓解。

②胫骨结节内移、前置术：对于滑车，胫骨结节间距（TT-TG）异常，且髌骨位置正常的病例，如在采用外侧松解、内侧紧缩术（或 MPFL 重建术）的同时，需行标准胫骨结节内移术。如果髌骨存在高位，还可同时行胫骨结节下移术。对于髌骨下方或外侧关节面存在软骨病变的病例，可行胫骨结节内移/前置术，胫骨结节前移后可使髌骨下极避免与股骨滑车接触，所以在改善髌骨稳定的同时，可消除由于髌骨下方和外侧软骨损伤所产生的疼痛。从生物力学角度讲，胫骨结节内移不宜超过 15 mm，否则会增加内侧髌股关节压力。

③人工髌股关节置换术：有学者主张对单纯重度髌股关节骨关节炎施行人工髌股关节置换术，尽管其近期手术效果尚可，但远期随诊发现问题较多，往往需要再次手术，因此人工髌股关节置换术不适合年轻患者。而老年患者全膝关节置换术的效果远比髌股关节置换术效果佳。

第四节　慢性非化脓性关节炎

一、类风湿关节炎

类风湿关节炎(RA)是一种慢性、全身性、自身免疫性综合征,其特征是外周关节的非特异性、对称性血管炎和滑膜炎。关节滑膜的慢性炎症、增生,形成血管翳,侵犯关节软骨、软骨下骨、韧带和肌腱等,破坏关节软骨、骨和关节囊,最终导致关节畸形和功能丧失,部分患者伴不同程度的全身表现。

(一)流行病学

我国 RA 的患病率为 0.3%～0.4%,美国患者约占人群的 1%,女性发病率是男性的 2～3 倍。各年龄组人群均可发病,其中 25～50 岁为本病的好发年龄。

(二)病因和发病机制

1.病因学

本病的病因仍不十分清楚。类风湿关节炎是一个与环境、细菌、病毒、遗传、性激素及神经精神状态等因素密切相关的疾病。

(1)细菌因素:研究表明,A 组链球菌及菌壁肽聚糖可能为 RA 发病的一个持续的刺激源。A 组链球菌长期存在于体内成为持续的抗原,刺激机体产生抗体,发生免疫病理损伤而致病。

(2)病毒因素:研究表明,EB 病毒感染所致的关节炎与 RA 不同,RA 患者对 EB 病毒比正常人有更强烈的反应性。在 RA 患者血清和滑膜液中出现持续高度的抗 EB 病毒-胞膜抗原抗体,但到目前为止,在 RA 患者血清中一直未发现 EB 病毒核抗原或壳体抗原抗体。

(3)遗传因素:本病在某些家族中发病率较高,在人群调查中,发现人类白细胞抗原(HLA)-DR$_4$ 与类风湿因子(RF)阳性患者有关。研究发现 RA 患者中 70% HLA-DR$_4$ 阳性,即具有该点的易感基因,因此遗传可能在发病中起重要作用。

(4)性激素:研究表明,RA 发病率男女之比为 1：(2～4),妊娠期病情减轻,服避孕药的女性发病减少。动物模型显示,LEW/n 雌鼠对关节炎的敏感性高,雄性发病率低,雄鼠经阉割或用 β-雌二醇处理后,其发生关节炎的情况与雌鼠一样,说明性激素在 RA 发病中起一定作用。

寒冷、潮湿、疲劳、营养不良、创伤、精神因素等常为本病的诱发因素,但多数患者发病前常无明显诱因可查。

2.病理生理学

由于病因不明,类风湿关节炎发病机制尚未完全明确,目前认为 RA 是一种自身免疫性疾病。

RA 滑膜的特征是存在若干由活性淋巴细胞、巨噬细胞和其他细胞所分泌的产物,包括白细胞介素-2(IL-2)、IL-6、粒细胞-巨噬细胞集落刺激因子(GM-CSF)、变异生长因子 β、IL-1、肿瘤坏死因子 α、巨噬细胞 CSF、血小板衍生的生长因子等。细胞炎性因子进一步刺激滑膜组织的炎症,滑膜的增生,并造成软骨和骨损害及 RA 的全身性表现。

RF 包括 IgG、IgA、IgM 对全身病变的发生上起重要作用,其中 IgG-RF 本身兼有抗原和抗体两种结合部位,可以自身形成双体或多体。含 IgG 的免疫复合物沉积于滑膜组织中,刺激滑膜产生 IgM、IgA 型 RA。IgG-RF 又可和含有 IgG 的免疫复合物结合,其激活补的体能力较单纯含 IgG 的免疫复合物更大。

3.病理学

类风湿关节炎病变的组织变化虽可因部位而略有变异,但基本变化相同,其特点如下。

(1)组织中弥散或局限性淋巴细胞或浆细胞浸润,甚至有淋巴滤泡形成。

(2)血管炎,伴随内膜增生管腔狭小、阻塞或管壁的纤维蛋白样坏死。

(3)类风湿性肉芽肿形成。

类风湿关节炎的基本病理改变是滑膜炎。主要表现为滑膜血管翳增生和炎性细胞浸润以及由此导致的滑膜、软骨乃至软骨下骨组织的破坏。正常人的关节滑膜内层仅由 1～2 层细胞组成,而类风湿关节炎的滑膜内层通常有 4～10 层细胞(有时甚至超过 20 层)。由于巨噬细胞样的滑膜细胞(A 型滑膜细胞)及成纤维细胞样的滑膜细胞(B 型滑膜细胞)的增生,使滑膜明显增厚。在滑膜与软骨或滑膜与骨的交界处,血管数量明显增多,形成血管翳,后者进入骨及软骨,破坏骨和软骨组织。类风湿结节是类风湿关节炎的另一种特异性病变,病理可见其中央为坏死组织,周围有栅状排列的吞噬细胞、成纤维细胞及纤维组织,外层有散在的淋巴细胞。

(三)临床表现

多由 1～2 个关节开始发病,女性多开始于掌指或指间小关节,而男性多先由膝、踝、髋等单关节起病。通常在几周或几个月内隐匿起病,先有几周到几个月的疲倦乏力、体重减轻、胃纳不佳、低热和手足麻木刺痛等前驱症状。

1.关节内表现

(1)关节疼痛和肿胀:渐进性关节疼痛、肿胀。反复发作,后期可导致关节附近肌肉的僵硬和萎缩、关节畸形。

(2)晨僵:晨僵持续 1 h 甚至更长时间。僵硬程度和持续时间与疾病的活动程度一致,可用于对病变活动性的评估。

（3）多关节受累：对称性、多关节受累，常为掌指关节或指间关节，其次为膝关节。

（4）关节活动受限或畸形：随着病变的发展，病变关节活动范围逐渐减小，最后变得僵硬而畸形，膝、肘、手指、腕部都固定在屈位。手指常在掌指关节处向外侧呈半脱位，形成特征性的尺侧偏向畸形。

2.关节外表现

类风湿关节炎是一种系统性疾病，有类风湿性结节、滑膜炎、血管炎等病理改变。10%～30%的患者在关节的隆突部位，如上肢的鹰嘴突、腕部及下肢的踝部等出现类风湿结节，硬度如橡皮。类风湿结节的出现常提示疾病处于严重活动阶段。此外少数患者（约10%）在疾病活动期有淋巴结及脾肿大。眼部可有巩膜炎、角膜结膜炎。心脏受累有临床表现者较少，主要影响二尖瓣，引起瓣膜病变。肺疾病者的表现形式有多种，胸膜炎、弥散性肺间质纤维化、类风湿肺尘埃沉着症。周围神经病变和慢性小腿溃疡、淀粉样变等也偶可发现。

（四）相关检查

1.实验室检查

（1）一般都有轻度至中度贫血，如伴有缺铁，则可为低色素性小细胞性贫血。白细胞数大多正常，在活动期可略有增高，偶见嗜酸性粒细胞和血小板增多。贫血和血小板增多症与疾病的活动相关。

（2）血细胞沉降率（ESR）：ESR增快表明炎症活动，可作为疾病活动的指标。如关节炎症状消失而红细胞沉降率（ESR）仍高，表明类风湿关节炎可能复发。

（3）类风湿因子（RF）：在发病6个月内有60%的患者类风湿因子阳性，整个病程中80%的患者类风湿因子阳性，高滴度阳性患者，病变活动重、病情进展快，预后较差，且有比较严重的关节外表现。RF阴性不能排除本病的可能；RF阳性不一定就是类风湿关节炎，也可见于多种自身免疫性疾病及一些与免疫有关的慢性感染，因此需结合临床检查进行鉴别。

（4）瓜氨酸相关自身抗体：

①抗瓜氨酸肽抗体（抗CCP抗体）：抗CCP抗体敏感性和特异性分别为60%～75%和85%以上，明显高于RF，抗CCP抗体在RA早期就可出现，并与关节影像学改变密切相关，有助于早期RA的诊断和治疗。抗CCP抗体阳性的RA患者骨关节破坏程度较阴性者严重，表明抗CCP抗体的检测对预测RA患者疾病的严重性具有重要的应用价值。

②抗角蛋白抗体（AKA）：AKA，即抗鼠食管上皮角质层的抗体，对RA诊断具有特异性。AKA与RA病情严重程度和活动性有一定关系，在RA的早期甚至临床症状出现之前即可出现，是RA早期诊断和判断预后的指标之一。研究发现，

AKA 阳性的"健康人"几乎均可发展成典型的 RA。

（5）其他血清学检查：血清白蛋白降低，球蛋白增高。免疫蛋白电泳显示 IgG、IgA 及 IgM 增多。抗核抗体（ANA）在类风湿关节炎的阳性率为 10%～20%。血清补体水平多数正常或轻度升高，重症者及伴关节外病变者可下降。C-反应蛋白在病变活动期增高明显。

（6）关节液检查：关节腔穿刺可穿刺出不透明草黄色渗出液，其中中性粒细胞计数可达 10 000～50 000/mm³ 或更高，细菌培养阴性。疾病活动可见白细胞胞质中含有 RF 和 IgG 补体复合物形成包涵体吞噬细胞，称类风湿细胞。渗出液中抗体的相对浓度（与蛋白质含量相比较）降低，RF 阳性。

2.影像学检查

早期 X 线检查仅表现为软组织肿胀和关节腔渗液。关节部位骨质疏松可以在起病几周内即很明显。病情进展逐渐出现关节间隙变小、骨侵蚀，甚至关节面融合，提示关节软骨破坏。晚期可出现半脱位、脱位和骨性强直。

（五）诊断

（1）晨僵持续至少 1 h（每天），持续 6 周以上。

（2）有 3 个或 3 个以上的关节肿，持续 6 周以上。

（3）腕、掌指、近侧指关节肿胀，持续 6 周以上。

（4）对称性关节肿胀。

（5）皮下结节。

（6）RA 典型的放射学改变，包括侵蚀或明确的近关节端骨质疏松。

（7）类风湿因子（RF）阳性（滴度＞1∶20）。

凡符合上述 7 项者为典型的类风湿关节炎；符合上述 4 项者为肯定的类风湿关节炎；符合上述 3 项者为可能的类风湿关节炎；符合上述标准不足 2 项而具备下列标准 2 项以上者：①晨僵，②持续或反复的关节压痛或活动时疼痛至少 6 周，③现在或过去曾发生关节肿大，④皮下结节，⑤ESR 增快或 C-反应蛋白阳性，⑥虹膜炎，为可疑类风湿关节炎。

（六）鉴别诊断

本病尚需与下列疾病相鉴别。

1.骨关节炎

发病年龄多在 40 岁以上，无全身疾病。关节局部无红肿现象，受损关节以负重的膝、脊柱等较常见，肌肉萎缩和关节畸形边缘呈唇样增生或骨赘形成，红细胞沉降率（ESR）正常，类风湿因子阴性。

2.风湿性关节炎

易与类风湿关节炎起病时相混淆，下列各点可资鉴别。

（1）起病一般急骤，有咽痛、发热和白细胞增高。

（2）以四肢大关节受累多见，为游走性关节肿痛，关节症状消失后无永久性损害。

（3）常同时发生心肌炎。

（4）血清抗链球菌溶血素"O"、抗链球菌激酶及抗透明质酸酶均为阳性，而类风湿因子阴性。

（5）水杨酸制剂疗效常迅速且效果显著。

3.关节结核

类风湿关节炎限于单关节或少数关节时应与本病鉴别。本病可伴有其他部位结核病变，如脊椎结核常有椎旁脓肿，两个以上关节同时发病者较少见。X线检查早期不易区别，若有骨质局限性破坏或有椎旁脓肿阴影，有助诊断。关节腔渗液做结核菌培养常阳性。抗结核治疗有效。

4.强直性脊柱炎

本病以前认为属类风湿关节炎的一种类型，但是，该病主要有以下特点。

（1）青年男性多见。

（2）主要侵犯骶髂关节及脊柱，外周关节受累多以下肢不对称关节受累为主，常有肌腱端炎。

（3）90％～95％患者 HLA-B27 阳性。

（4）类风湿因子阴性。

5.晶体性关节炎

有些晶体性关节炎，尤其是慢性痛风患者可以符合 RA 的诊断标准。痛风性关节炎多见于中老年男性，常反复发作，好发部位为单侧第一跖趾关节或跗关节，也可侵犯膝、踝、肘、腕及手关节，急性发作时通常血尿酸水平增高，慢性痛风性关节炎可在关节和耳郭等部位出现痛风石。滑液偏振光显微镜检查，可在滑液中观察到典型的针状或杆状阴性双折光尿酸盐结晶。

6.银屑病关节炎

累及远端指间关节、关节受累呈非对称性和毁坏性、骨质疏松不明显、RF 阴性常提示该病。但在缺乏特征性指甲或皮肤损害时，鉴别诊断往往比较困难。

7.其他结缔组织病（兼有多发性关节炎者）

（1）系统性红斑狼疮与早期类风湿关节炎不易区别，前者多发生于青年女性，也可发生近端指间关节和掌指关节滑膜炎，但关节症状不重，一般无软骨和骨质破坏，全身症状明显，有多脏器损害。典型者面部出现蝶形或盘状红斑。狼疮细胞、抗 ds-DNA 抗体、Sm 抗体、狼疮带试验阳性均有助于诊断。

（2）硬皮病好发于 20～50 岁女性，早期水肿阶段表现的对称性手僵硬、指、膝关节疼痛以及关节滑膜炎引起的周围软组织肿胀,易与 RA 混淆。本病早期呈自限性,往往数周后突然肿胀消失,出现雷诺现象,有利本病诊断。硬化萎缩期表现皮肤硬化,呈"苦笑状"面容则,鉴别。

(3)混合结缔组织病临床症状与 RA 相似,但有高滴度颗粒型荧光抗核抗体、高滴度抗可溶性核糖核蛋白(RNP)抗体阳性,而 Sm 抗体阴性。

(4)皮肌炎的肌肉疼痛和水肿并不限于关节附近,心、肾病变也多见,而关节病损则少见。ANA(+)、抗 PM-1 抗体、抗组氨酰抗体(Jo-1 抗体)阳性。

(七)治疗

类风湿关节炎至今尚无特效疗法,治疗为对炎症及后遗症的治疗,采取综合治疗,多数患者均能得到一定的疗效。现行治疗的目的在于:防止或减少关节损害;维持关节功能;减轻疼痛。

1.非手术治疗

(1)一般治疗:发热、关节肿痛、伴有全身症状者应卧床休息,至症状基本消失为止。待病情改善两周后应逐渐增加活动,以免过久的卧床导致关节失用,甚至导致关节强直。饮食中蛋白质和各种维生素要充足,贫血严重者可予小量输血。

(2)药物治疗:

①非甾体抗炎药(NSAID):用于初发或轻症病例,但不能阻止类风湿关节炎病变的自然过程。本类药物因体内代谢途径不同,彼此间可发生相互作用,不主张联合应用,并应注意个体化。

a.水杨酸制剂:能抗感染、解热、止痛。常用剂量为每日 2～4 g;如果疗效不理想,可酌情增加剂量,有时每日需 4～6 g 才能有效。一般在饭后服用或与制酸药同用,亦可用肠溶片以减轻胃肠道刺激。

b.吲哚美辛:是一种吲哚醋酸衍生物,具有抗感染、解热和镇痛作用。患者如不能耐受阿司匹林可换用本药,常用剂量 25 mg,每天 2～3 次,每日总用量为100 mg 以上时易产生不良反应。不良反应有恶心、呕吐、腹泻、胃溃疡、头痛、眩晕、精神抑郁等。

c.丙酸衍生物:是一类可以代替阿司匹林的药物,包括布洛芬、萘普生,作用与阿司匹林相类似,疗效相仿,消化道不良反应小。常用剂量:布洛芬每天 1.2～2.4 g,分 3～4 次服,萘普生每次 250 mg,每日 2 次。不良反应有恶心、呕吐、腹泻、消化性溃疡、胃肠道出血、头痛及中枢神经系统紊乱如易激惹等。

d.灭酸类药物:为邻氨基苯酸衍生物,其作用与阿司匹林相仿。甲灭酸每次250 mg,每日 3～4 次;氯灭酸每次 200～400 mg,每日 3 次。不良反应有胃肠道反应,如恶心、呕吐、腹泻及食欲缺乏等。偶有皮疹、肾功能损害、头痛等。

e.选择性环氧合酶抑制剂(COX):特异性抑制 COX-2,可阻断炎症部位前列腺素的产生,同时保留了 COX-1 的作用,因此减少了胃肠道的不良反应,镇痛效果良好。常用的 COX-2 抑制剂包括塞来昔布、罗非昔布。COX-2 抑制剂有一定的心血管风险,对合并心血管疾病的患者应该慎用。

②慢作用抗风湿药:慢作用抗风湿药(SAARDs)或称改变病情药物(DMARDs),包括抗疟药、金制剂、青霉胺、柳氮磺胺吡啶和细胞毒类药物如氨甲蝶呤、环磷酰胺、环孢素、硫唑嘌呤和来氟米特等。这些药物起效慢,能部分阻止病情的进展,是目前控制 RA 的主要药物。

a.氨甲蝶呤(MTX):是目前治疗 RA 的首选药物。它可抑制二氢叶酸还原酶,影响免疫活性细胞 DNA 合成,起到免疫抑制作用。该药 2~3 周起效,2~3 个月达到高峰,半年左右达到平台期,单用药时效果一般。不良反应有恶心、呕吐、口腔溃疡和肝功损害等。

b.抗疟药:该类药物用于治疗 RA 已有 40 余年的历史。作用机制目前尚不清楚。约有半数患者对这种药物有较好的治疗反应,但作用不强。临床上常用的有两种,即氯喹和羟氯喹。这类药物在体内的代谢和排泄均较缓慢,可能有蓄积毒性。常见的不良反应有眼黄斑病和视网膜炎,用药期间至少半年查一次眼底,其他的不良反应有胃肠道反应如恶心、呕吐,还有头痛,神经肌肉病变和心脏毒性等。

c.柳氮磺胺吡啶(SSZ):用于治疗 RA 的确切机制尚不清楚,有学者认为它可影响叶酸的吸收和代谢,类似 MTX 的作用。该药起效慢,抗感染作用不大。常见的不良反应有胃肠道不良反应如恶心、呕吐和腹泻,往往因此中断治疗。其他不良反应还有抑郁、头痛、皮疹、粒细胞减少、血小板减少和溶血等。

d.金制剂:是治疗 RA 的经典药物,药理作用机制尚不清楚。该药起效慢,口服 3~4 个月才能起效,长期临床观察发现该药并不能阻止骨侵蚀的进展。由于口服金制剂主要从胃肠道排出容易导致腹泻,因此,轻的应减量,严重的应停药。其他的不良反应有皮疹、口炎、血细胞减少和肾功能损害等。

e.青霉胺:是治疗铜代谢障碍的有效驱铜剂。在治疗 RA 中也取得了一定疗效,然而具体的作用机制尚不清楚。青霉胺起效较慢,一般用药 2 个月起效,对 RA 的治疗作用不如金制剂。不良反应较多,剂量大时更明显,主要有恶心、呕吐、口腔溃疡和味觉丧失,一般停药后可自行恢复。用药期间还可出现蛋白尿、血尿、全血细胞减少、天疱疮、多发性肌炎和药物性狼疮,这些不良反应一旦发生应立即停药。

f.来氟米特:是治疗 RA 比较新的药物,其主要作用机制为抑制 T 细胞的激活和增殖,从而有效地抑制细胞免疫反应,控制病情的发展。近期疗效类似氨甲蝶呤,远期疗效尚待进一步研究证实。用法为每日 20 mg 口服。主要不良反应有腹泻、瘙痒、脱发、皮疹和可逆性肝酶升高等。

③糖皮质激素:糖皮质激素对关节肿痛,控制炎症和消炎止痛作用迅速,但效

果不持久,对病因和发病机制毫无影响。一旦停药短期内即复发。对 RF、ESR 和贫血也无改善。长期应用可导致严重不良反应,因此不作为常规治疗。应用激素的适应证:

　　a.为改善生活质量,小剂量使用。

　　b.严重血管炎,如肢端坏疽。

　　c.高热、大量关节腔积液和大量心包积液时。

　　用法:小剂量使用激素时,泼尼松龙每日剂量 10～15 mg;严重血管炎时可采用大剂量泼尼松龙治疗,每日 1～2 mg/kg,病情控制后应适时减量,不宜长期大量使用。

　　联合用药:传统的治疗方案为金字塔形上台阶治疗方法,即先用 NSAID,如无效再用慢作用药物等,传统治疗方案往往延误了最佳治疗时机。进入 20 世纪 90 年代,研究者逐步认识到 RA 患者多在起病 2 年内出现关节骨质破坏,如不及时治疗,往往造成关节破坏和畸形,所以提出早期诊断、早期应用慢作用药物的治疗策略。国内外常用的联合治疗方案为 MTX＋SSZ、MTX＋羟氯喹、MTX＋金诺芬等两种药物的联合以及 MTX＋SSZ＋羟氯喹三种药物的联合,后者被认为是目前最好的联合治疗方案,但其远期疗效尚不清楚。临床上可根据患者病情来选择用药,所选用的方案和药物剂量要个体化,目的是控制病情发展,减少不良反应的发生。RA 的最佳治疗方法仍需长期广泛的研究和探索。

　　(3)理疗及功能锻炼:用热疗以增加局部血液循环,使肌肉松弛,达到消炎、消肿和镇痛作用;同时进行锻炼以保持和增进关节功能。理疗方法有:热水袋、热浴、蜡浴、红外线等。

　　锻炼的目的是保存关节的活动功能,加强肌肉的力量和耐力。在急性期症状缓解消退后,只要患者可以耐受,便要早期有规律地做主动或被动的关节锻炼活动。

　　2.手术治疗

　　以往一直认为外科手术只适用于晚期畸形病例。目前仅对有 1～2 个关节受损较重、经水杨酸盐类治疗无效者可试用早期滑膜切除术。后期病变静止,关节有明显畸形病例可行截骨矫正术,关节强直或破坏可行关节成形术、人工关节置换术、关节融合术等。

　　(1)滑膜切除术:适应证如下:

　　①经药物治疗急性炎症已经控制,患者全身情况比较稳定。

　　②亚急性反复发作滑膜炎,病情持续 1 年以上,经多种非手术治疗,效果不显著者。

　　③关节内有大量渗出液,保守治疗无效达 3 个月后,且开始骨质破坏,关节活

动受限者。

（2）关节清理术：多用于慢性期病变，除慢性滑膜炎外，同时有软骨及骨组织改变。除将滑膜切除外，还将损坏的软骨全层切除，清除增生的骨质，术后应行被动活动辅助关节锻炼。

（3）截骨术：适用于有成角畸形，病变已经稳定的病例，以矫正畸形、改变关节负重力线为主要目的。根据畸形的部位、关节活动情况决定手术。

（4）关节融合术：关节严重破坏，从事体力劳动的青壮年患者，为保持肢体的稳定，可行融合术。

（5）关节成形术和人工关节置换术：

①关节成形术：最佳适应证为肘关节强直的病例，不但能切除病变骨组织，还能恢复肘关节活动。用股骨颈切除、粗隆下截骨治疗髋关节强直也有较好疗效。但术后跛行较重，现多被人工全髋关节置换所取代。

②人工关节置换：类风湿关节炎患者经保守治疗效果不显著，疼痛症状明显或关节畸形明显，严重影响日常生活者，可考虑行人工关节置换术。人工全髋关节或全膝关节置换的效果较好。

二、神经性关节病

神经性关节病又称 Charcot 关节，这是继发于中枢神经或周围神经深感觉神经损害而引起的关节病变。神经营养性障碍，使关节出现慢性进行性无痛性破坏。

（一）病因

常见病因为脊髓痨、脊髓空洞症及糖尿病。其次为外伤性截瘫、周围神经损伤、脊柱裂、脑脊膜膨出、麻风及雅司病等。其中以梅毒病引起的脊髓痨最具代表意义。且近年有死灰复燃之势，现简述如下：

脊柱梅毒的来源分为先天性与后天性。前者指位于母体中的胎儿自胎盘血循环中受到感染；后者则属因接触传染的性病之一。

先天性脊柱梅毒主要见于四肢长管骨，而在脊柱上较为少见。成人脊柱梅毒亦以四肢长管骨梅毒为多见，但脊柱梅毒也可遇到，多见于颈椎及腰椎。受累的椎体变得致密和硬化，椎间隙呈不规则状狭窄及椎旁广泛钙化，且常有巨大的骨刺形成。因椎管内梅毒性树胶肿引起马尾受压者甚为罕见。

脊髓后角受累的中枢神经系统梅毒，其所引起的神经性关节炎亦可有椎间盘变性，软骨部分消失，并在软骨缺损处形成大量象牙样硬化骨，四周常有骨赘，以至出现类似增生性脊柱炎外观。

（二）病理解剖

由于中枢性或周围性深感觉神经受累，以致关节的感觉营养神经功能障碍，加上日常生活中的反复创伤,导致骨、软骨、关节以及周围组织的代谢障碍。关节软骨发生退行性变,并继发软骨碎裂,软骨下骨质破坏和吸收。无规律的修复反应产生大量新骨形成和明显的象牙样骨质硬化,在关节边缘可有大块骨赘增生,关节面变浅,轮廓增宽,关节囊增厚肥大,有时可有大量积液。由于失神经支配,关节囊和韧带松弛,关节活动度加大。机械性损伤将使关节的骨端反复产生小块骨折,易于产生半脱位或脱位,并加重关节的损伤性病变。由于骨折和软骨损伤以及由此而产生的坏死碎片可脱落于关节腔内形成游离体。

在显微镜下,早期显示滑膜、关节周围韧带和肌肉充血水肿。晚期则显示玻璃样变和纤维组织增生、血肿机化和转化性骨形成。滑膜内亦可见软骨化和骨化。关节软骨有退行性变,其周围有肉芽组织血管翳伸向软骨面,并将软骨吸收,其中有许多细微骨折裂纹和骨坏死区。破骨细胞将死骨吸收,其近邻则有活跃的成骨活动,形成致密的板层骨以替代坏死的松质骨小梁。

(三)症状和体征

本病以 40～60 岁的男性为多见,男女比例约为 3∶1。痛觉消失的关节可见于四肢和脊柱。一般为单关节受累,约占 2/3,但有时也可见几个关节受累。视病因不同,其部位亦异。脊髓空洞症患者常发生在上肢大关节;脊髓痨患者则常见于下肢大关节和脊椎;糖尿病患者则多见于跗骨间关节和跖跗关节。下肢以膝、足、踝、髋为多见,上肢则见于肘和肩。

本病起病缓慢,其特点是无痛或仅有轻微疼痛,显然与骨的破坏不相称。检查时可发现关节可有超越正常的活动范围,膝和肘常显示过伸状,于创伤后关节内可有大量积液出现,关节周围软组织呈现水肿,局部皮温略有增高。关节液呈黄色,黏稠,易凝固。细胞数可达 500～2 000 个/mm^3,主要为淋巴细胞。本病后期,关节肿胀逐渐消退,但易反复发作,使关节囊更加松弛,畸形加重。若病变发生于下肢和脊椎,可出现行走不稳或跛行。

体检时显示关节外形肿大,关节囊肥厚,并有关节积液,摸起来好似布袋装满许多碎石块,表明关节内许多游离体和骨质增生。关节活动超越正常,但无明显压痛。

根据原发病变的不同,可有一系列临床特征。如脊髓痨,则除感觉、位置觉和振动觉外均消失,膝、踝等反射减弱或消失,表现为对光反应消失而调节反应仍存在的 Argyll Robertson 瞳孔,共济失调,闪电样疼痛,内脏危象等。康-华反应阳性。若系脊髓空洞症,则有浅感觉分离,表现为痛觉和温度觉消失而触觉仍存在,上肢无力和萎缩,腱反射减弱或消失,皮肤粗糙增厚等神经营养性变化。

(四)影像学检查

早期,由于关节内积液,X 线平片显示软组织肿胀,表现为关节间隙增宽,软组织密度增加,但关节面仍清晰,有时可出现骨质疏松。

晚期则表现为关节面破坏,关节间隙变窄,关节边缘有骨赘形成。由于关节内有游离体,关节内外有钙质沉积,又有骨质破坏和关节轮廓扩大、变形,所以关节结构极度紊乱,骨质密度增高区和密度降低区并存,有时尚可出现半脱位和脱位。脊柱病变表现为脊柱滑脱、后凸或侧凸畸形,椎旁软组织出现散在钙化阴影,椎体破坏和增生同时并存,结构紊乱。CT 及 MRI 亦出现相应的改变。

(五)诊断

本病临床和 X 线表现均较典型,不难做出诊断。应寻找原发病变,全面地进行神经系统和血清学检查,以求进一步明确诊断及病因。

(六)治疗

受累关节由于缺乏营养神经支配,所以愈合困难,尽量不做手术治疗,可予支具、足托、矫形鞋等治疗。急性期局部制动、休息,防止反复创伤。对关节严重病变者可考虑做关节融合术。

三、血友病性骨关节病

(一)概述及病因

本病是由于铁代谢异常引起体内铁含量过高,沉积于各内脏和器官而产生各种症状的一种疾病。临床上分为自发性和继发性两种类型。前者是由遗传性铁代谢失调所致。其特征是铁吸收过量,产生病理性铁沉着,最后导致许多器官的功能障碍;以肝、胰、心、垂体最为明显。其典型临床表现为肝肿大、糖尿病、皮肤色素沉着和性功能减退。有的病例可有全身无力、体重减轻、腹痛、呼吸困难和水肿等表现。继发性血发病大多是继发于长期反复大量输血(如治疗再生障碍性贫血时,输血次数可达百次以上)、既往曾用铁剂治疗者,亦可见于溶血性疾病、营养不良、维生素 A 缺乏及长期腹泻等症者。

正常人体内,总含铁量为 3～5 g。铁代谢障碍时,铁含量可能积蓄达 25 g 以上。输血时每升全血含铁 500 mg。一般认为输入的铁超过 20 g 时,即将产生继发性血色病。

原发性血色病铁质积蓄于体内的机制尚不清楚。一般有以下三种学说:

(1)肝内缺乏黄嘌呤氧化酶;

(2)组织蛋白质变异,对铁具有异常亲和性;

(3)肠道的蛋白质分泌促进或阻止铁的吸收。

血色病在我国少见,仅有个案报道。在欧美等国家,常有因饮酒过多而引起肝硬化合并铁过度沉积者,其发生率甚高。

（二）病理

主要是在滑膜细胞内有大量含铁血黄素沉积,有些关节软骨发生钙化,关节液内有焦磷酸钙结晶。

（三）症状和体征

本病常发生于中老年人,尤其是 50 岁以上的人群组。男性多于女性,因为女性可在月经内定期排出铁质,故少见,但在绝经期以后可出现此病。

在临床上,本病的主要表现为进程缓慢的多关节病变。早期一般无症状或具有类似骨关节病的症状和体征,如疼痛、肿胀、活动范围受限等;常开始于掌指关节和近侧指间关节,也可累及髋、膝、踝、足、腕、肩等较大的关节,也有个别患者累及脊椎。本病可有急性疼痛发作,发作时关节功能活动障碍,多发生于髋关节,为期2～3周,甚至更长,以后逐渐形成持续性疼痛,逐渐加重。其他关节如踝、膝、手部关节相继发生急性疼痛,逐渐转变为持续性痛和晨间关节僵硬。关节病变的分布与患者的工作和外伤无关。

检查时可发现关节肿胀,特别是掌指关节有明显骨性肿大,运动受限,并有疼痛;腕掌、指间和跖趾关节有类似变化,但较轻。其他多处关节活动范围也受限。膝关节可有咿呀声,没有滑膜增厚或积液现象,也无肌腱病变。脊椎可有正常生理弧度消失,活动受限,并有疼痛。严重型患者可出现所有症状与体征,轻者可仅有个别症状,甚至不出现关节症状。

（四）实验室与影像学改变

1.实验室检查

血红蛋白、白细胞、血小板计数以及血沉等均正常,类风湿因子阴性。在周围血内可见含铁颗粒的巨噬细胞。肝功能正常,部分患者表现轻度磺溴酞钠排泄量下降。血清钙、磷含量正常。尿糖和葡萄糖耐量试验可出现异常。血清铁含量增高,正常为 $0.8\times10^{-3}\sim1.5\times10^{-3}$ g/L。血清转铁蛋白饱和度增高(正常为 30%),有时可高达 70%,甚至 100%。

2.影像学改变

常规 X 线平片检查时,可发现掌指关节和近侧指间关节的关节下有囊肿形成、骨侵蚀、关节间隙狭窄和骨赘形成。在腕骨和下尺桡关节亦有囊肿形成和侵蚀。少数远侧指间关节也可有变化。关节下囊肿最早出现,通常位于关节近侧,常见的是掌骨头部的关节下区有直径 1～3 mm 圆形或卵圆形的小囊肿,周边有界限清晰的硬化区。随后出现关节间隙狭窄和骨赘形成。关节间隙狭窄不均匀,在关节受侵蚀处最为明显。但关节间隙狭窄并不一定与囊肿形成相一致,有时可有数个关节下囊肿形成而无关节间隙狭窄;也可以有明显关节间隙狭窄而无囊肿形成。骨赘形成一般是关节严重受累的表现,但并不一定伴有明显的关节间隙狭窄。腕骨内可有边界清晰的囊肿,其直径 5～6 mm,常为多发性;同一骨内也可有 2～3 个囊肿,常见于头状骨、钩骨、舟状骨和月骨。

部分患者的远端尺桡关节和尺骨远端也可能有改变。在尺骨远端和茎突处可有数个囊肿和骨侵蚀。少数病例可在该关节的桡侧出现囊肿,甚至在三角韧带处显示混浊阴影。

膝关节半月板和膝、髋等较大关节的 X 线表现主要是软骨混浊,这是由于软骨钙化或铁质沉积的原因。

(五)诊断与鉴别诊断

血色病的诊断,除发病年龄、症状、体征,特别是肝肿大、糖尿病、性功能减退和皮肤色素沉着外,血清铁增高,特别是转铁蛋白饱和度明显增高,在周围血内找到含铁颗粒的巨噬细胞即可确诊。对可疑患者或临床表现不明显时,肝活组织检查可明确诊断。

此病有时易与类风湿关节炎相混淆,应进行鉴别。由于关节液内有焦磷酸盐结晶,亦应与软骨钙质沉着、即假性痛风相鉴别;由于血色病性骨关节病有特殊病变分布和影像学上表现,不难做出鉴别。

(六)治疗

本病的治疗主要是采取放血疗法,以逐渐减少血内的铁含量。但放血不能用以预防骨关节病的发生,也不能阻止其发展。用肠溶性阿司匹林或其他水杨酸制剂可减轻关节症状。对症状严重的髋关节可做截骨术,效果较好;在严格凝血因子的替代作用下,人工关节置换术已成为减轻关节疼痛、改善关节功能的有效方法。

第五节　骨与关节的化脓性感染

一、化脓性骨髓炎

化脓性细菌侵入骨膜、骨质和骨髓引起的炎性反应,即为化脓性骨髓炎。这是一种常见病,好发于儿童,男多于女。病变可侵及骨组织各部分,但主要为骨髓腔感染。致病菌大多数是金黄色葡萄球菌,其次是溶血性链球菌,其他如大肠杆菌、肺炎双球菌等。细菌侵入途径有 3 种,即:血源性感染、创伤性感染、蔓延性感染,大多数为血源性感染。按临床表现可分为急性和慢性,慢性化脓性骨髓炎大多是因急性化脓性骨髓炎没有得到及时、正确、彻底治疗而转变来的。

(一)急性血源性骨髓炎

本病常见的致病菌是金黄色葡萄球菌,其次是乙型链球菌和白色葡萄球菌,致病菌在儿童体弱、营养不良或轻度外伤等抵抗力降低的情况下,经血行到达骨组织引起炎症。常见于儿童和青少年,男多于女,胫骨和股骨多见,病变多发生于长管状骨的干骺端。基本病理变化是骨组织急性化脓性炎症,可形成髓腔脓肿、骨膜下脓肿和化脓性关节炎,病理特点是骨质破坏、坏死、吸收和骨膜修复反应新生骨并存,早期以骨质破坏为主,晚期以修复性新生骨增生为主。

1.诊断

早期诊断比较困难,两周后 X 线摄片变化逐渐明显,诊断多无困难。

(1)全身症状:起病急,全身中毒症状明显;前驱症状有全身倦怠,继以全身酸痛,食欲缺乏畏寒,严重者可有寒战,多有弛张性高热,可达 39~40℃,烦躁不安,脉搏快且弱,严重者可有谵妄、昏迷等败血症表现,亦可出现脑膜刺激症状,病史曾有感染灶。

(2)局部症状:早期有局部剧烈疼痛和跳痛,肌肉有保护性痉挛,患肢不敢活动。患部皮温高,有深压痛,早期肿胀可不明显,几天后局部皮肤红、肿、热、痛及压痛明显,干骺端持续性剧烈疼痛和深压痛。

(3)血液检查:白细胞、中性粒细胞计数增多,一般有贫血;早期血培养阳性率较高,局部脓液应做细菌培养和药敏试验。

(4)局部分层穿刺检查阳性:局部分层穿刺检查对早期诊断具有重要意义。

(5)X 线检查:早期无明显变化,发病 2 周后可见骨质脱钙、破坏,少量骨膜增生以及软组织肿胀阴影等。

(6)骨扫描:对早期诊断骨髓炎有重要价值,CT 和核素扫描结合能提高对早期骨髓炎的诊断。

2.鉴别诊断

早期应与蜂窝织炎、丹毒等软组织炎症鉴别。蜂窝织炎、丹毒全身症状稍轻,局部红肿明显,多系链球菌感染,对青霉素治疗敏感。骨扫描有助于鉴别。

3.治疗

关键是早期诊断,早期应用大剂量有效抗生素控制感染防止炎症扩散,同时进行适当的局部处理。一旦形成脓肿,应及时切开减压引流,防止死骨形成,使病变在早期治愈,否则易演变成慢性骨髓炎。

(1)全身支持疗法:高热时,降温,补液,注意水、电解质代谢和酸碱平衡。必要时多次少量输新鲜血,以增强患者的机体抵抗力。补充营养,给予易消化和富含维生素和蛋白质的饮食。

(2)联合应用抗菌药物:应及早采用足量而有效的抗菌药物,首选针对金黄色葡萄球菌的有效广谱抗生素,待细菌培养和药物敏感试验有结果时,再选择适宜的敏感抗生素。抗生素使用至少应持续至体温下降,症状消失后 2 周左右。

(3)切开减压引流:这是防止病灶扩散和死骨形成的有效措施。如联合应用大剂量抗生素治疗2～3 d不能控制炎症,诊断性穿刺抽出脓液或炎性液体,均应做局部钻孔或开窗进行减压引流。早钻开骨皮质有利于控制骨髓腔内感染,及时开窗引流可防止感染扩散。

(4)局部固定:早期用适当夹板、石膏托或皮牵引限制活动,抬高患肢并保持功能位,可以防止畸形,减少疼痛和避免病理骨折。

(二)火器伤化脓性骨髓炎

1.诊断

(1)有明确的火器致伤病史。

(2)晚期全身表现严重,与血源性骨髓炎表现相同。

(3)火器伤使局部软组织和骨质受到损伤和污染严重,尤其是炸伤,组织破坏和污染程度较严重,机体抵抗力降低,感染可能性很大。

(4)有时伤口中可以找到弹片等异物,鉴别比较容易。

2.治疗

(1)外伤后要及时进行彻底清创,预防感染,增强机体抵抗力,使开放性骨折变为闭合性骨折。

(2)将关节固定于功能位,伤愈后早期活动,恢复功能,防止关节僵硬。

(3)如系枪伤所致的穿透伤,进出口都很小,污染轻微无异物,又无血管、神经等重要组织合并伤,可敞开伤口,只行伤口换药,保持引流,增强机体抵抗力和使用抗菌药预防感染。

(4)对炸伤引起的开放性骨折,必须彻底清创,不缝合伤口,以利引流。早期清创,延期缝合,骨折可用石膏或外固定架临时固定。

(5)对非火器伤骨折,污染不重,如能及时进行清创,应缝合伤口,放置引流条48 h,争取伤口一期愈合,使骨折转为闭合性。

(6)若感染已发生,应尽早扩大伤口,以利引流,可采用VSD负压引流技术,加强全身支持疗法及抗感染治疗。应注意厌氧菌感染和气性坏疽的发生。

(三)慢性骨髓炎

大多数慢性骨髓炎是由急性骨髓炎治疗不当或不及时发展而来。以前是多继发于急性血源性骨髓炎。现在急性血源性骨髓炎在早期多能及时有效治疗,转化为慢性骨髓炎较少,现在较常见的是开放性骨折和骨的贯通伤后发生的骨髓炎以及金属内固定物植入引起的骨感染。急性炎症消退后,遗留的死骨、无效腔是造成慢性骨髓炎的主要原因。致病菌常为多种细菌混合感染,以金黄色葡萄球菌为主。急性骨髓炎炎症消退后,反应性新生骨形成、骨质增生硬化、病灶区域存留的死骨、无效腔和窦道是慢性骨髓炎的基本病理变化。其有慢性局限性骨脓肿和慢性硬化性骨髓炎两种特殊类型。

1.诊断

(1)有急性血源性骨髓炎、开放骨折或火器伤病史。

(2)窦道愈合的病变静止期,可无全身和局部症状。发作时,有发热、食欲缺乏,如急性骨髓炎表现。

(3)急性发作时,局部已经愈合的创口,又开始疼痛、肿胀、流脓。有的在伤口瘢痕的表面形成混浊的水泡或波动性的肿块。当水泡或肿块溃破后流出脓液,有的排出小死骨片,以后全身症状消退。长久不愈,窦道周围皮肤长期受分泌物的刺激,有色素沉着或湿疹性皮炎,少部分人并发表皮样癌。幼年发病,骨骺板破坏者,可有肢体发育障碍,肢体有短缩或内、外翻畸形。

(4)X线检查:病变骨失去原有的外形,骨干增粗,骨质硬化,轮廓不规则;髓腔变窄甚至消失,有圆形或椭圆形破坏透亮区;常可见到与周围骨质脱离的死骨,致密硬化的死骨块可大可小,多与骨干平行,死骨周围有一透亮区,边缘呈锯齿状,此为慢性骨髓炎特征。

(5)窦道造影:可通过窦道造影了解窦道的深度、分布范围和无效腔的关系,以利于彻底清除无效腔和窦道。

2.鉴别诊断

根据既往急性化脓性骨髓炎的病史、体征、典型的X线表现,诊断多无困难,但仍需与下列病变鉴别。

(1)结核性骨髓炎:一般多侵入关节,病史较缓慢,有结核病或结核病接触史等。X线片显示以骨质破坏为主而少有新骨形成。

(2)骨样骨瘤:常易诊断为局限性脓肿,但其特征为经常性隐痛,夜间疼痛较重,局部压痛明显,但无红肿,少有全身症状,X线片可进一步提供鉴别依据。

(3)骨干肉瘤:局部及X线片表现偶可与骨髓炎混淆,但根据发病部位、年龄、临床表现及X线片特征可以鉴别。若病程长,窦道久治不愈,局部疼痛剧烈,有异常肉芽,脓液量多且有恶臭味,应注意有恶变的可能。

3.治疗

(1)全身治疗:慢性骨髓炎是长期消耗性疾病,手术前患者体质弱,应增加营养,为手术创造条件。手术前后使用足量有效的广谱抗生素。

(2)手术原则:尽可能彻底清除病灶,摘除死骨,切除增生的瘢痕和清除肉芽坏死组织,消灭无效腔,改善局部血液循环,为愈合创造条件。根据不同的病情可选择不同手术方案,如病灶清除术、碟形手术(OTT手术)、带蒂肌皮瓣转移术、骨移植术等。

(3)药物治疗:应根据细菌培养及药物敏感试验选择抗菌药,术前、术中、术后均应用足量有效的抗菌药物。

二、化脓性脊柱炎

近年来发生在脊柱上的感染已较为少见，这除了与各种感染及时获得早期控制有关外，与当代抗生素的进展，尤其是第三代药物的出现也有着直接的关系。但本病病情较严重，易因败血症或其他严重并发症而发生意外，一旦转为慢性，则终身难愈（或不愈），因此应争取早期诊断，及时治疗。化脓性脊柱炎在临床上已很少见，发病率占全部骨髓炎的 2%～4%。多发生于青壮年，男性多于女性，儿童和老人也可发病，但甚少。发病部位以腰椎为最多，其次为胸椎、颈椎。

（一）病因及发病机制

病原菌以金葡菌为主，其他如链球菌、白色葡萄球菌、绿脓杆菌等。大部分为血源性感染，因脊椎静脉系统有位于硬膜及脊椎周围无瓣膜的静脉丛，属腔静脉、门静脉、奇静脉外的独立系统，但又与上、下腔静脉有许多交通支直接联系。脊椎静脉系统内血流缓慢，可以停滞，甚至逆流。

因此，任一静脉系统内有细菌栓子均可到达脊椎内。脊椎感染细菌到达椎体中心或边缘再向椎弓扩展，也可先有椎弓感染再向前扩展到椎管和椎体。到椎管内可产生神经根和脊髓受压症状，造成根性神经痛和截瘫。也可穿破硬脊膜产生脑膜炎。椎体感染形成脓肿，像脊椎结核一样向周围软组织扩散，在颈椎可产生咽后壁脓肿、颈部脓肿及上纵隔脓肿；在腰椎可产生腰大肌脓肿；在骶椎可产生盆腔、肛旁和坐骨直肠窝脓肿。少数可波及内脏引起炎症，如心包炎、肺脓肿和脓胸等。

少数为创伤（如子弹贯通伤）所造成的继发感染或医源性的感染（如腰穿、椎间盘吸引术、椎间盘手术后的感染）等，近几年来较多见。

除了血源性感染与外伤或入侵式感染外，还可有局部蔓延，如椎旁化脓性炎症（椎旁脓肿等）由外向内侵蚀达椎管内，也可因盆腔内炎症或泌尿生殖系统炎症通过盆腔静脉而达脊椎上静脉（两者之间无瓣膜）或静脉窦形成感染。

（二）诊断

1.临床表现

血源性脊柱炎大多系败血症的合并症或机体有其他感染病灶如疖、痈或扁桃体炎等。视起病缓急临床上一般分为三期。

（1）急性期：以儿童和青少年为多见，起病急，有全身中毒症状和局部症状。主要表现为败血症中毒症状，如寒战、高热、神志不清、谵妄、昏迷、颈项强直以及恶心、呕吐等。还可能表现为酸中毒、失水、电解质平衡失调。

有全身炎症表现，白细胞数增高，可达数万以上，其中中性粒细胞多超过85%，并可出现幼稚型，血培养阳性，继之贫血，血沉加快。有腰痛、肾区叩击痛、骶棘肌痉挛,神经根受压时有放射性疼痛至两侧腹股沟和下肢等。急性期1个月内X线片无明显变化,核素扫描可见局部浓聚现象,有助于早期诊断。

(2)亚急性期:以青壮年为多见,细菌有一定活力,毒性不高。患者有抵抗力,全身中毒症状轻微,有低热。全身和局部体征不明显,表现为腰痛、骶棘肌痉挛和脊椎僵硬,活动不便,甚至不能起床。白细胞和中性粒细胞轻度增高,血培养可阳性或阴性,血沉快。X线片示椎体骨质增生,但轮廓无改变。

(3)慢性期:病程长,可能由急性转化而来,也可由于全身抵抗力强而细菌毒力低所致。全身和局部症状轻微,体温大多正常,局部疼痛,脊柱活动受限,可能有小死骨,为脊椎慢性骨髓炎。早期脓肿在胸椎可引起瘫痪,在腰椎有神经压迫症状。有时因软组织脓肿穿破至皮肤外而形成瘘管、慢性窦道,久治不愈。

2.相关检查

(1)化验检查:急性期有白细胞数增高,可达数万以上,其中中性粒细胞多超过85%,并可出现幼稚型,血培养阳性,继之贫血,血沉加快。亚急性期白细胞和中性粒细胞轻度增高,血培养可阳性或阴性,血沉快。慢性期则无特殊变化。

(2)X线片:征象视病情、感染途径及分型不同,其X线片表现差异较大。

①初期。起病10~14 d,此时骨质多无异常所见。但应注意椎旁阴影有无增宽,以排除腹膜后炎症。

②早期。第2~3周时,可显示椎体边缘有骨质疏松,渐而破坏,并向椎体中部发展。椎旁阴影可增宽。

③中期。起病后1~2个月,多显示破坏区扩大,外观如虫蚀样或斑点样。当软骨板破坏后,则椎体边缘模糊,呈毛刷样。至第2个月末,骨质增生过程即逐渐开始。此时少数病例显示椎旁阴影可增宽。

④后期。第3个月开始以后,此时骨质增生更加明显,显示椎体密度增加,椎间隙变窄,椎旁可出现粗大的骨桥样骨赘,附件也出现相似改变。病变范围可累及一节或数节椎骨。

⑤慢性期。于晚期半年即转入慢性期,椎节可完全骨性融合,一般多无死骨,但可有楔状及塌陷等变形。根据X线片上所显示影像特点不同又分为以下4型。

a.椎体型:多为单椎体发病,起病于椎体中心部,并向四周蔓延,易因破坏较多而引起病理性压缩骨折,形成密度增高之扁形椎体,因此易与嗜伊红细胞肉芽肿相混淆。

b.边缘型:由邻近软骨下病变发展而来,多从周边向中心发展,最后与原发椎节形成一个完整的骨块。

c.前型:又称骨膜下型,多系来自椎体前方的感染源,以前纵韧带和椎旁韧带骨化及前方骨皮质增厚或骨桥形成为特点的一型,椎间隙及松质骨多无改变。

d.附件型:病变起于附件,并引起骨质疏松、破坏,后期呈骨化增生样改变。临床上较少见。

(3)鉴别诊断

①脊椎结核。为慢性进行性破坏性病变,病程长,慢性消耗体质,胸腰段多见,一般有肺结核史。椎体呈破坏性改变,椎间隙狭窄,椎体塌陷,并有椎旁脓肿等软组织阴影,也可见死骨,骨质增生不多。

②强直性脊椎炎。全身和局部症状没有化脓性脊椎炎那么剧烈,疼痛范围广,从腰骶椎开始,类风湿因子阳性,血清黏蛋白和抗"O"增高。

③类风湿性关节炎。有双侧对称性累及四肢手足关节,发病为隐袭痛,晨僵硬,腰部偶可伴发,但症状轻微。类风湿因子多为阳性,全身无明显炎症反应。X线片示软骨下骨质疏松细小囊变,关节间隙狭窄。

④风湿症。十分多见,且易伴有腰背部症状及发热。有以下特点:游走性关节痛;侵犯多关节,且较表浅;对阿司匹林类药物反应敏感;全身中毒症状较轻;血培养阴性,抗"O"试验多阳性。

(三)治疗

急性期,全身使用抗生素,做血培养和药敏试验,以选择合适的抗生素,直到症状消失后再继续使用2周以上。对症治疗,增加营养,纠正水电解质失衡,卧硬板床,绝对休息。若有脓肿可进行引流,以尽早解除脊髓受压,防止供应脊髓的血管发生血栓而致脊髓软化,造成不可逆的瘫痪。若有瘘管和死骨形成,等病情稳定后再做彻底的处理。

三、化脓性关节炎

化脓性关节炎为关节内化脓性感染。多见于儿童,好发于髋、膝关节。

(一)病因

最常见的致病菌为金黄色葡萄球菌,可占85%左右;其次为白色葡萄球菌、淋病双球菌、肺炎球菌和肠道杆菌等。

(二)细菌进入关节内的途径

1.血源性传播

身体其他部位的化脓性病灶内细菌通过血液循环传播至关节内。

2.局部蔓延

邻近关节附近的化脓性病灶直接蔓延至关节腔内,如股骨头或髂骨骨髓炎蔓延至髋关节。

3.开放损伤

开放性关节损伤发生感染。

4.医源性

关节手术后感染和关节内注射皮质类固醇后发生感染。

（三）病理解剖

化脓性关节炎的病变发展过程可分为三个阶段，这三个阶段有时演变缓慢，有时因发展迅速而难以区分。

1.浆液性渗出期

细菌进入关节腔后，滑膜明显充血、水肿，有白细胞浸润和浆液性渗出物。渗出物中含多量白细胞。本期关节软骨没有被破坏，如治疗及时，渗出物可以完全被吸收而不会遗留任何关节功能障碍。本期病理改变为呈可逆性。

2.浆液纤维素性渗出期

病变继续发展，渗出物变混浊，数量增多，细胞亦增加。滑膜炎症因滑液中出现了酶类物质而加重，血管的通透性明显增加。多量的纤维蛋白出现在关节液中。纤维蛋白沉积在关节软骨上可以影响软骨的代谢。白细胞释放出大量溶酶体，可以协同对软骨基质进行破坏，使软骨出现崩溃、断裂与塌陷。修复后必然会出现关节粘连与功能障碍。本期出现不同程度的关节软骨损毁，部分病理已呈不可逆性。

3.脓性渗出期

炎症已侵犯至软骨下骨质，滑膜和关节软骨都已被破坏，关节周围亦有蜂窝织炎。渗出物已转为明显的脓性。修复后关节重度粘连甚至纤维性或骨性强直，病变呈不可逆性，后遗症有重度关节功能障碍。

（四）临床表现

原发化脓性病灶表现可轻可重，甚至全无。一般都有外伤诱发病史。

起病急骤，有寒战高热等症状，体温可达 39℃ 以上，甚至出现谵妄与昏迷，小儿惊厥多见。病变关节迅速出现疼痛与功能障碍，浅表的关节如膝、肘和踝关节，局部红、肿、热、痛明显，关节常处于半屈曲位，使关节腔内的容量最大，而关节囊可以较松弛以减少疼痛。深部的关节如髋关节，因有厚实的肌肉，局部红、肿、热都不明显，关节往往处于屈曲、外旋、外展位。患者因剧痛往往拒做任何检查。关节腔内积液在膝部最为明显，可见髌上囊明显隆起，浮髌试验可为阳性，张力高时使髌上囊甚为坚实，疼痛与张力过高有时难以做浮髌试验。

关节囊坚厚结实，脓液难以穿透，一旦穿透至软组织内，则蜂窝织炎表现严重，深部脓肿穿破皮肤后会成为瘘管，此时全身与局部的炎症表现都会迅速缓解，病变转入慢性阶段。

（五）临床检查

1.化验

周围血常规中白细胞计数增高，可至 $10 \times 10^9/L$ 以上，并有大量中性粒细胞。

红细胞沉降率增快。关节液外观可为浆液性(清的)、纤维蛋白性(浑的)或脓性(黄白色)。镜检可见多量脓细胞或涂片做革兰染色,可见成堆阳性球菌。寒战期抽血培养可检出病原菌。

2.X 线表现

早期只可见关节周围软组织肿用的阴影,膝部侧位片可见明显的髌上囊肿胀,儿童病例可见关节间隙增宽。出现骨骼改变的第一个征象为骨质疏松;接着因关节软骨遭破坏而出现关节间隙进行性变窄;软骨下骨质破坏使骨面毛糙,并有虫蚀状骨质破坏。一旦出现骨质破坏,病情则进展迅速并有骨质增生使病灶周围骨质变为浓白。至后期可出现关节挛缩畸形,关节间隙狭窄,甚至有骨小梁通过成为骨性强直。邻近骨骼出现骨髓炎改变的也不少见。

(六)诊断

根据全身与局部症状和体征,一般不难诊断。X 线表现出现较迟,不能作为诊断依据。关节穿刺和关节液检查对早期诊断很有价值,应做细胞计数、分类、涂片革兰染色找出病原菌,抽出物做细胞培养和药物敏感试验。

(七)鉴别诊断

需与下列疾病做鉴别:

1.关节结核

发病比较缓慢,低热盗汗,罕见有高热,局部红肿,急性炎症表现不明显。

2.风湿性关节炎

常为多发性、游走性、对称性关节肿痛,也可有高热,往往伴有心脏病变,关节抽出液澄清,无细菌;愈后不留有关节功能障碍。

3.类风湿关节炎

儿童病例亦可有发热,但关节肿痛为多发性,往往可以超过 3 个,且呈对称性,部分病例为单关节型,鉴别困难。抽出液做类风湿因子测定,阳性率高。

4.创伤性关节炎

没有发热,抽出液清或为淡血性色,白细胞量少。

5.痛风

以蹰趾、跖趾关节对称性发作最为常见,夜间发作,亦可有发热,根据部位与血尿酸增高可鉴别;关节抽出液中找到尿酸钠盐结晶,具有诊断价值。

(八)治疗

1.关节腔内注射抗生素

每天做一次关节穿刺,抽出关节液后注入抗生素。如果抽出液逐渐变清,而局部症状和体征缓解,说明治疗有效,可以继续使用,直至关节积液消失,体温正常。

如果抽出液性质转劣,变得更为混浊甚至为脓性,说明治疗无效,应改为灌洗或切开引流。

2.关节腔灌洗

适用于表浅的大关节,如膝部,在膝关节的两侧穿刺,经穿刺套管插入两根塑料管或硅胶管留置在关节腔内。退出套管,用缝线固定两根管子在穿刺孔皮缘以防脱落。一根为灌注管,另一根为引流管。每日经灌注管滴入抗生素溶液2 000~3 000 mL。引流液转清,经培养无细菌生长后可停止灌洗,但引流管仍继续吸引数天,如引流量逐渐减少至无引流液可吸出,局部症状和体征都已消退,可以将管子拔出。

3.关节切开引流

适用于较深的大关节,穿刺插管难以成功的部位,如髋关节,应该及时做切开引流术。切开关节囊,放出关节内液体,用盐水冲洗后,在关节腔内留置2根管子后缝合切口,按上法做关节腔持续灌洗。

关节切开后以凡士林油布或碘伏纱条填塞引流,往往因引流不畅而成瘘管,目前已很少应用。

为防止关节内粘连并尽可能保留关节功能,可做持续性关节被动活动。在对病变关节进行了局部治疗后即可将肢体置于下(上)肢功能锻炼器上做24 h持续性被动运动,开始时有疼痛感,很快便会适应。至急性炎症消退时,一般在3周后即可鼓励患者作主动运动。没有下(上)肢功能锻炼器时,应将局部适当固定,用石膏托固定或用皮肤牵引以防止或纠正关节挛缩。3周后开始锻炼,关节功能恢复往往不令人满意。

后期病例(如关节强直)于非功能位或有陈旧性病理性脱位者,需行矫形手术,以关节融合术或截骨术最常采用。为防止感染复发,术前、术中和术后都需使用抗生素。此类患者做人工全膝关节置换术感染率高,需慎重考虑。

参考文献

[1]田伟.实用骨科学[M].2 版.北京:人民卫生出版社,2016.

[2]田华,李危石.北医三院骨科晨读荟萃[M].北京:北京大学医学出版社,2021.

[3]燕铁斌.骨科康复评定与治疗技术[M].北京:科学出版社,2020.

[4]胡永成,马信龙,马英.骨科疾病的分类与分型标准[M].2 版.北京:人民卫生出版社,2014.

[5]周朝波,霍存举,吴国华.骨科疾病临床诊疗技术[M].北京:中国医药科技出版社,2016.

[6]丁淑贞,丁全峰.骨科临床护理[M].北京:中国协和医科大学出版社,2016.

[7]侯树勋.骨科学[M].北京:人民卫生出版社,2015.

[8]戴闽,帅浪.骨科运动康复[M].2 版.北京:人民卫生出版社,2016.

[9]杨君礼.骨科诊疗图解[M].4 版.郑州:河南科学技术出版社,2019.

[10]李宝丽,刘玉昌.实用骨科护理手册[M].北京:化学工业出版社,2019.

[11]孙宇.脊柱手术技术精要[M].济南:山东科学技术出版社,2020.

[12]刘尚礼,戎利民.脊柱微创外科学[M].2 版.北京:人民卫生出版社,2017.

[13]徐展望,何伟.中医骨病学[M].北京:中国中医药出版社,2018.

[14]裴福兴,陈安民.骨科学[M].北京:人民卫生出版社,2016.

[15]姜虹.骨外科学[M].2 版.北京:中国协和医科大学出版社,2020.

[16]黎鹰.运动损伤与预防[M].杭州:浙江大学出版社,2019.

[17]杨明礼,胡矼.创伤骨科学[M].成都:四川大学出版社,2020.